ANTICÂNCER

DAVID SERVAN-SCHREIBER

ANTICÂNCER

PREVENIR E VENCER USANDO NOSSAS DEFESAS NATURAIS

Tradução
Rejane Janowitzer e Regiane Winarski

2ª edição revista e ampliada

23ª reimpressão

FONTANAR

Grafia atualizada segundo o Acordo Ortográfico da Língua Portuguesa de 1990, que entrou em vigor no Brasil em 2009.

Título original
Anticancer — Prévenir et lutter grâce à nos défenses naturelles

Capa
Tecnopop

Imagem de capa
E. Robert Espalieu

Revisão
Raquel Correa
Rita Godoy
Ana Julia Cury

CIP-Brasil. Catalogação na fonte
Sindicato Nacional dos Editores de Livros, RJ

S513a

Servan-Schreiber, David
Anticâncer : prevenir e vencer usando nossas defesas naturais / David Servan-Schreiber ; tradução Rejane Janowitzer e Regiane Winarski. — 2ª ed. rev. e ampl. — Rio de Janeiro : Fontanar, 2011.

Tradução de: Anticancer: prévenir et lutter grâce à nos défenses naturelles.
ISBN 978-85-390-0264-1

1. Câncer — Prevenção. 2. Câncer — Dietoterapia. I. Título.

11-1859 CDD: 616.994
CDU: 616-006

EDITORA SCHWARCZ S.A.
Rua Bandeira Paulista, 702, cj. 32
04532-002 — São Paulo — SP
Telefone: (11) 3707-3500
facebook.com/Fontanar.br
instagram.com/editorafontanar

Esta obra foi composta em Adobe Garamond pela Abreu's System e impressa em ofsete pela Lis Gráfica sobre papel Pólen da Suzano S.A. para a Editora Schwarcz em outubro de 2024

Este livro é dedicado:

Aos meus colegas médicos e médicas que cuidam incansavelmente do sofrimento e da dor, por vezes com a mesma coragem demonstrada por seus próprios pacientes. Eu espero mais que tudo que eles o considerem útil. E que tenham, como eu tive, o desejo de incorporar estes enfoques em suas práticas.

E a meu filho Sacha, nascido no meio da tormenta, cujo entusiasmo pela vida é para mim a inspiração de cada dia.

"Sempre pensei que o único problema da medicina científica fosse o fato de ela não ser suficientemente científica. A medicina moderna só se tornará verdadeiramente científica quando os médicos e seus pacientes tiverem aprendido a tirar partido das forças do corpo e do espírito que agem através do poder de cura da natureza."

Prof. René Dubos, Universidade Rockefeller,
Nova York, Estados Unidos
Descobridor do primeiro antibiótico, 1939
Iniciador da primeira *Cúpula da Terra*
das Nações Unidas, 1972

[illegible]

Sumário

Advertência

Este livro descreve métodos naturais de cuidados que contribuem para prevenir o desenvolvimento do câncer ou para favorecer seu tratamento, como acompanhamento das abordagens convencionais (cirurgia, radioterapia, quimioterapia). Seu conteúdo não substitui em nenhum caso a opinião de um médico. Ele não permite nem fazer um diagnóstico nem recomendar um tratamento.

Todos os casos clínicos que exponho nas páginas que se seguem são tirados da minha experiência (exceto alguns descritos por colegas na literatura médica, que estão a cada vez indicados como tais). Por razões evidentes, os nomes e todas as informações que permitam identificar as pessoas mencionadas foram modificados.

Escolhi expor em termos simples nossa compreensão atual do câncer e das defesas naturais. Em certos casos, isso não me permitiu dar conta de toda a complexidade dos fenômenos biológicos ou do detalhe das controvérsias a respeito dos estudos clínicos existentes. Mesmo que eu julgue ter sido fiel a seu espírito, peço perdão aos pesquisadores biólogos e aos cancerologistas por ter desse modo simplificado o que para muitos deles representa o trabalho de uma vida.

Introdução à segunda edição

Há 17 anos, descobri por meio de um experimento de mapeamento do meu próprio cérebro que *eu* tinha câncer cerebral. Da sala de espera no décimo andar do prédio de oncologia, me lembro de olhar para as pessoas nas ruas — distantes e sem saber, seguindo com a rotina. Eu tinha sido expulso daquela vida, separado da ocupação direcionada aos próprios objetivos e das promessas de alegria pelo prospecto de uma provável morte precoce. Não estando mais enrolado no manto confortável de médico e cientista, eu tinha me tornado um paciente com câncer. Este livro é a história do que aconteceu depois; do retorno à vida e à saúde — na verdade, a um nível de saúde que eu nunca tinha atingido antes — mesmo sabendo que tinha câncer. É a história de como usei meus conhecimentos médicos e científicos para descobrir tudo que havia na literatura médica que pudesse me ajudar a mudar o quadro. E o mais importante, ele proporciona uma perspectiva nova sobre o câncer, com base na ciência, que oferece a todos nós a chance de nos protegermos melhor contra essa doença.

A publicação de *Anticâncer* em 2008 iniciou um novo capítulo na minha jornada. Depois de manter a doença em segredo por 14 anos, pude juntar aquilo que aprendi e divulgá-lo para pessoas do mundo todo que estavam com medo, deprimidas ou que tinham perdido a esperança. Pude discutir essas ideias com médicos, cientistas, políticos e ativistas e fazer uma comparação direta das minhas observações com as suas experiências. Também conheci um número considerável de pacientes que tinham mudado o curso de suas doenças com os conselhos dados aqui. Depois da publicação em 35 idiomas, em quase cinquenta países, e depois de mais de um milhão de exemplares vendidos, minha convicção de que todos podemos fortalecer as defesas naturais do corpo contra o câncer foi reafirmada. E ainda minha crença de que essa abordagem devia ser parte da prevenção ou do tratamento do câncer para todo mundo. Nos últimos dois anos, as pesquisas também chegaram a novas provas, explicações e perspectivas sobre como todos nós podemos aprender a fortalecer nossa saúde e melhorar nosso "terreno" criando uma biologia anticâncer dentro do nosso corpo, assim como confirmaram a importância de prestar atenção a como as emoções podem afetar o rumo do câncer.

Então, o que exatamente é novo nessa edição revisada?

Em muitas discussões com meus colegas da área médica — médicos, oncologistas, psiquiatras — e com o público, me dei conta de que a mensagem do livro sobre nutrição foi muito mais facilmente absorvida do que a análise de fatores mente-corpo e do papel crucial que o sentimento de impotência tem em promover o câncer. Se há uma única mensagem clara e enfática que eu gostaria de enviar com esta edição revisada é a de que temos que prestar muita atenção à conexão mente e corpo, principalmente no impacto negativo de sentimentos prolongados de impotência e desespero. Quando não se cuida deles, esses sentimentos — e não os estresses da vida em si — contribuem para os processos inflamatórios que podem ajudar o câncer a crescer. Há métodos simples e que funcionam de fato para domar esses sentimentos, aumentar a satisfação pessoal e, ao mesmo tempo, reduzir a inflamação.

Para tratar disso, revisei completamente o capítulo 9, "Estado de espírito anticâncer", e também o atualizei com novos estudos que confirmam como é importante tratar sentimentos de impotência e desespero na luta contra o desenvolvimento do câncer. Aproveitei essa oportunidade para compartilhar com você a história de Kelly, que, em sua luta contra o câncer de mama, pôde contar com amigos para dar a ela o apoio e o amor de que precisava para enfrentar a provação. Estudos recentes mostram que, na verdade, não é só o amor de um marido, esposa ou filhos que permitem que o estado de espírito permaneça forte e reduza a velocidade de progressão da doença, mas também o simples amor e cuidado de amigos de maneira geral, tanto velhos quanto novos.

Em termos de nutrição, estudos recentes promissores descobriram vários novos alimentos anticâncer. Frutas com caroços grandes, como ameixa e pêssego, podem agora ser incluídas nessa categoria. Novos dados sobre o azeite de oliva, que já tinha sido fortemente recomendado na primeira edição, agora o tornam um alimento anticâncer completo, agindo contra diversos tipos específicos de câncer.

Além disso, dois novos estudos mostraram exatamente quantas xícaras de chá verde precisam ser tomadas por dia para reduzir o risco de câncer de mama ou próstata em mais de 50%. Novos adoçantes naturais — mel de acácia e açúcar de coco, caracterizados por um baixo índice glicêmico — aparecem no mercado, junto com o néctar de agave. Eles são apresentados no capítulo 6.

Novas pesquisas confirmaram a importância da vitamina D3 na prevenção do câncer, particularmente nos países onde a falta de luz solar faz com que a pele não consiga sintetizar quantidades suficientes dessa vitamina durante o inverno. Por isso dediquei mais atenção a esse assunto e fiz recomendações novas e mais específicas.

Por fim, há informações disponíveis sobre como diferentes métodos de cozimento podem preservar ou, ao contrário, reduzir os benefícios de alimentos anticâncer.

Quase toda vez que faço uma palestra, me perguntam se os celulares podem causar câncer. Para responder a essas perguntas, em 2008 me reuni com um grupo de especialistas em câncer, toxicologistas, epidemiologistas e um físico. Publicamos um apelo com recomendações de precauções a se fazer para um uso melhor e mais seguro dos celulares, já que eles agora são uma parte inevitável da nossa rotina. O apelo foi rapidamente espalhado pelo mundo, e até levou a uma audiência na Câmara dos Deputados nos Estados Unidos em setembro de 2008 e a uma mesa-redonda pública organizada pelo Ministério do Meio ambiente e pelo Ministério da Saúde na França em abril de 2009. Esta edição traz um resumo da literatura científica sobre esse assunto e repete as precauções que podem ser tomadas para um uso mais seguro do celular.

Estudos com animais identificaram claramente as ligações entre vários produtos químicos presentes em nosso ambiente diário e o avanço de tumores já existentes. Eles incluem o bisfenol A, que está presente em policarbonatos (encontrados em garrafas plásticas reutilizáveis e em mamadeiras, recipientes plásticos que podem ser usados no micro-ondas e em uma grande variedade de recipientes com interior de plástico, tais como latas). Essa substância se difunde em líquidos quando são aquecidos em um laboratório. Quando as células do câncer de mama humano são expostas a doses de bisfenol A (BPA) correspondentes aos níveis frequentemente encontrados no sangue das pessoas, as células não respondem mais à quimioterapia. Dados comparáveis foram obtidos em estudos de aditivos alimentares baseados em fosfatos inorgânicos (encontrados em refrigerantes adoçados, produtos assados processados etc.), que promovem o desenvolvimento de células de câncer de pulmão de células não pequenas. Achei que esses novos dados eram importantes para as pessoas que podem estar sob tratamento para esses cânceres.

No começo de 2009, uma declaração do Instituto Nacional do Câncer da França e um estudo da Oxford University na Inglaterra concluíram que o álcool pode aumentar o risco de se desenvolver câncer *com qualquer dose*, mesmo uma taça de vinho tinto. Junto com o professor Béliveau, de Montreal, e o pesquisador Michel de Lorgeril (um cardiologista, nutricionista e pioneiro na dieta mediterrânea), publiquei minha discordância dessas conclusões, e essa posição também está detalhada aqui.

Desde a publicação original de *Anticâncer: Prevenir e vencer usando nossas defesas naturais*, inúmeros estudos confirmaram a mensagem principal sobre a importância do "terreno" em prevenir ou controlar o câncer. Eu integrei as informações desses estudos nos vários capítulos nessa nova edição. Por exemplo, uma pesquisa publicada no periódico *Nature*, em 2007, concluiu que o câncer pode ser entendido como um colapso no equilíbrio entre as células cancerígenas que sempre estiveram "adormecidas" no corpo e as defesas naturais que normalmente as mantêm inertes (veja o capítulo 4). Esse tipo de estudo destaca a importância de se nutrir e fortalecer nosso "terreno", um tópico revisitado ao longo de *Anticâncer*. Na minha opinião, as medidas para reforçar o terreno deviam sempre acompanhar os tratamentos convencionais — os quais, é claro, permanecem indispensáveis.

Também houve um grande relatório de 517 páginas publicado em 2007 pelo World Cancer Research Fund que sintetizava dezenas de milhares de estudos. Esse relatório concordou com *Anticâncer* que pelo menos 40% dos cânceres podem ser prevenidos com simples mudanças na nutrição e no nível de atividades físicas (sem mencionar fatores ambientais). [1] Outro relatório, publicado em 2009 pelo Instituto Nacional do Câncer da França, chegou às mesmas conclusões. [2]

Dois grandes estudos epidemiológicos, um conduzido em 11 países europeus e com duração de 12 anos (o estudo HALE)[3] e o outro em uma única região do Reino Unido (20 mil pessoas observadas ao longo de 11 anos),[4] relataram resultados ainda mais drásticos: *uma redução de mais de 60% na mortalidade por câncer durante o período do estudo entre as pessoas que adotaram um estilo de vida mais saudável.* O aumento na expectativa de vida não foi o único benefício: os pesquisadores ingleses concluíram que pessoas que praticavam a vida saudável eram 14 anos mais jovens em termos de idade biológica ao longo do estudo. Isso se traduz em mais energia dedicada ao trabalho e à família, uma maior habilidade de concentração, melhor memória e uma redução do desconforto físico. Na conclusão, os pesquisadores de Cambridge explicam: "As evidências de que fatores comportamentais tais como dieta, fumo e atividade física influenciam na saúde é impressionante."

A importância de limitar o consumo de açúcar refinado e de farinha branca foi confirmada pelas novas análises do American Women's Health Initiative. Esse estudo demonstrou que a ligação entre obesidade e câncer de mama depende do nível de insulina no sangue, e portanto do nível de açúcar na dieta. O estudo também mostrou que o açúcar pode contribuir mais para o câncer do que terapias de reposição hormonal.

Em novembro de 2008, um artigo de pesquisa no periódico *Cancer* confirmou a legitimidade dos conselhos presentes em *Anticâncer*. As mulheres cujos cânceres de mama tinham se espalhado para os nódulos linfáticos foram acompanhadas por 11 anos depois do tratamento convencional. Ao longo dos anos, as que seguiram, além do tratamento médico, um programa de educação nutricional e de melhor controle do estresse viram o risco de morrer diminuir em 68% em comparação àquelas que receberam apenas o tratamento convencional (veja o capítulo 9).

Em outro estudo bem executado, em 2008 o professor Dean Ornish, da Universidade da Califórnia em São Francisco, demonstrou que mudanças no estilo de vida em relação à dieta, exercícios e redução de estresse modificaram a expressão dos genes dentro das células cancerígenas (veja o capítulo 2).

Desde que *Anticâncer* foi publicado, fiz mais de cem palestras em 15 países diferentes. Ao falar com as pessoas que foram me ouvir, aprendi muito sobre como vivenciamos o medo do câncer e acho que consegui entender o que as pessoas acharam de valioso neste livro. Dizendo de forma simples, estamos acostumados a receber uma mensagem de desespero. O câncer é visto como uma espécie de golpe de azar na grande loteria genética, uma doença que não responde bem à maioria dos tratamentos e da qual todas as esperanças estão confinadas à aventura de uma nova e milagrosa cura — uma que só os grandes laboratórios de pesquisa poderiam desenvolver.

Nesse contexto, percebo que qualquer abordagem que não estiver concentrada nos tratamentos convencionais corre o risco de ser acusada de despertar "falsas esperanças". Mas eu sei — por ter aprendido quando encarei meu próprio câncer — que esse tipo de pensamento rouba do paciente o poder de agir; e falo isso em termos de poder real, não de ilusão. Promover essa mentalidade de impotência é psicologicamente aviltante, perigoso em termos médicos e, o mais importante, não é baseado em boa ciência. Nos últimos trinta anos, a ciência fez avanços extraordinários e demonstrou que todos nós temos a habilidade de nos proteger do câncer e de contribuir com nossos próprios meios para curá-lo. *Recusar-se* a explicar que temos essa habilidade contribui para uma sensação de falsa desesperança, e é porque elas rejeitam essa falsa desesperança que tantas pessoas acharam *Anticâncer* interessante.

Fui encorajado pela reação positiva de muitos especialistas em câncer à mensagem do livro. Na Europa, o professor Jean-Marie Andrieu, que chefia o departamento de Oncologia no Georges Pompidou European Hospital, declarou para o jornal *Le Monde*: "Aprendi muito com esse livro. E sabe de uma coisa? Mudei minha dieta. E já perdi 6 quilos."

Na Itália, a Liga Nacional Anticâncer, Lega Italiana per la Lotta contro i Tumori, endossou *Anticâncer*, colocou seu logo na capa do livro e organizou o lançamento junto à imprensa em Roma, em outubro de 2008. A Liga enfatizou a importância da mensagem do livro em termos de como melhor prevenir o câncer, reforçar os benefícios do tratamento convencional e minimizar as recaídas.

E nos Estados Unidos, o professor John Mendelsohn, presidente do M. D. Anderson Cancer Center — o maior centro de tratamento e pesquisa de câncer do país —, escreveu: "Achei *Anticâncer* um livro muito claro e bem pesquisado. Ele fornece a compreensão necessária para a prática da prevenção do câncer baseada em evidências e da redução de riscos. Ele também preenche uma lacuna importante no nosso conhecimento de como os pacientes podem contribuir com o cuidado deles mesmos suplementando o tratamento médico convencional."

Perdi alguns amigos desde que este livro foi publicado pela primeira vez. Alguns eram pessoas que aplicavam os princípios dele em suas próprias vidas. Infelizmente, os métodos e princípios destacados aqui não garantem o sucesso contra o câncer. Mesmo assim, fiquei profundamente emocionado quando ouvi deles ou dos seus familiares que eles nunca se arrependeram de terem experimentado todas as sugestões do livro. Um familiar me escreveu: "Até o final, o livro deu a ela a sensação de que ela ainda tinha a vida nas próprias mãos." Tem sido um alívio para mim saber que não encorajei falsas esperanças, e isso confirmou minha convicção de que mesmo o programa *Anticâncer* não podendo (como realmente não faz) alegar que neutraliza o câncer para todo mundo, ele ajuda a prolongar a vida, seja lá qual for o resultado.

Um número impressionante de pacientes e familiares me mandou mensagens — em pessoa, por e-mail ou pelo meu blog — dando testemunhos dos benefícios que conquistaram por ler *Anticâncer* e seguir os conselhos. Um vendedor de 50 anos que não tem câncer me contou o quanto sua vida mudou desde que ele começou a tomar chá verde, a adicionar açafrão à comida todo dia (com pimenta-do-reino!) e a controlar o estresse com coerência cardíaca.

Uma mulher sofrendo de linfoma escreveu que leu e releu *Anticâncer*, aos pouquinhos, antes de ir dormir, como um livro que se lê para acalmar uma criança. Um engenheiro com câncer de próstata me mandou um gráfico dos exames de sangue dele dos últimos três anos: o marcador sanguíneo de atividade do câncer (PSA) dele começou a cair regularmente desde que ele começou a aplicar os princípios de *Anticâncer*, e o oncologista dele tem sido repetidamente persuadido a adiar a cirurgia que estava inicialmente marcada há dois anos. Uma mulher de 32 anos, que estava fazendo quimioterapia por uma recaída do câncer de mama — tão jovem! —, me escreveu para contar sobre os efeitos positivos dos exercícios aeróbicos que vem fazendo desde que leu a história de Jacqueline, que começou a praticar caratê durante o tratamento (capítulo 11).

Por fim, e uma fonte muito especial de satisfação para mim, dois dos oncologistas que consultei ao longo dos anos do meu tratamento fizeram contato comigo depois de ler *Anticâncer*. Eles me perguntaram como desacelerar melhor o desenvolvimento do câncer deles fazendo melhorias no "terreno". Foi um grande prazer poder me basear nas minhas pesquisas e devolver uma parte da compaixão que esses médicos tiveram comigo quando mais precisei.

Estou feliz e orgulhoso em apresentar esta segunda edição. A tarefa de reler o manuscrito e melhorá-lo foi tranquila. Várias vezes reparei com surpresa que tinha esquecido os detalhes de algum estudo em particular ou de alguma história. Ler todas essas coisas de novo me encorajou a guiar o rumo em direção ao que espero continuar a ser uma saúde completa. E desejo o mesmo a você.

Introdução

Todos temos um câncer dormindo em nós. Como todo organismo vivo, nosso corpo fabrica células defeituosas permanentemente. É assim que nascem os tumores. Mas nosso corpo é também equipado com múltiplos mecanismos que lhe permitem detectá-los e contê-los. No Ocidente, uma pessoa em cada quatro vai morrer de câncer, mas três em cada quatro não morrerão. Para estas últimas, os mecanismos de defesa terão derrotado o câncer.[1, 2]

Eu tive um câncer. Diagnosticado uma primeira vez há 15 anos, fui tratado pelos métodos convencionais, depois tive uma recaída. Foi então que decidi pesquisar, para além dos métodos habituais, tudo que podia ajudar meu corpo a se defender. Eu tive a sorte, na qualidade de médico, pesquisador e diretor do Centro de Medicina Integrada da Universidade de Pittsburgh, de ter acesso a informações preciosas sobre as abordagens naturais que podem contribuir para prevenir ou tratar o câncer. Hoje eu vivo em plena saúde há sete anos. Neste livro, gostaria de fazer-lhes o relato de tudo que aprendi.

Depois da cirurgia e da quimioterapia, pedi ao meu oncologista, que tanto me ajudara, conselhos sobre a vida a levar, sobre precauções a tomar para evitar uma recaída. "Não há nada de especial a fazer. Viva sua vida normalmente. Faremos ressonâncias a intervalos regulares, e se esse tumor reaparecer, nós o detectaremos muito cedo", respondeu o expoente da oncologia americana.

"Mas não há exercícios que eu possa fazer, alimentos para me aconselhar ou me desaconselhar, eu não deveria cuidar da minha mente?" A resposta do médico me deixou perplexo: "Neste domínio, faça o que você quiser, não vai lhe fazer mal. Mas nós não temos dados científicos que nos permitam afirmar que se pode prevenir uma recaída graças a esse gênero de precauções."

O que esse oncologista queria dizer, na realidade, é que a oncologia é um domínio extraordinariamente complexo e que muda a uma velocidade inaudita. Ele cumpria sua obrigação de se manter a par dos procedimentos diagnósticos mais recentes e dos novos tratamentos pela quimioterapia e outros. Nós utilizáramos todos os medicamentos e todas as intervenções médicas conhecidas apropriadas ao meu caso. No estado atual dos conhecimentos, não existiam outros. Quanto ao resto, quer fosse a alimentação ou as abordagens corpo-mente, tratava-se de domínios sobre os quais estava claro que ele não tinha tempo para se informar.

Conheço esse problema, por ser eu mesmo um médico universitário. Cada um no seu setor, raramente estamos a par das descobertas fundamentais recentemente publicadas em revistas tão prestigiosas quanto *Science* ou *Nature*, enquanto não tiverem sido testadas em estudos humanos de grande escala. Contudo, tais descobertas importantíssimas permitem por vezes que comecemos a nos proteger por nossa conta, bem antes de elas resultarem nos remédios e nos protocolos que serão os métodos de tratamento de amanhã.

Precisei de meses de pesquisa para começar a compreender como poderia ajudar meu próprio corpo a se armar contra o câncer. Participei de conferências nos Estados Unidos e na Europa que reuniram pesquisadores que desbravam a medicina de "terreno", percorri bases de dados médicos e dissequei publicações científicas. Rapidamente percebi que as informações disponíveis eram com frequência parciais e dispersas, e que não adquiriam a totalidade de seu sentido senão quando reunidas.

O que a massa de dados científicos revela é o papel central desempenhado por nossos próprios mecanismos de defesa contra o câncer. Graças a encontros essenciais com outros médicos ou profissionais que já trabalhavam dessa maneira, pus em prática todas essas informações para acompanhar meu tratamento.

Eis o que aprendi: se todos temos células cancerosas dentro de nós, temos também um corpo preparado para frustrar o processo de formação de tumores. Compete a cada um de nós utilizá-lo. Outras culturas que não a nossa conseguem fazê-lo muito melhor.

Na Ásia, os cânceres que afligem o Ocidente — como o câncer de mama, o câncer do cólon ou da próstata — são de sete a sessenta vezes menos frequentes.[3] No entanto, as estatísticas indicam que entre os homens asiáticos que morrem de outras causas que não sejam o câncer encontram-se tantos microtumores pré-cancerosos na próstata quanto entre os ocidentais.[4] Alguma coisa na maneira de viver *deles* impede que os tumores se desenvolvam. Em compensação, entre os japoneses instalados no Ocidente, a taxa de câncer alcançou a nossa em uma ou duas gerações.[5] Alguma coisa na *nossa* maneira de viver impede nosso corpo de se defender eficazmente contra essa doença.

Nós todos vivemos com mitos que impedem nossa capacidade de desarmar o câncer. Por exemplo, somos frequentemente levados a acreditar que o câncer é antes de tudo uma questão de genes, não de estilo de vida. Porém o inverso é que é verdade.

Se o câncer se transmitisse sobretudo geneticamente, as crianças adotadas teriam a taxa de câncer de seus pais *biológicos* e não a de seus pais *adotivos*. Na Dinamarca, onde existe um registro genético detalhado que traça as origens de cada indivíduo, os pesquisadores encontraram os pais biológicos de mais de mil crianças adotadas ao nascer. Sua conclusão, publicada na maior revista de referência em medicina, a *New England Journal of Medicine*, nos obriga a modificar todas as nossas perspectivas sobre o câncer: herdar genes de pais biológicos mortos de câncer antes dos 50 anos não tem *nenhuma* influência sobre o risco de a própria pessoa desenvolver um câncer. Por outro lado, a morte por câncer de um pai *adotivo* (que não transmite nenhum gene, mas transfere seus hábitos de vida) multiplica por cinco o risco de a pessoa adotada morrer de câncer também.[6] Esse estudo mostra que são exatamente os hábitos de vida, e não os genes, os principais implicados na suscetibilidade ao câncer. Todas as pesquisas sobre o câncer concordam: os genes contribuem no máximo com 15% para a mortalidade do câncer. Em suma, não há nenhum destino fechado e todos nós podemos aprender a nos proteger.*

É preciso afirmar desde logo: não existe até hoje nenhuma abordagem alternativa capaz de curar o câncer. No presente, é impensável pretender tratar o câncer sem recorrer às excepcionais técnicas desenvolvidas pela medicina ocidental: cirurgia, quimioterapia, radioterapia, imunoterapia e, dentro em breve, genética molecular.

Entretanto, é igualmente absurdo remeter-se apenas a essas abordagens convencionais e negligenciar a capacidade natural de nosso corpo de se proteger contra os tumores, seja para prevenir a doença, seja para acompanhar os tratamentos.

---

* Outro estudo, do Instituto Karolinska na Suécia — o órgão encarregado de fazer a lista de candidatos ao prêmio Nobel —, mostra que gêmeos *geneticamente idênticos* geralmente *não* compartilham o risco de contrair câncer. Os pesquisadores concluem — sempre no *New England Journal of Medicine* — que "os fatores genéticos herdados têm uma contribuição pouco importante na suscetibilidade à maior parte dos neoplasmas [N. do A.: neoplasma = câncer]. Este resultado indica que o meio ambiente desempenha o principal papel entre as causas dos cânceres comuns".[7]

Nas páginas que se seguem, conto como fui levado a modificar minha perspectiva de médico-pesquisador ignorante de todas as capacidades naturais do corpo de se defender. Eu me tornei um médico que conta antes de tudo com esses mecanismos naturais. Meu câncer me empurrou para essa evolução. Durante 15 anos, protegi ferozmente o segredo da minha doença. Amo meu trabalho de psiquiatra e nunca quis que meus pacientes se sentissem obrigados a se preocupar comigo, em vez de me deixar ajudá-los. Na qualidade de pesquisador e professor, também não queria que atribuíssem minhas ideias e minhas tomadas de posição à minha experiência pessoal em vez do procedimento científico que sempre me guiou. No âmbito pessoal, como todas as pessoas que tiveram um câncer compreendem, eu queria poder continuar a viver entre os vivos, como um vivo. Hoje, não é sem apreensão que decidi falar sobre ele. Mas estou agora convencido de que é essencial colocar as informações de que me beneficiei a serviço de todos os que poderiam se servir delas.

A primeira parte apresenta uma nova visão dos mecanismos do câncer, que permite agir para se proteger. Ela é fundada no papel essencial e ainda pouco conhecido do sistema imunológico, na descoberta dos mecanismos inflamatórios que pressupõem o crescimento dos tumores e na possibilidade de bloquear o desenvolvimento deles, impedindo sua realimentação através de novos vasos sanguíneos.

Desse fato decorrem quatro abordagens que todas as pessoas podem adotar para construir para si uma biologia anticâncer, simultaneamente do corpo e da mente: como se prevenir contra os desequilíbrios do meio ambiente ocorridos a partir de 1940 e que alimentam a epidemia atual de câncer; como ajustar a própria alimentação para reduzir os promotores do câncer e para incluir o maior número possível de compostos fitoquímicos que lutam ativamente contra os tumores; como compreender — e curar — as feridas psicológicas que alimentam os mecanismos biológicos que agem sobre o câncer; e, finalmente, como se aproveitar de uma relação com o próprio corpo, a fim de agir sobre o sistema imunológico e de acalmar a inflamação que faz crescer os tumores.

Mas este livro não é um manual de biologia. O confronto com a doença é uma árdua aventura interior. Eu não poderia ter escrito estas páginas sem ter me voltado também para as alegrias e os sofrimentos, as descobertas e os fracassos que hoje fazem de mim um homem consideravelmente mais cheio de vida do que há 15 anos. E, ao compartilhá-los com vocês, espero ajudá-los a encontrar pistas para sua própria aventura. E que ela seja bela.

1

Uma história

Eu estava em Pittsburgh havia sete anos, tendo deixado a França havia dez. Fazia meu internato em psiquiatria ao mesmo tempo em que continuava pesquisas começadas durante o doutorado de ciências. Com meu amigo Jonathan Cohen, dirigia um laboratório de imagens cerebrais funcionais para o qual obtivéramos o financiamento do National Institute of Health — o Instituto Nacional de Saúde americano. Nosso objetivo era compreender os mecanismos do pensamento observando o que se passava dentro do cérebro. Nunca poderia imaginar o que essas pesquisas iriam me fazer descobrir: minha própria doença.

Jonathan e eu éramos muito próximos. Ambos médicos que se especializavam em psiquiatria, juntos nos inscrevêramos no doutorado de ciências em Pittsburgh. Ele vinha do universo cosmopolita de São Francisco, eu de Paris via Montreal, e tínhamos nos encontrado de repente em Pittsburgh, no coração de uma América profunda, estrangeira tanto para um quanto para o outro. Recentemente, publicáramos na prestigiosa revista *Psychological Review* um artigo sobre o papel do córtex pré-frontal, uma zona ainda pouco conhecida do cérebro que permite o elo entre o passado e o futuro. Apresentávamos uma nova teoria na psicologia, graças às nossas simulações do funcionamento cerebral em computador. Os artigos tinham causado um certo alvoroço, o que nos permitira, enquanto éramos simples estudantes, conseguir recursos e criar aquele laboratório de pesquisa.

Para Jonathan, se quiséssemos avançar nesse campo, as simulações em computador não bastavam mais. Precisávamos testar nossas teorias observando diretamente a atividade cerebral por intermédio de uma técnica de ponta, a imagem funcional por ressonância magnética (IRM). Na época, essa técnica estava começando a ser usada. Somente centros de pesquisa muito avançados possuíam aparelhos de ressonância magnética de alta precisão. Muito mais difundidos, os aparelhos RM de hospital eram também claramente menos eficientes. Especificamente, ninguém tinha conseguido avaliar com um aparelho de hospital a atividade do córtex pré-frontal — o objeto de nossas pesquisas. De fato, ao contrário de outras regiões do cérebro cujas variações são muito fáceis de medir, o córtex pré-frontal não se ativa com muita intensidade. É preciso "empurrá-lo", inventando tarefas complexas, para que ele se manifeste minimamente nas imagens IRM. Paralelamente, Doug, um jovem físico da nossa idade especialista em técnicas de IRM, teve a ideia de um novo método de gravação de imagens que talvez permitisse contornar a dificuldade. O hospital onde trabalhávamos concordou em nos emprestar seu aparelho RM à noite, entre as oito e as onze horas, uma vez terminadas as consultas. E nós começamos a testar a nova abordagem.

Doug, o físico, modificava continuamente seu método, enquanto Jonathan e eu inventávamos tarefas mentais para estimular ao máximo essa zona do cérebro. Após vários fracassos, conseguimos perceber em nossas telas a ativação do famoso córtex pré-frontal. Foi um momento excepcional, o resultado de uma fase de pesquisa intensa, tornada mais emocionante ainda pelo fato de ter sido vivida entre colegas.

Nós éramos um pouco arrogantes, eu devo confessar. Estávamos com 30 anos, acabáramos de concluir nossos doutorados, já tínhamos um laboratório. Com nossa nova teoria que interessava a todo mundo, éramos estrelas em ascensão na psiquiatria americana. Dominávamos tecnologias de ponta que ninguém praticava. As simulações em computador das redes de neurônios e as imagens cerebrais funcionais por IRM ainda eram quase desconhecidas dos psiquiatras universitários. Naquele ano, Jonathan e eu chegamos até a ser convidados pelo professor Widlöcher, o luminar da psiquiatria francesa da época, para fazer um seminário no Pitié-Salpêtrière, o hospital parisiense onde Freud estudou com Charcot. Durante dois dias, diante de um público de psiquiatras e neurocientistas franceses, nós explicamos como a simulação das redes de neurônios em computador podia ajudar na compreensão dos mecanismos psicológicos e patológicos. Aos 30 anos, havia razão para sentir orgulho.

Eu era um entusiasmado com a vida, um tipo de vida que agora me parece um tanto estranho: eu estava cheio da certeza do sucesso, confiante em uma ciência sem concessões, e não sentia muita atração pelo contato com os pacientes. Como trabalhava ao mesmo tempo com o internato de psiquiatria e o laboratório de pesquisa, tentava fazer o menos possível na área clínica. Eu me lembro de um pedido que me fizeram, para que me inscrevesse em um certo estágio. Como a maior parte dos internos, não me sentia muito animado: a carga de trabalho era muito pesada e, além do mais, não era de psiquiatria propriamente dita. Tratava-se de passar seis meses em um hospital geral, tratando de problemas psicológicos de doentes hospitalizados por problemas físicos — gente que tinha sido operada, passado por um transplante hepático, que sofria de câncer, de lúpus, de esclerose múltipla... Eu não tinha nenhuma vontade de fazer um estágio que ia me impedir de dirigir o laboratório; além disso, toda aquela gente sofrendo, não era exatamente o que me interessava. Queria sobretudo fazer pesquisa, escrever artigos, participar de congressos e difundir minhas ideias.

Um ano antes, eu tinha ido para o Iraque com os Médicos sem Fronteiras. Fui confrontado com o horror e gostei de aliviar o sofrimento de tantas pessoas, dia após dia. Mas a experiência não me deu vontade de continuar no mesmo caminho, uma vez de volta ao hospital em Pittsburgh. Era como se houvesse dois mundos diferentes e fechados um ao outro. Eu era antes de tudo jovem e ambicioso.

O lugar que o trabalho ocupava na minha vida tinha, aliás, desempenhado um papel importante no divórcio penoso do qual eu emergia naquele momento. Entre outras causas de desacordo, minha mulher não tinha suportado, por causa de sua carreira, o fato de eu querer continuar morando em Pittsburgh. Ela queria voltar para a França, ou pelo menos ir morar em uma cidade mais *fun*, como Nova York. Para mim, ao contrário, tudo estava se acelerando em Pittsburgh e eu não queria deixar meu laboratório e meus colaboradores. Tudo terminou diante do juiz, e durante um ano eu vivi sozinho na minha minúscula casa, entre um quarto e um escritório.

E então, num dia em que o hospital estava quase deserto — era entre o Natal e o ano-novo, a semana mais vazia dos Estados Unidos —, eu vi aquela jovem no refeitório lendo Baudelaire. Alguém que lê Baudelaire na hora do almoço é um espetáculo raro nos Estados Unidos, e ainda mais em Pittsburgh. Sentei-me à mesma mesa que ela. Ela era russa, tinha as maçãs do rosto protuberantes e grandes olhos negros, um ar ao mesmo tempo reservado e extremamente perspicaz. Às vezes ela parava completamente de falar, eu ficava desconcertado. Perguntei por que fazia aquilo e ela me respondeu: "Estou verificando interiormente a sinceridade do que você acabou de dizer." Aquilo me fez rir. Eu estava gostando bastante do jeito dela de me colocar no meu lugar. Foi assim que nós começamos uma história que levou tempo para se desenvolver. Eu não tinha pressa, ela também não.

Seis meses mais tarde, fui trabalhar durante todo o verão na Universidade de São Francisco em um laboratório de psicofarmacologia. O dono do laboratório estava em vias de se aposentar e gostaria que eu fosse seu sucessor. Eu me lembro de ter dito a Anna que, se eu encontrasse alguém em São Francisco, talvez fosse o fim de nosso relacionamento. Que eu compreenderia perfeitamente se ela fizesse o mesmo por seu lado. Acredito que ela tenha lamentado, mas eu queria ser absolutamente franco.

Mas, quando voltei em setembro para Pittsburgh, ela veio morar na minha casa de boneca. Eu sentia que alguma coisa entre nós estava crescendo, o que me deixava contente. Não sabia bem aonde aquela história iria me levar e continuava me mantendo na defensiva — não esquecera meu divórcio. Mas minha vida estava caminhando bem. Eu me sentia feliz com Anna. No mês de outubro, nós tivemos duas semanas mágicas. O verão tinha voltado. Eu estava trabalhando no script de um filme que me pediram para escrever sobre minha experiência nos Médicos sem Fronteiras. Anna estava escrevendo poemas. Eu estava apaixonado. E depois tudo mudou inesperadamente.

Eu me lembro da gloriosa noite de outubro em Pittsburgh. De moto pelas avenidas ladeadas de flamboyants em direção ao centro de IRM, eu ia me encontrar com Jonathan e Doug para uma de nossas sessões de experiências com os estudantes que nos serviam de "cobaias". Eles entravam no aparelho e nós lhes pedíamos para fazer tarefas mentais por um salário mínimo. Nossas pesquisas os animavam, sobretudo a perspectiva de receber no final da sessão uma imagem numérica de seus cérebros, que eles corriam para exibir em seus computadores. O primeiro estudante veio por volta das oito horas. O segundo, previsto para nove ou dez horas, não apareceu. Jonathan e Doug me perguntaram se eu não queria me fazer de cobaia. Claro que eu aceitei, eu era o menos técnico dos três. Me deitei dentro do aparelho, um tubo extremamente apertado onde se fica com os braços colados no corpo, um pouco como em um caixão. Muita gente não suporta os aparelhos de ressonância magnética: 10% a 15% dos pacientes são excessivamente claustrofóbicos e não conseguem fazer IRM.

Eu estava dentro do aparelho, e começamos como sempre por uma série de imagens cujo objetivo é destacar a estrutura do cérebro da pessoa examinada. Os cérebros, como os rostos, são todos diferentes. É preciso, portanto, antes de qualquer avaliação, fazer uma espécie de cartografia do cérebro em repouso (o que se chama de imagem anatômica), com a qual serão comparadas as vistas tomadas no momento em que o paciente estiver executando atividades mentais (nós as chamamos de imagens funcionais). Durante todo o processo, o aparelho produz um batimento muito alto, como o barulho de um bastão batendo em um assoalho de madeira, correspondente aos movimentos do ímã eletrônico que se engata e desengata muito depressa para induzir variações do campo magnético no cérebro. O ritmo dessas batidas varia, caso essas imagens sejam anatômicas ou funcionais. Pelo que eu conseguia ouvir, Jonathan e Doug estavam fazendo imagens anatômicas do meu cérebro.

Ao final de uns dez minutos, a fase anatômica terminou. Eu esperava ver aparecer em um pequeno espelho colado bem em cima dos meus olhos a "tarefa mental" programada por nós a fim de estimular a atividade do córtex pré-frontal — era o objetivo da experiência. É para apertar um botão cada vez que se identifiquem letras idênticas dentre as que desfilam rapidamente na tela (o córtex pré-frontal permite memorizar as letras que desapareceram e fazer as operações de comparação). Aguardo, pois, que Jonathan envie a tarefa e que se desencadeie o ruído próprio do aparelho registrando a atividade funcional do cérebro. Mas a pausa se prolonga. Não compreendo o que está acontecendo. Jonathan e Doug estão ao lado, na sala de controle, só se pode falar com eles por interfone. Então eu ouço nos fones de ouvido: "David, há um problema. Há alguma coisa errada com as imagens. Vamos ter que recomeçar." Tudo bem.

Recomeçamos. Fazemos outra vez dez minutos de imagens anatômicas. Chega o momento em que a tarefa mental devia começar. Eu aguardo. A voz de Jonathan me diz: "Não vai dar para fazer. Temos um problema. Espere um pouco." Eles vêm para a sala do aparelho e fazem deslizar a mesa sobre a qual estou deitado, e eu vejo, ao sair do tubo, que eles estão com uma expressão estranha. Jonathan coloca uma das mãos sobre o meu braço e me diz: "Não podemos fazer a experiência. Tem um negócio no seu cérebro." Eu peço que me mostrem na tela as imagens que eles gravaram por duas vezes no computador.

Eu não era nem radiologista nem neurologista, mas tinha visto muitas imagens de cérebro, era nosso trabalho cotidiano: havia, sem nenhuma ambiguidade, na região do córtex pré-frontal direito, uma bola redonda do tamanho de uma noz. Pela sua localização, não se tratava de um desses tumores benignos do cérebro que se veem por vezes, operáveis, ou que não estão entre os mais virulentos — como os meningiomas, os adenomas da hipófise. Às vezes, trata-se de um cisto, de um abscesso infeccioso, provocado por certas doenças como a aids. Mas minha saúde era excelente, eu fazia muito esporte, chegava até a ser capitão do meu time de squash. Essa hipótese estava, pois, descartada.

Impossível me iludir sobre a gravidade do que acabáramos de descobrir. Em estágio avançado, um câncer no cérebro sem tratamento geralmente mata em seis semanas; com tratamento, em seis meses. Eu não sabia em que estágio me encontrava, mas conhecia as estatísticas. Permanecemos os três silenciosos, não sabendo o que dizer. Jonathan mandou os filmes para o departamento de radiologia a fim de que fossem avaliados logo no dia seguinte por um especialista, e nós nos despedimos.

Fui embora na minha moto, em direção à minha casinha na outra ponta da cidade. Eram onze horas, a lua estava muito bonita num céu luminoso. No quarto, Anna dormia. Eu me deitei e olhei para o teto. Era de fato muito estranho que a minha vida acabasse daquele jeito. Era inconcebível. Havia um tal fosso entre o que eu acabara de descobrir e o que eu construíra durante tantos anos, a disposição que eu acumulara para o que prometia ser um percurso longo e que devia resultar em realizações cheias de sentido. Tinha a impressão de estar só começando a contribuir com coisas úteis. Ao investir em meu estudo e em minha carreira, eu tinha feito tantos sacrifícios, investido tanto no futuro! E, de repente, me via diante da possibilidade de não haver futuro nenhum.

E, além do mais, estava sozinho. Meus irmãos estudaram um tempo em Pittsburgh, mas já tinham ido embora. Não tinha mais mulher. Minha relação com Anna era muito recente, e ela iria certamente me deixar: quem quer saber de um tipo que aos 31 anos está condenado à morte? Eu me via como um pedaço de madeira boiando dentro de um rio e que subitamente encalha na margem, preso. O destino dele era contudo fazer todo o caminho até o oceano. Ficara preso naquele lugar, ao acaso, onde não tinha verdadeiros elos. Eu ia morrer sozinho em Pittsburgh.

Lembro-me de um acontecimento extraordinário que se produziu enquanto eu estava deitado na cama contemplando a fumaça do meu cigarro indiano. Na verdade, eu não estava com vontade de dormir. Estava imerso nos meus pensamentos quando, de repente, ouvi minha própria voz falando na minha cabeça, com uma suavidade, uma segurança, uma convicção, uma clareza, uma certeza que eu não conhecia. Não era eu, e contudo era de fato a minha voz. No momento em que eu repetia a mim mesmo que "não é possível que isso tenha acontecido a mim, é impossível", a voz disse: "Sabe de uma coisa, David? É perfeitamente possível, e não é assim tão grave." E então se passou algo extraordinário e incompreensível, pois, naquele segundo, deixei de ficar paralisado. Era uma evidência: sim, era possível, faz parte da experiência humana, muitas outras pessoas a viveram antes de mim, eu não era diferente. Não era grave ser simplesmente humano, plenamente humano. Meu cérebro encontrara sozinho a via da tranquilidade. Depois, quando senti medo novamente, tive que aprender a controlar minhas emoções. Mas naquela noite eu adormeci e no dia seguinte pude trabalhar e fazer o necessário para começar a enfrentar a doença, e encarar a minha vida.

2
Fugir das estatísticas

Stephen Jay Gould era professor de zoologia, especialista em teoria da evolução, na Universidade de Harvard. Era também um dos cientistas mais influentes de sua geração, considerado por muitos como o "segundo Darwin" por ter apresentado uma visão mais completa da evolução das espécies.

Em julho de 1982, com 40 anos, ficou sabendo que sofria de um mesotelioma do abdome — um câncer grave e raro, que é atribuído à exposição ao amianto. Depois da operação, pediu à sua médica para lhe indicar os melhores artigos técnicos sobre o mesotelioma. Embora tivesse sido até então sempre muito direta, a oncologista lhe respondeu evasivamente que a literatura médica não tinha nada de verdadeiramente valioso sobre o assunto. Mas impedir um universitário de vasculhar a documentação sobre um tema que o preocupa é um pouco, como escreve Gould, "recomendar a castidade ao *Homo sapiens*, de todos os primatas o mais interessado em sexo".

Saindo do hospital, ele foi direto para a biblioteca médica do campus e se instalou em uma mesa com uma pilha de revistas recentes. Uma hora mais tarde, compreendeu apavorado a causa da atitude de sua médica. Os estudos científicos não deixavam pairar nenhuma dúvida: o mesotelioma era "incurável", com uma sobrevida média de oito meses depois de confirmado o diagnóstico! Como um animal preso de repente nas garras de um predador, Gould sentiu o pânico invadi-lo, ficando com o corpo e a mente inertes durante uns bons 15 minutos.

Mas seu treinamento acadêmico terminou vencendo — e salvou-o do desespero. Tinha de fato passado a vida estudando os fenômenos naturais, colocando-os em números. Se havia uma lição a tirar disso, é que não existe na natureza nenhuma regra fixa que se aplique igualmente a todos. A variação é a própria essência da natureza. Na natureza, a mediana é uma abstração, uma "lei" que o espírito humano procura aplicar sobre a abundância dos casos individuais. Para o indivíduo Gould, a questão era saber o seu lugar específico, distinto de todos os outros, no leque das variações em torno da mediana.

O fato de que a sobrevida mediana fosse de oito meses, refletiu Gould, significava que a metade das pessoas acometidas de mesotelioma sobrevivia menos de oito meses. A outra metade sobrevivia portanto mais de oito meses. E ele, a qual metade pertencia? Como era jovem, não fumava, tinha boa saúde (fora o câncer) — seu tumor fora diagnosticado em um estágio precoce e podia contar com os melhores tratamentos disponíveis —, tinha todas as razões para achar que estava na "boa" metade, concluiu Gould aliviado. Já se ganhava alguma coisa.

Depois tomou consciência de um aspecto mais fundamental. Todas as curvas de sobrevida têm a mesma forma assimétrica: por definição, a metade dos casos se concentra na parte esquerda da curva, entre zero e oito meses.

Mas a outra metade, à direita, está disposta necessariamente além dos oito meses, e a curva — a "distribuição", como se chama em estatística — tem sempre uma "longa cauda direita" que pode até se prolongar consideravelmente. Exaltado, Gould começou a procurar nos artigos uma curva de sobrevida do mesotelioma. Quando finalmente a encontrou, pôde constatar que efetivamente a ala direita da distribuição se estendia por vários anos. Assim, mesmo que a mediana fosse de apenas oito meses, ao longo da parte direita do gráfico um pequeno número de pessoas sobrevivia *anos* a essa doença. Gould não via nenhuma razão para ele mesmo não estar na ponta daquela extensa cauda direita e soltou um suspiro de alívio.

Fortalecida por essas descobertas, sua mente de biólogo o pôs então diante de uma terceira evidência tão importante quanto as duas primeiras: a curva de sobrevida que ele tinha diante dos olhos era de pessoas que tinham sido tratadas dez ou vinte anos antes. Elas haviam tido acesso aos tratamentos da época, dentro das circunstâncias da época. Em uma área como a da oncologia, duas coisas evoluem continuamente: de um lado, os tratamentos convencionais, e de outro, nosso conhecimento do que cada um pode fazer individualmente para reforçar a ação desses tratamentos. Se as circunstâncias mudam, a curva de sobrevida muda também. Talvez, com o novo tratamento que ia receber e com um pouco de sorte, ele passasse a fazer parte de uma nova curva, com uma mediana mais alta e uma cauda direita mais longa, que iria longe, muito longe, até uma morte natural em uma idade avançada.

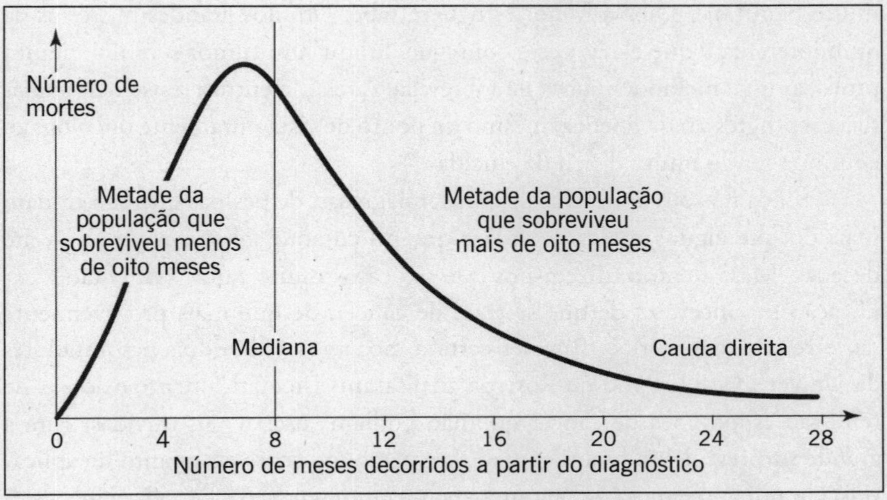

FIGURA 1 — Curva de sobrevida do mesotelioma visto por Gould.

Stephen Jay Gould morreu vinte anos depois, de outra doença. Teve tempo de concluir uma das mais admiráveis carreiras científicas de seu tempo. Dois meses antes de morrer, ainda assistiu à publicação de sua obra máxima, *A Estrutura da Teoria da Evolução*. Sua sobrevida foi trinta vezes maior do que os oncologistas haviam previsto.*

A lição que nos oferece este grande biólogo é límpida: as estatísticas são uma informação, não uma condenação. O objetivo, quando se é portador de um câncer e se quer lutar contra a fatalidade, é criar para si todas as condições para se posicionar na extremidade da cauda direita da curva.

Além disso, ninguém pode prever o curso de um câncer com precisão. O professor David Spiegel, da Universidade de Stanford, organiza há trinta anos grupos de apoio psicológico para mulheres portadoras de câncer de mama metastático. Durante uma conferência pronunciada em Harvard diante de um público de oncologistas (e publicada no *Journal of the American Association*),

* O próprio Stephen Jay Gould conta sua reação às estatísticas de seu câncer em um texto muito bonito em inglês intitulado, com humor, "The Median Isn't the Message" ("A mediana não é a mensagem"), que pode ser lido na internet: www.cancerguide.org. Agradeço a Steve Dunn, responsável pelo site, por ter tornado essas informações disponíveis para um público muito amplo.

ele confessou sua perturbação: "O câncer é uma doença muito desconcertante. Nós temos pacientes que tiveram metástases no cérebro [N. do A.: um dos desenvolvimentos mais alarmantes do câncer de mama] há oito anos e que vão muito bem hoje. Qual a razão? Ninguém sabe. Um dos grandes mistérios da quimioterapia é que ela às vezes consegue 'fundir' um tumor sem no entanto provocar uma melhora notável na sobrevida. A relação entre a resistência somática e a progressão da doença, mesmo do ponto de vista puramente oncológico, continua sendo muito difícil de elucidar."[1]

Todos nós ouvimos falar de curas milagrosas, de pessoas que não tinham mais do que alguns meses de vida e que no entanto sobreviveram anos, até décadas. Mas, atenção, dizem-nos que são casos muito raros. Ou então a explicação é a incerteza de que se trate de câncer, de que mais provavelmente são erros de diagnóstico. Para ter certeza, nos anos 1980, dois pesquisadores da Universidade Erasmo de Roterdã analisaram sistematicamente os casos de remissão espontânea de câncer que não podiam suscitar tais dúvidas. Para a grande surpresa deles, foram contados sete, tão indiscutíveis quanto inexplicáveis, em um ano e meio de pesquisa apenas em sua região.[2] Fica claro que esses casos são muito mais frequentes do que geralmente se admite.

Os pacientes que participam de certos programas de conscientização do próprio câncer, como o do Centro Commonweal na Califórnia, do qual voltaremos a falar, aprendem a viver melhor com seus corpos e com seus passados, a acalmar suas mentes por meio da yoga e da meditação, a se nutrir com alimentos que lutam contra o câncer e a evitar os que favorecem seu desenvolvimento. O acompanhamento dessas pessoas revela que elas vivem claramente mais tempo do que a média das pessoas acometidas do mesmo câncer no mesmo estágio de adiantamento.*

Um amigo oncologista da Universidade de Pittsburgh, com quem eu falei sobre esses números, discordou: "Não são pacientes como os outros: eles são mais informados, mais motivados e estão em melhor condição de saúde. O fato de viverem por mais tempo não prova nada!" Mas essa é precisamente a questão: se os pacientes estiverem bem-informados sobre a doença, se cuidarem do corpo e da mente e se receberem a alimentação de que têm necessidade para estar em melhor condição de saúde, então as funções vitais do corpo vão se mobilizar para melhor lutar contra o câncer. Eles viverão melhor e por mais tempo.

---

*Estas observações não foram relatadas numa pesquisa científica, mas foram colhidas de conversas com os pacientes após a participação no programa.[3]

Algum tempo depois, a prova foi trazida pelo dr. Dean Ornish, professor de medicina da Universidade da Califórnia em São Francisco e grande precursor da medicina complementar. Em setembro de 2005, ele publicou os resultados de um estudo sem precedente na oncologia.[4] Noventa e três portadores de câncer de próstata em estágio precoce — confirmado por uma biópsia — fizeram a opção, sob o controle de seus oncologistas, de *não* passar pela intervenção cirúrgica, mas simplesmente acompanhar a evolução do tumor. Para tanto, avaliou-se a intervalos regulares o nível de PSA (sigla em inglês para Antígeno Prostático Específico) — um antígeno secretado pela próstata e pelo tumor — presente no sangue. Um aumento de PSA sugere que as células cancerosas se multiplicam e que o tumor está aumentando.

Como esses homens tinham recusado qualquer tratamento médico clássico durante a observação, era possível propor-lhes outras formas de cuidado e avaliar seus benefícios independentemente de qualquer medicação ou cirurgia convencionais. Dois grupos de pacientes foram então formados por sorteio, a fim de torná-los rigorosamente comparáveis. O grupo "de controle" continuou simplesmente sendo monitorado por medições regulares de PSA. Para o outro grupo, o dr. Ornish estabeleceu um programa completo de saúde física e mental. Esses homens tiveram que seguir durante um ano um regime vegetariano, complementado com suplementos (antioxidantes vitaminas E e C e selênio, e um grama de ômega-3 por dia), exercícios físicos (trinta minutos de caminhada, seis dias por semana), práticas de gestão do estresse (movimentos de yoga, exercícios de respiração que aumentam a frequência cardíaca, visualização mental ou relaxamento progressivo) e a participação durante uma hora por semana em um grupo de apoio com outros pacientes do mesmo programa.

Tratava-se de uma modificação radical de estilo de vida, especialmente para os executivos estressados ou pais de família sobrecarregados por múltiplas responsabilidades. Eram sobretudo métodos por muito tempo taxados de bizarros, supersticiosos ou irracionais. Doze meses mais tarde, os resultados contudo não deixaram subsistir nenhuma dúvida: dos 49 pacientes que não tinham mudado em nada o estilo de vida e se contentaram em observar a evolução da doença, seis viram seu câncer se agravar e precisaram sofrer ablação da próstata, quimioterapia ou radioterapia. Em compensação, *nenhum* dos 41 pacientes que tinham seguido o programa de saúde física e mental teve necessidade de recorrer a tais tratamentos. Para o primeiro grupo, o PSA (que assinala a progressão do tumor) aumentara em média 6%, sem contar os que tiveram que parar a experiência por causa da aceleração da doença (e que apresentavam uma taxa de PSA ainda mais preocupante). Esse crescimento sugere que os tumores progrediam lenta mas seguramente. Quanto ao segundo grupo, o que havia mudado os hábitos de vida, o PSA *baixara* em média 4%, indicando uma regressão dos tumores na maior parte dos pacientes.

Mas o mais impressionante é o que estava se produzindo dentro do organismo dos homens que modificaram os hábitos de vida. O sangue deles, posto em presença de células prostáticas cancerosas típicas (células da linhagem LNCaP utilizada para testar diferentes agentes de quimioterapia), era *sete vezes* mais capaz de inibir o crescimento das células cancerosas do que o sangue dos homens que não tinham mudado nada em seu estilo de vida.

A melhor prova da existência de uma relação entre as mudanças de estilo de vida e a parada da progressão do câncer é o fato de que quanto *mais* os homens assimilaram os conselhos do dr. Ornish e os aplicaram assiduamente em suas existências cotidianas, *mais* seu sangue ficou ativo contra as células cancerosas!

Em termos científicos, isso é o que chamamos de "efeito dose-resposta", um importante argumento em favor de uma ligação causal entre estilo de vida e câncer.

Para entender os mecanismos moleculares por trás desses dados, o dr. Ornish decidiu investigar como as mudanças no comportamento influenciam na expressão de genes dentro das próprias células da próstata. Ele colheu amostras de RNA das próstatas dos pacientes do estudo antes do começo do programa de modificação do estilo de vida e colheu de novo três meses depois. Os resultados desse estudo, publicado em 2008, alcançaram as expectativas: indicaram que o programa de estilo de vida de Ornish modificou o funcionamento de *mais de quinhentos genes* na próstata.[5] O programa estimulou os genes que tinham efeito preventivo contra o câncer e inibiu os que favoreciam o desenvolvimento da doença. Um dos pacientes, Jack McClure, tinha sido diagnosticado com câncer de próstata seis anos antes. Depois de três meses no programa, ele não mostrava mais nenhum sintoma da doença. "Em minha última biopsia, não conseguiram encontrar nenhuma célula cancerígena. Não estou pronto para dizer que estou curado do câncer. Mas eles não conseguem mais encontrá-lo." Dean Ornish acha que esse estudo deve dar esperança aos que temem que a predisposição genética os condene a desenvolver a doença: "As pessoas dizem com frequência: 'Tenho genes ruins, o que posso fazer?' A verdade é que você pode fazer bem mais do que pensa."

Os genes do câncer podem, na verdade, não ser partes defeituosas do nosso maquinário biológico que nos condenam a ficar doentes. Em 2009, dois grupos independentes, um em Quebec e outro na Califórnia, revolucionaram completamente nossa compreensão sobre as causas genéticas dos cânceres de mama e da próstata e da própria ideia de que nossos genes condicionam nosso risco de morrer de câncer. Ao ler esses estudos, somos lembrados da noção tradicional de "ancestrais" da forma como é vista nas culturas asiáticas ou na Roma antiga. Nessas culturas, acreditavam que os fantasmas dos ancestrais habitavam os locais onde haviam vivido. Se não fossem continuamente homenageados com oferendas de comidas, podiam infligir todos os tipos de males à família. Os genes do câncer podem agir um pouco como esses "fantasmas famintos", aparecendo e causando o caos apenas quando nos esquecemos de cuidar deles adequadamente.

Na Universidade de Montreal, uma equipe liderada pelo dr. Parviz Ghadirian estudou mulheres que eram portadoras de genes do tipo BRCA-1 e BRCA-2 — genes que apavoram muitas mulheres, porque quase 80% das portadoras sofrem o risco de desenvolver câncer de mama ao longo da vida. Muitas mulheres que descobrem que são portadoras decidem amputar os dois seios em vez de viver com a quase certeza de que vão adoecer em algum momento. No entanto, Ghadirian e sua equipe observaram que o risco de desenvolver câncer diminuía severamente em algumas mulheres que portavam os genes BRCA. A grande descoberta deles? Quanto mais frutas, legumes e verduras essas mulheres que corriam risco genético comiam, menor era a chance de desenvolver câncer. Mulheres que consumiam até 27 frutas, legumes e verduras diferentes por semana (e a variedade parece ser muito importante aqui) viram seu risco diminuir em 73%.[6]

Na Universidade de São Francisco, a equipe do professor John Witte fez uma descoberta similar sobre o câncer da próstata.[7] Certos genes desencadeiam uma sensibilidade extrema a inflamações e estimulam a transformação de microtumores de crescimento lento da próstata em cânceres agressivos e metastáticos.* Entretanto, quando os homens que portavam tais genes consumiam peixes gordurosos ricos em ômega-3 pelo menos duas vezes por semana, os genes perigosos permaneciam sob controle. Os cânceres deles tinham cinco vezes menos probabilidade de se tornarem agressivos do que os dos homens que não comiam peixes gordurosos.

Essas descobertas recentes apoiam a ideia de que os "genes do câncer" podem não ser tão perigosos se não forem desencadeados por estilos de vida não saudáveis. Eles se comportam um pouco como os irascíveis fantasmas dos ancestrais, que requeriam oferendas regulares para permanecerem calmos. Na verdade, eles podem apenas ser genes que responderam mal à transição das nossas formas ancestrais de nutrição, que eram perfeitamente adaptadas aos

---

* São os genes que controlam a atividade da enzima responsável por transformar os ácidos graxos ômega-6 em fatores de inflamação.

nossos organismos, para a dieta moderna industrializada e processada (veja o capítulo 6). Isso explicaria, por exemplo, por que as mulheres portadoras dos genes BRCA que nasceram antes da Segunda Guerra Mundial têm de duas a três vezes menos risco de desenvolver câncer de mama do que suas filhas e netas, nascidas na era do fast-food.[8] Talvez esses genes tão temidos não sejam, afinal, "genes do câncer" em absoluto, mas sim "genes intolerantes a fast-food". E o mesmo pode ser verdade para outras escolhas de estilo de vida além da dieta, como exercício físico e controle de estresse.

Em suma, as estatísticas a respeito da sobrevida do câncer a que temos acesso não mostram a diferença entre as pessoas que se contentam em aceitar passivamente o veredicto médico e as que põem em ação suas próprias defesas naturais. Na mesma "mediana" encontram-se os que continuam a fumar, a se expor a outras substâncias cancerígenas, a se alimentar de acordo com o regime ocidental típico — um verdadeiro adubo para o câncer —, que não param de solapar suas próprias defesas imunológicas com excesso de estresse e má gestão das emoções, que deixam seus corpos ao abandono, privando-os de atividade física. Há também os que vivem muito mais tempo, ou que veem seu tumor desaparecer, porque, paralelamente aos benefícios dos tratamentos clássicos que compartilham com todos os outros, suas defesas naturais são mobilizadas. Pode-se aprender a ativá-las sozinho, respeitando quatro regras simples: desintoxicação das substâncias carcinogênicas, alimentação anticâncer, pacificação do espírito e atividade física. Nós falaremos de cada um desses pontos em detalhe.

Não existe abordagem natural capaz de, sozinha, curar o câncer. Mas também não existe destino fechado. Como Stephen Jay Gould, todos nós podemos olhar as estatísticas em perspectiva e visar a "longa cauda direita da curva". O melhor caminho, para quem quer alcançar este objetivo ou simplesmente se proteger contra o câncer, é aprender a melhor utilizar os recursos do corpo e a viver uma vida mais rica.

Nem todo mundo se engaja neste caminho devido a uma decisão refletida. Pode acontecer de a própria doença nos levar a ele. Em chinês, a noção de "crise" é obtida pela associação dos dois caracteres: "perigo" e "oportunidade". A ameaça que o câncer faz pesar nos cega tanto que temos dificuldade em perceber sua fecundidade. Quanto a mim, de muitas maneiras, a doença me transformou a vida. A um ponto que eu nunca poderia ter imaginado quando acreditei que estava condenado. Tudo começou muito depressa depois do diagnóstico inicial...

3

Perigo e oportunidade

Tornar-se "paciente"

Quando fiquei sabendo que tinha um tumor no cérebro, mergulhei de um dia para o outro em um mundo que me parecia familiar, mas do qual na realidade eu ignorava tudo: o mundo dos doentes.

Eu conhecia um pouco o colega neurocirurgião a quem imediatamente me dirigi. Tínhamos pacientes em comum e ele se interessava por minhas pesquisas sobre o cérebro. Depois da notícia da minha doença, nossas conversas mudaram inteiramente. Não havia mais menção de minhas experiências científicas. Eu devia ficar nu, expor minha vida íntima, detalhar meus sintomas: falávamos de minhas dores de cabeça, de minhas náuseas, das crises de epilepsia que podia sofrer. Privado das minhas atribuições profissionais, introduzido na categoria de simples paciente, eu tinha a impressão de que o chão se abria sob meus pés.

Eu me agarrava como podia ao meu status de médico. De uma forma um tanto patética, eu mantinha o jaleco branco e o crachá de médico para ir às consultas. Nos Estados Unidos, onde a hierarquia é frequentemente muito marcante dentro dos hospitais, os enfermeiros, os atendentes, os que empurram as macas e que reconhecem seu status o chamam respeitosamente de "doutor". Mas quando estamos em cima da maca e não mais usando o jaleco branco, nos tornamos "sr. Fulano" como todo mundo, ou mesmo frequentemente "meu querido". Aguardamos, como todo mundo, nas salas de espera que antes tínhamos o hábito de atravessar feito um bólido, de cabeça erguida e evitando o olhar dos pacientes para não ter que parar no caminho. Como todo mundo na época, eu era levado para a sala de exame em uma cadeira de rodas. Pouco importava que no resto do tempo eu circulasse com um passo rápido naqueles mesmos corredores. Os padioleiros diziam: "É o regulamento do hospital", e eu tinha que me resignar a abandonar até o status de pessoa capaz de andar.

Estava entrando em um mundo cinzento, o mundo das pessoas sem título, sem qualidade, sem profissão. Ninguém se interessa pelo que elas fazem na vida, só querem saber o que aparece na sua última tomografia. Eu percebia que a maior parte dos meus médicos não sabia me tratar ao mesmo tempo como paciente e colega. Uma noite, indo para um jantar, dei de cara com meu oncologista, um brilhante especialista que eu apreciava muito, também ele convidado para o jantar. Eu o vi empalidecer, se levantar e partir com uma vaga desculpa. Tive de repente o sentimento de que havia um clube de vivos, e que estavam me fazendo compreender que eu estava excluído. Comecei a sentir medo. Medo de ser percebido como pertencente a outra categoria, a das pessoas que se definem antes de mais nada por sua doença. Medo de me tornar invisível. Medo de deixar de existir antes mesmo de estar morto. Era possível que eu fosse morrer dentro em breve, mas queria poder ficar vivo até o fim!

Alguns dias depois da sessão de ressonância com Jonathan e Doug, meu irmão Édouard estava de passagem por Pittsburgh por causa do seu trabalho. Eu ainda não tinha comunicado a novidade a ninguém a não ser Anna. Com a garganta apertada, contei a Édouard como pude. Tinha medo ao mesmo tempo de lhe causar sofrimento e, estranhamente, lançar sobre mim um mau agouro. Vi seus belos olhos claros se encherem de lágrimas, mas ele não entrou em pânico. Simplesmente me abraçou com força. Choramos juntos durante um tempo, depois eu falei das opções de tratamento, das estatísticas, de tudo que eu ia ter que enfrentar. E depois ele me fez rir, como ele sabia fazer, ao me dizer que, com a cabeça raspada, eu finalmente ia parecer um punk, o que eu não tinha ousado aos 18 anos... Com ele, pelo menos, eu ainda estava vivo.

No dia seguinte, fui jantar com Anna e Édouard perto do hospital. Estávamos os três alegres ao sair do restaurante, as velhas lembranças que evocávamos nos faziam gargalhar de tal maneira que eu tive que me segurar em um poste. Nesse preciso momento, eu vi Doug atravessar a rua na minha direção, com um ar simultaneamente lúgubre e desconcertado, até mesmo com uma nuance de desaprovação nos olhos. Sua expressão dizia o mais claramente possível: "Como você pode estar se torcendo de rir quando acabou de saber uma notícia dessas?"

Eu compreendi, com consternação, que aos olhos da maior parte das pessoas era impróprio brincar quando se sofria de uma doença grave. Todos os dias, toda a minha vida, iam me olhar como uma pessoa condenada a desaparecer no curto prazo.

A morte? Impossível...

E depois havia a questão lancinante da morte. A primeira reação ao anúncio de um câncer é frequentemente a incredulidade. Quando se tenta imaginar a possibilidade da própria morte, o cérebro se recusa. Como se a morte não pudesse acontecer senão para os outros. Tolstoi descreve perfeitamente essa reação em *A Morte de Ivan Ilitch*. Como muitos, eu me reconheci profundamente nessa história. Ivan Ilitch é magistrado em São Petersburgo e leva uma vida bem regrada até o dia em que cai doente. Escondem-lhe a gravidade de seu estado, mas ele termina se dando conta de que está prestes a morrer. Nesse instante, todo seu ser se revolta contra essa ideia. Impossível!

> No fundo de sua alma, ele sabia que estava prestes a morrer. Mas não apenas não conseguia se habituar à ideia, como não podia simplesmente apreendê-la. No exemplo de silogismo que tinha aprendido no manual de lógica de Kiesewetter: "Caius é um homem, os homens são mortais, portanto Caius é mortal", o raciocínio lhe parecia exato se se tratasse de Caius, mas não de sua própria pessoa. Que Caius, um homem no sentido geral da palavra, fosse mortal era perfeitamente normal. Mas ele não era Caius, ele não era um homem no sentido geral da palavra, ele era à parte, inteiramente à parte dos outros seres: ele era Vania com sua mãe e seu pai, com Mitia e Volodia, com sua ama e seu cocheiro, depois com Katenka, com todas as alegrias, todos os sofrimentos, todos os entusiasmos da infância, da adolescência, da juventude. Caius por acaso conhecia o cheiro daquela bola de couro colorida de que Vania tanto gostara? Caius tinha beijado a mão de sua mãe como Vania? Foi para Caius que a saia de seda da mãe de Vania tinha feito fru-fru? Foi Caius que tinha protestado na escola a respeito dos bolinhos estragados? Ele tinha se apaixonado como Vania? Podia presidir uma sessão [do tribunal] como ele? Caius é que era mortal, e é justo que morresse. Mas eu, Vania, Ivan Ilitch, com todos os meus pensamentos, com todos os meus sentimentos, é uma coisa totalmente diferente. Não é possível que eu tenha que morrer. Seria pavoroso demais.

Os olhos abertos

Enquanto a doença não passa rente a nós, a vida nos parece infinita e acreditamos que sempre haverá tempo para lutarmos pela felicidade. Antes preciso obter meus diplomas, receber meus créditos, é preciso que as crianças cresçam, que eu me aposente... mais tarde pensarei na felicidade. Adiando sempre para o dia seguinte a busca do essencial, corremos o risco de deixar a vida escoar entre nossos dedos, sem jamais tê-la de fato saboreado.

É essa curiosa miopia, são essas hesitações, que o câncer vem por vezes abalar. Devolvendo à vida sua verdadeira fragilidade, ele lhe restitui seu autêntico sabor. Algumas semanas depois de receber o diagnóstico de câncer no cérebro, tive o sentimento estranho de que tinham acabado de retirar as lentes cinzentas que velavam minha vista. Um domingo à tarde, eu olhava Anna no pequeno cômodo ensolarado de nossa minúscula casa. Ela estava sentada no chão, ao lado de uma mesa baixa, tentando traduzir poemas do francês para o inglês, com um ar concentrado e calmo. Pela primeira vez eu a via como ela era, sem me perguntar se eu devia ou não preferi-la em vez de uma outra. Eu via simplesmente sua mecha de cabelo caindo graciosamente quando ela inclinava a cabeça sobre o livro, a delicadeza de seus dedos segurando tão levemente a caneta. Estava surpreso por nunca ter notado a que ponto as imperceptíveis contrações de seu queixo, quando ela tinha dificuldade para encontrar a palavra que procurava, podiam ser comovedoras. Tinha a impressão de vê-la de repente tal como ela era de fato, liberada de minhas questões e minhas dúvidas. Sua presença se tornava inacreditavelmente enternecedora. O simples fato de poder partilhar aquele instante me surgia como um privilégio imenso. Como eu pudera deixar de vê-la assim antes?

No seu livro sobre o poder transformador da morte, Irvin Yalom, eminente psiquiatra da Universidade de Stanford, cita uma carta escrita por um senador americano pouco depois de seu diagnóstico de câncer, no começo dos anos 1960:

> Uma mudança se produziu em mim e ela me parece irreversível. As questões de prestígio, de sucesso político, de status financeiro se tornaram instantaneamente secundárias. Nessas primeiras horas em que compreendi que tinha câncer, não pensei nem um pouco no meu cargo de senador, na minha conta bancária ou no destino do mundo livre... Desde que minha doença foi diagnosticada, minha mulher e eu nunca

mais discutimos. Eu tinha o hábito de criticá-la por apertar o tubo de pasta de dentes pelo alto em vez de pelo fundo, por não se preocupar suficientemente com meu apetite exigente, por fazer listas de convidados sem me consultar, por gastar demais em roupas. De agora em diante, eu nem sequer reparo nesse tipo de detalhe, eles me parecem sem importância...

Em vez disso, descubro um prazer novo em coisas que me pareciam antigamente corriqueiras — almoçar com um amigo, afagar as orelhas de Muffet e escutá-lo ronronar, compartilhar a companhia da minha mulher, ler um livro ou uma revista sob a luz tranquila do meu abajur de cabeceira, correr para a geladeira em busca de um suco de laranja ou de uma fatia de bolo. Estou certo de que é a primeira vez que saboreio a vida. Me dou conta finalmente de que não sou imortal. Tremo à lembrança de todas as ocasiões que eu desperdicei — mesmo quando estava no auge da minha forma — por conta de um pseudo-orgulho, de falsos valores e confrontos imaginários.[1]

Assim, a proximidade da morte pode trazer às vezes uma espécie de libertação. À sua sombra, a vida adquire de repente uma intensidade, uma sonoridade, um sabor — todos desconhecidos. Bem entendido, chegada a hora, não há como não ficar terrivelmente triste por ir embora, como quando se tem de dizer adeus para sempre a uma pessoa amada. A maior parte de nós teme essa tristeza. Mas, no fundo, o mais triste não seria partir sem ter provado o sabor da vida? O mais terrível não seria, no momento de deixar a vida, não ter nenhum motivo para ficar triste? De minha parte, nunca tinha encarado o mundo sob este ângulo.

Devo reconhecer que estava longe. Quando Anna se mudou para minha casa, eu a havia ajudado a arrumar seus livros na biblioteca e dera com os olhos em um deles, *What the Buddha Taught* (O que o Buda ensinou). Eu perguntei, espantado: "Por que você perde tempo lendo este tipo de coisa?" Com o revés, quase não consegui acreditar, mas minha lembrança é precisa: meu racionalismo beirava a obtusidade. Na minha cultura, Buda, assim como Cristo, era, no máximo, um pregador da moral, no pior dos casos um agente da repressão moral a serviço da burguesia. Estava quase chocado com o fato de a mulher com quem eu ia viver se intoxicar com bobagens e "ópio do povo". Anna me lançou um olhar de lado e simplesmente falou, recolocando o livro na prateleira: "Acho que um dia você vai compreender."

A grande virada

Durante esse tempo, eu continuava a ver os médicos, a pesar os prós e os contras dos diferentes tratamentos possíveis. Tendo finalmente optado pela cirurgia, procurei um cirurgião que me inspirasse suficiente confiança para consentir em entregar-lhe meu cérebro. Aquele sobre o qual minha escolha recaiu talvez não fosse o melhor técnico. Mas me pareceu ser o que melhor compreendia quem eu era, o que eu tinha vivido. Sentia que ele não me decepcionaria se as coisas dessem errado. Ele não podia me operar imediatamente. Por sorte, meu tumor não estava naquele momento numa fase de crescimento rápido. Esperei que se abrisse uma brecha na sua agenda. Precisei aguardar algumas semanas, que passei lendo sem parar autores que tinham refletido sobre o que podemos aprender diante da confrontação com a morte. Mergulhei nos livros que, alguns meses antes, eu teria devolvido às prateleiras sacudindo a cabeça. Li Tolstoi graças a Anna, que adorava os autores de seu país de origem — assim como Yalom, que se refere a ele com frequência.[2] Primeiro *A Morte de Ivan Ilitch*, depois *Senhor e Servo*, que me causou também uma impressão profunda.

Neste último, Tolstoi relata a transfiguração de um proprietário de terras obcecado por seus rendimentos. Decidido a finalizar a compra de um terreno que ele havia negociado por um preço irrisório, parte de trenó ao cair da noite, mesmo com um tempo ameaçador, e se vê preso junto com Nikita, seu servo, por uma violenta tempestade de neve. Quando percebe que talvez seja sua última noite, sua visão muda inteiramente. Deita-se então sobre o corpo enregelado do empregado, a fim de, num último gesto pela vida, protegê-lo com seu próprio calor. Ele morrerá, mas conseguirá salvar Nikita. Tolstoi descreve como, por meio desse gesto, o senhor atinge um sentimento de graça que nunca conhecera ao longo de uma vida inteira de homem inteligente e calculista. Pela primeira vez, ele vive no presente e no dom de si. Vencido pelo frio, sente que se torna um só com Nikita. Sua própria morte não tem portanto importância, uma vez que Nikita vive. Lançado fora de seu egoísmo, descobre uma suavidade, uma verdade comovedora na essência da própria vida, e no momento de morrer ele vê a luz — um grande raio branco no fim de um túnel.

Foi nesse período que começou a grande virada que progressivamente me levou a abandonar "a ciência pela ciência", que era o retrato mais claro de minha atividade. Como a maior parte da pesquisa dita médica, o que eu fazia em meu laboratório de pesquisa estava apenas muito teoricamente ligado à possibilidade de aliviar o sofrimento. Quando começam, pesquisadores como eu se dedicam com entusiasmo e ingenuidade a um trabalho que irá, assim acreditam, permitir a cura do mal de Alzheimer, da esquizofrenia ou do câncer. E mais tarde, sem saber como, terminam criando melhores técnicas destinadas aos receptores, que são o alvo dos medicamentos nas células... No meio-tempo, eles têm material para publicar nas revistas científicas, têm como obter recursos e fazer funcionar seus laboratórios. Mas deixam de lado, a léguas de distância, o sofrimento humano.

A hipótese que nós explorávamos, Jonathan e eu — o papel do córtex pré-frontal na esquizofrenia —, passou a ser uma teoria largamente admitida dentro da profissão e continua a suscitar programas de pesquisa nos Estados Unidos, bem como em vários países da Europa. Era, em suma, muito bom trabalho científico. Mas não ajudava ninguém a se curar, nem mesmo melhorar. E agora que eu convivia, no dia a dia, com o medo de estar doente, de sofrer, de morrer, era com isso que eu queria trabalhar.

Depois da minha operação, retomei simultaneamente meu trabalho de pesquisa e meus horários no hospital e descobri que, ao contrário do que acreditava, era agora na minha atividade de clínico que eu estava mais interessado. Era como se, a cada vez, eu aliviasse meu próprio sofrimento, como se eu tivesse me tornado um com aquele paciente que não dormia mais, ou aquele outro cuja dor incessante o empurrava ao suicídio. Visto sob este ângulo, o trabalho de médico deixava de parecer uma obrigação para se tornar um maravilhoso presente. Um sentimento de graça entrara em minha vida.

Vulnerabilidade

Eu me lembro de um desses acontecimentos insignificantes que nos mergulham sem aviso prévio na experiência da fragilidade da vida e do milagre da conexão com os outros mortais, nossos semelhantes. Foi um breve encontro em um estacionamento, na véspera da minha primeira operação, um episódio minúsculo que um olhar exterior qualificaria de paliativo, mas que permanece marcado com o selo de uma revelação.

Eu tinha chegado a Nova York de carro com Anna e parado o carro no estacionamento do hospital. Estava ali tomando ar durante meus últimos minutos de liberdade anteriores à minha admissão, aos testes, à sala de cirurgia, à operação... Avistei uma senhora de idade saindo visivelmente de uma internação hospitalar, sozinha, sem ajuda. Carregando uma bolsa, ela se deslocava com muletas e não conseguia subir no carro. Olhei para ela, surpreso que a tivessem deixado ir embora naquele estado. Ela reparou em mim, e eu vi no seu olhar que ela não esperava nada de mim. Nada. Estamos em Nova York, é cada um por si. Então eu me senti empurrado para ela, por conta de um impulso de uma força surpreendente, um impulso originário de minha condição de doente. Não era compaixão, era uma fraternidade quase visceral: eu me sentia infinitamente próximo, da mesma matéria que aquela mulher que precisava de ajuda e não pedia. Botei sua bolsa na mala, sentei no volante para tirar o carro da vaga, segurei-a enquanto ela se instalava no assento, fechei a porta do carro sorrindo para ela. Durante aqueles poucos minutos, ela não estivera sozinha. Eu estava feliz por poder lhe prestar aquela minúscula ajuda. Na verdade, era ela que me prestava ajuda ao precisar de mim justamente naquele momento, permitindo que eu me sentisse parte da mesma condição humana. Foi o que ela me ofereceu, e eu lhe dei algo em troca. Revejo ainda seus olhos, nos quais despertei uma espécie de confiança nos seres e nas coisas, a ideia de que a vida é maravilhosa por ter posto no seu caminho aquele apoio inesperado. Nós mal nos falamos, mas estou persuadido de que ela, assim como eu, teve a certeza de uma harmonia particular. Este encontro me aqueceu o coração. Nós, os seres frágeis, podíamos nos sustentar uns aos outros, e nos sorrir. Entrei na cirurgia em paz.

Salvar sua vida, até o final

Todos nós temos necessidade de nos sentir úteis aos outros. É um alimento indispensável à alma, cuja falta faz nascer uma dor que será ainda mais dilacerante se a morte estiver se aproximando. Grande parte do que chamamos de medo da morte vem do medo de que nossa vida não tenha tido sentido, de que tenhamos vivido em vão, de que nossa existência não tenha feito diferença para nada nem para ninguém.

Um dia me chamaram à cabeceira de Joe, um rapaz coberto de tatuagens que tinha uma longa história de alcoolismo, drogas e violência. Ele se descontrolara ao ser informado de que tinha câncer de cérebro e derrubara tudo dentro do quarto. As enfermeiras apavoradas não queriam mais se aproximar dele. Quando eu me apresentei a ele na qualidade de psiquiatra, Joe parecia um leão na jaula, mas aceitou falar comigo. Eu me sentei do lado dele e disse: "Eu sei o que lhe informaram, sei que está furioso, posso imaginar também que a notícia tenha provocado medo." Ele partiu para uma diatribe violenta, mas passados vinte minutos estava chorando. Seu pai era alcoólatra, a mãe se fechara no mutismo, ele não tinha amigos e os tipos com quem bebia nos bares iriam seguramente rejeitá-lo. Ele estava perdido. Eu lhe disse: "Não sei o que vou poder fazer por você, mas o que posso prometer é vê-lo todas as semanas enquanto lhe for útil." Ele se acalmou e veio me ver todas as semanas durante os seis meses que precederam sua morte.

Durante essas sessões, eu não tinha muita coisa a dizer, eu o escutava. Ele tinha trabalhado durante um tempo como eletricista, mas há muito não fazia mais nada, vivia do seguro social. Não falava com os pais e passava o dia diante da televisão. Estava terrivelmente só. Rapidamente se mostrou claro o que tornava sua morte desesperadora: ele não tinha feito nada com a própria vida. Eu lhe perguntei se, no tempo que lhe restava para viver, ele podia fazer algo útil para alguém. Ele nunca tinha se perguntado isso. Refletiu durante um bom tempo, depois me respondeu: "Há uma igreja no meu bairro, acho que poderia fazer alguma coisa por eles. Eles estão mesmo precisando de um sistema de ar-condicionado. Eu sei fazer isso." Eu o encorajei a ir falar com o pastor, que se mostrou encantado com a proposta.

Então Joe passou a se levantar todos os dias para ir ao seu pequeno canteiro de obras. O trabalho avançava muito lentamente porque, com seu grande tumor cerebral, ele tinha dificuldade para se concentrar. Os frequentadores da paróquia se acostumaram a vê-lo por ali, no teto. Davam-lhe bom-dia, levavam para ele um sanduíche e um café na hora do almoço. Ele me falava disso com emoção. Pela primeira vez na vida, estava fazendo alguma coisa verdadeiramente importante para os outros. Ele se transformou, nunca mais teve explosões de cólera. No fundo, era uma pessoa branda.

E depois, um dia, não pôde mais ir trabalhar. Seu oncologista me telefonou para dizer que ele estava no hospital, que era o fim, e que ele ia ser transferido para a ala dos tratamentos paliativos. Subi até o seu quarto. Naquela manhã, o sol inundava o aposento. Ele estava deitado, muito calmo, quase dormindo. Tinham retirado todos os intravenosos. Eu me sentei na cama para lhe dizer adeus. Ele abriu os olhos, tentou falar mas não teve forças, nenhum som saía dos seus lábios. Com uma mão fraca, fez um sinal para eu chegar mais perto. Encostei minha orelha junto da sua boca e o ouvi murmurar com muita tranquilidade: "Que Deus o abençoe por ter salvado a minha vida."

Eu continuo profundamente imbuído do que ele me mostrou: que, no limiar da morte, ainda é possível salvar a própria vida. Esta lição me deu suficiente confiança para iniciar a tarefa que eu tinha que executar a fim de estar pronto quando chegasse também a minha hora. De uma certa maneira, também ele salvou a minha vida.

Agora já faz 14 anos que eu celebro o "aniversário" da notícia do meu câncer. Como não sei mais o dia exato em que ocorreu a sessão de ressonância com Jonathan e Doug, e apenas me lembro que foi por volta do dia 15 de outubro, o período entre os dias 15 e 20 é para mim um momento especial, um pouco como a semana do Kipur, a Semana Santa ou o jejum do Ramadã. Trata-se de um ritual muito interior. Fico um bom tempo sozinho comigo mesmo, às vezes faço uma espécie de "peregrinação" íntima, indo até uma igreja, uma sinagoga, um lugar santo. Eu me recolho ao que me aconteceu: a dor, o medo, a crise. Eu agradeço, porque me transformei. Porque me tornei um homem muito mais feliz a partir desse segundo nascimento.

4

As fraquezas do câncer

Tomado pelo câncer, o organismo vive uma guerra total. As células cancerosas se comportam como bandos armados sem fé nem lei, liberados das imposições da vida em sociedade que caracterizam um organismo em boa saúde. Com seus genes anormais, elas escapam aos mecanismos de regulação dos tecidos. Perdem, por exemplo, a obrigação de morrer depois de um certo número de divisões, tornando-se portanto "imortais". Fazem como se não escutassem os sinais dos tecidos circundantes que, alarmados pela falta de espaço, lhes pedem incessantemente que parem de se multiplicar. Pior, estes se intoxicam pelas substâncias particulares secretadas pelas células cancerosas. Esses venenos criam uma inflamação local que estimula ainda mais sua expansão em detrimento dos territórios vizinhos. Finalmente, como um exército em campanha que precisa assegurar seu abastecimento, as células cancerosas requisitam os vasos sanguíneos das proximidades e os obrigam a proliferar a fim de fornecer o oxigênio e os nutrientes indispensáveis ao crescimento do que vai rapidamente se tornar um tumor.

Contudo, em algumas circunstâncias, esses bandos selvagens podem se desorganizar e perder sua virulência: primeiro, quando o sistema imunológico se mobiliza contra elas; segundo, quando o corpo se recusa a produzir a inflamação sem a qual elas não podem nem crescer nem invadir novos territórios; ou terceiro, quando os vasos sanguíneos se recusam a se multiplicar e a assegurar o abastecimento indispensável à sua progressão. Esses mecanismos podem ser reforçados a fim de evitar que a doença apareça. Claro, nenhuma dessas defesas naturais pode pretender substituir a quimioterapia ou a radioterapia, uma vez instalado o tumor. Mas elas podem ser convocadas para atuar paralelamente aos tratamentos convencionais, a fim de mobilizar todo o potencial de resistência ao câncer.

PRIMEIRA PARTE: AS SENTINELAS DO CORPO: AS PODEROSAS CÉLULAS IMUNOLÓGICAS

As devastações das células S180

De todas as variedades de células cancerosas utilizadas pelos pesquisadores, as S180 — ou células do sarcoma 180 — são as mais virulentas. Originárias de um rato específico de um laboratório suíço, cultivadas em grande número, são utilizadas no mundo inteiro para estudar o câncer em idênticas condições reproduzíveis. Particularmente anormais, essas células contêm um número aberrante de cromossomos. Elas secretam grandes quantidades de citocinas, substâncias tóxicas que fazem explodir o envoltório das células com as quais entram em contato. Uma vez injetadas no organismo dos ratos, as células S180 se multiplicam a uma velocidade tal que a massa do tumor dobra a cada dez horas. Elas invadem os tecidos circundantes e destroem tudo que encontram no caminho. Quando estão presentes na cavidade abdominal, sua proliferação ultrapassa rapidamente a capacidade de drenagem dos vasos linfáticos. Como se estivessem em uma banheira tampada, os fluidos se acumulam até que o ventre chegue a um estado de ascite. Este líquido claro constitui um meio ideal para o crescimento das células S180, que prosseguem com mais vigor ainda sua pululação, até que um órgão vital se paralise ou que um vaso sanguíneo importante arrebente, provocando a morte do organismo.

Os direitos dos animais

Este livro, e este capítulo em especial, faz referência a numerosos estudos realizados com ratos e camundongos de laboratório. Eu gosto dos animais e não gosto de pensar em todo o mal que fazemos a eles durante essas experiências. Mas, até hoje, nem os militantes pelos direitos dos animais nem os cientistas que se preocupam com sua condição encontraram solução alternativa para a eficiente realização de experiências. Como vocês vão ver, graças a essas experiências, um número incalculável de crianças, homens e mulheres poderá um dia ser tratado de maneira ao mesmo tempo mais eficaz e mais humana. Um grande número de animais também se beneficiará, pois, como nós, eles frequentemente sofrem de câncer.

O camundongo que resiste ao câncer

No laboratório de Zheng Cui, professor de biologia na Universidade Wake Forest da Carolina do Norte, nos Estados Unidos, não se estudava o câncer, mas o metabolismo das gorduras. Entretanto, a fim de obter os anticorpos necessários para as experiências, injetavam-se as famosas células S180 nos camundongos, que então fabricavam a ascite de onde esses anticorpos podiam ser facilmente extraídos. Esse procedimento clássico exigia uma renovação permanente do plantel, pois nenhum dos camundongos nos quais se injetaram alguns milhares dessas células sobrevivia mais de um mês.

Nenhum, até o dia em que um evento curioso se deu. Uma jovem pesquisadora, Liya Qin, tinha injetado 200 mil células S180 em um grupo de camundongos — a dose habitual para esse procedimento corrente. Mas um deles, o camundongo nº 6, resistira à injeção, mantendo obstinadamente um ventre liso. Liya repetira a injeção, sem sucesso. A conselho de Zheng Cui, que dirigia sua pesquisa, ela dobrara a dose. Sempre sem resultado. Então ela a multiplicara por dez, passando a 2 milhões de células. Para sua surpresa, continuava não havendo nem câncer nem ascite no ventre do camundongo resistente. Botando em dúvida a competência de sua assistente, Zheng Cui resolveu ele mesmo aplicar a injeção e, para ter plena certeza, injetou 20 milhões de células e verificou se o líquido tinha de fato penetrado no abdome. Duas semanas mais tarde, nada ainda! Tentou então 200 milhões de células — mil vezes a dose habitual —, mas nada aconteceu.

Nenhum camundongo chegara a viver mais de dois meses naquele laboratório, enquanto o camundongo nº 6 já estava agora no seu oitavo mês, apesar das doses astronômicas de células cancerosas injetadas diretamente no seu abdome, justo no lugar onde elas proliferam mais rapidamente. Germinou então na mente de Zheng Cui a ideia de que talvez se tratasse do impossível: um camundongo naturalmente resistente ao câncer.

A literatura médica e científica relata há um século casos de pacientes nos quais um câncer considerado "terminal" repentinamente retrocedeu e terminou desaparecendo completamente.[1-7] Mas esses casos são raríssimos e é evidentemente difícil estudá-los, uma vez que são imprevisíveis e não se pode reproduzi-los à vontade. O mais das vezes, são atribuídos a um erro de diagnóstico ("provavelmente não era câncer") ou então a um efeito retardado dos tratamentos convencionais recebidos anteriormente ("provavelmente foi a quimioterapia do ano passado que finalmente fez efeito").

Toda mente honesta é contudo obrigada a admitir que, nessas remissões sem explicação, mecanismos ainda mal compreendidos estão em jogo, capazes de resistir ao desenvolvimento do câncer. Ao longo dos últimos dez anos, alguns desses mecanismos foram explicitados e estudados em laboratório. O camundongo nº 6 do professor Zheng Cui ofereceu uma janela para o primeiro deles: o poder do sistema imunológico na medida em que esteja totalmente mobilizado.

Uma vez convencido da ideia de que o famoso camundongo — doravante apelidado de "Super-Mouse" — era resistente ao câncer, uma inquietação se apossou de Zheng Cui. Só existia um exemplar de Super-Mouse! Na melhor das hipóteses, um camundongo vive não mais do que dois anos. Uma vez morto, como estudar sua extraordinária resistência? E se ele contraísse um vírus, uma pneumonia? Zheng Cui cogitava em preservar seu DNA, ou cloná-lo (as primeiras clonagens bem-sucedidas de ratos tinham acabado de se tornar públicas), quando um de seus colegas comentou: "Você já pensou em fazer com que ele tenha filhotes?"

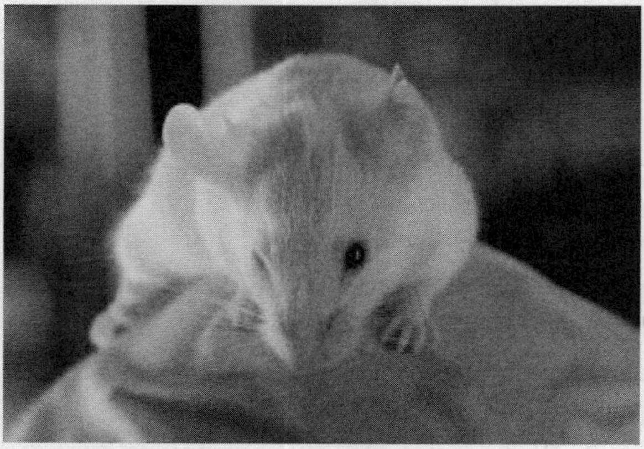

FIGURA 2 — "Super-Mouse", camundongo nº 6, que resiste ao câncer. Cortesia do professor Zheng Cui, Wake Forest University.

Não somente Super-Mouse teve filhotes — com uma fêmea não resistente — como a metade de seus netos herdou sua resistência às células S180:* como seu avô, aqueles ratinhos aguentavam sem enfraquecer 2 milhões de células S180, uma dose que se tornou quase banal no laboratório. Eles chegavam

* Zheng Cui não testou a primeira geração da progenitura do camundongo nº 6 por medo de que o gene fosse recessivo e só se manifestasse na geração seguinte.

a suportar 2 *bilhões* de S180, ou seja, 10% de seu peso total — que corresponde, para um ser humano, à injeção de uma massa de 7 kg a 8 kg de um tumor extremamente virulento!

O misterioso mecanismo

Foi então que Zheng Cui precisou se ausentar por vários meses. Na sua volta, uma grande descoberta o aguardava. Quando retomou as experiências com os camundongos resistentes, constatou que duas semanas depois das injeções habituais todos eles desenvolviam uma ascite cancerosa. Todos, sem exceção. O que acontecera? Como podiam ter perdido a resistência durante sua ausência? Durante dias, não pensou em outra coisa senão naquele fracasso, se perguntando qual poderia ter sido seu erro. Desgraçadamente, tudo voltava ao padrão. Como o tinha prevenido a maior parte de seus colegas, aquela "descoberta" era de fato boa demais para ser verdade. Ele ficou tão decepcionado que parou de ir ver os camundongos. Quatro semanas depois das injeções, todos eles deviam estar morrendo. Com o coração pesado, foi até o laboratório, levantou a tampa e ficou petrificado: os camundongos estavam todos bem vivos e a ascite de todos eles tinha... desaparecido!

Depois de alguns dias febris e outra experiência para testar uma nova hipótese, a explicação surgiu: a partir de certa idade (seis meses para um camundongo, o equivalente a cinquenta anos para um ser humano), o mecanismo de resistência se enfraquece. O câncer se desenvolve portanto em um primeiro tempo, por isso o ventre inchado pela ascite. Mas, cerca de duas semanas depois (um ou dois anos na escala humana), o tumor, cuja simples presença ativou o mecanismo de resistência do organismo, se desmancha a olhos vistos e desaparece em menos de 24 horas (um a dois meses na escala humana). Os ratos retornam então a suas atividades habituais, inclusive uma vida sexual muito ativa... Pela primeira vez, a ciência tinha um modelo experimental, reproduzível à vontade, da regressão espontânea do câncer.[8] Restava compreender por quais mecanismos esse misterioso desaparecimento podia se dar. Foi um colaborador de Zheng Cui, o dr. Mark Miller, especialista em desenvolvimento celular de câncer, que desfez o mistério.

Estudando no microscópio as células S180 extraídas do abdome dos camundongos curados por milagre, ele descobriu um verdadeiro campo de batalha: no lugar das células cancerosas habituais, bojudas, felpudas e agressivas, ele via células lisas, perfuradas, marcadas em luta com os glóbulos brancos do sistema imunológico, dentre as quais as famosas "células matadoras naturais" ou NK (de *natural killer* em inglês). Mark Miller conseguiu até filmar em videomicroscopia o ataque das células S180 pelas células imunológicas (ver folheto ilustrado, figura 3). Era a solução do enigma: os ratinhos resistentes tinham a capacidade de montar uma defesa poderosa graças ao seu sistema imunológico, inclusive depois da instalação completa de um câncer.[9]

Agentes muito especiais contra o câncer

As células NK são agentes muito especiais do sistema imunológico. Como todos os glóbulos brancos, elas estão em permanente estado de patrulha dentro do organismo à procura de bactérias, vírus ou células cancerosas novas. Mas, ao contrário de outros linfócitos, não precisam estar na presença de um antígeno para se mobilizar. Tão logo detectam intrusos, aglutinam-se em torno deles, procurando um contato de membrana a membrana. Uma vez estabelecido o contato, as NK apontam para o alvo, como a torre de um tanque, uma aparelhagem interna que transporta bolinhas recheadas de venenos.

Em contato com o indesejável, as bolinhas são liberadas e as armas químicas da célula NK — a *perforina* e as *granzimas* — são injetadas através da membrana. As moléculas de perforina adquirem então a forma de microanéis, que se reúnem para constituir um tubo por onde as granzimas penetram. Estas últimas reativam no coração da célula cancerosa os mecanismos da morte autoprogramada, como se eles lhes dessem a ordem de se suicidar. De fato, seu núcleo se parte, provocando a implosão de toda a arquitetura. Os restos abatidos da célula estão assim prontos para serem digeridos pelos macrófagos, os lixeiros do sistema imunológico que são encontrados sempre no rastro das NK.[10, 11]

Como as dos ratos do professor Zheng Cui, as células NK humanas têm a capacidade de matar células cancerosas de diferentes tipos, notadamente as do sarcoma, do câncer de mama, de próstata, de pulmão ou de cólon.[12]

Um estudo feito com 77 mulheres portadoras de câncer de mama e acompanhadas durante 12 anos destacou a importância delas para o tratamento. Para começar, extratos de seus tumores, recolhidos no momento em que o diagnóstico foi feito, foram cultivados com a presença de suas próprias células brancas. Em algumas pacientes, os glóbulos brancos não reagiam, como se sua vitalidade natural tivesse misteriosamente travado. Em outras, ao contrário, eles se empenhavam numa limpeza reforçada. Doze anos mais tarde, no término da pesquisa, perto de metade (47%) das pacientes cujos glóbulos brancos não tinham reagido em laboratório tinha falecido. Em compensação, 95% das mulheres cujos sistemas imunológicos tinham se mostrado ativos ainda estavam vivas.[13]

Um outro estudo chegou a resultados análogos: quanto menos os glóbulos brancos NK se mostraram ativos no microscópio, mais rápido foi o avanço do câncer e mais ele se espalhou pelo organismo sob a forma de metástases,[14] e menores eram as chances de sobrevivência 11 anos depois.[15] Portanto, também entre os humanos a vivacidade das células que trabalham para a imunidade parece essencial para frear o crescimento de tumores e a difusão das metástases.[16, 17]

Um câncer mantido a distância

Mary-Ann, que não sofria de nenhum câncer, aprendeu de maneira trágica o papel crucial do sistema imunológico contra os cânceres que tentam se instalar. Essa escocesa sofria de insuficiência renal, uma doença grave dos rins que os torna incapazes de filtrar o sangue, o que acarreta a acumulação de toxinas no organismo. Para evitar as diálises a que tinha de se submeter no hospital várias vezes por semana, ela recebeu um transplante de rim. Durante um ano, Mary-Ann pôde de novo viver quase normalmente, tendo como única obrigação tomar todos os dias medicamentos imunossupressores que, como o nome indica, tinham por finalidade enfraquecer seu próprio sistema imunológico a fim de impedi-lo de rejeitar o implante que a mantinha viva. Porém, no final de um ano e meio nesse regime, uma dor indistinta se desenvolveu em torno do rim implantado e um nódulo anormal foi identificado na ocasião de uma mamografia de rotina. Uma biópsia foi feita e revelou o surgimento de uma dupla metástase de melanoma — um câncer de pele —, muito embora não existisse em nenhum lugar de sua pele melanoma primário que pudesse ser a origem dele. Uma situação incompreensível para seus médicos. Chamada como reforço pelos cirurgiões perplexos, a dermatologista Rona MacKie não conseguiu explicar melhor* esse misterioso caso de melanoma-fantasma. Tudo foi tentado para salvar Mary-Ann, inclusive a suspensão do tratamento imunossupressor e a ablação do rim doente, mas era tarde demais. Seis meses depois, ela morria em consequência da invasão generalizada de um melanoma do qual nunca se encontrou a origem.

---

* O vídeo do dr. Miller mostrando como os glóbulos brancos no sistema imunológico humano detectam e atacam as células de câncer pode ser visto em meu blog, em www.anticancerbook.com. (Vá ao site e faça uma busca por "immune system video".)

Pouco tempo depois, George, um segundo paciente que tinha recebido um transplante de rim no mesmo hospital, desenvolveu também um melanoma metastático sem tumor de origem. Dessa vez, a dra. MacKie não podia mais acreditar numa simples coincidência para se somar à conta dos mistérios impenetráveis da medicina. Ela refez o rastro dos dois rins graças ao registro dos órgãos transplantados e descobriu que eles provinham da mesma doadora. Seu estado de saúde geral passara por todos os testes habituais: não tinha hepatite, não tinha HIV e, evidentemente, nem câncer. Persistente, Rona MacKie terminou descobrindo o nome daquela doadora na base de dados escocesa dos pacientes tratados de melanoma. Dezoito anos antes, ela tinha sido operada de um tumor muito pequeno — de 2,6 mm — na pele. Em seguida fizera o acompanhamento em uma clínica de melanoma e finalmente fora declarada "completamente curada". Foi um ano antes de sua morte por hemorragia cerebral acidental sem nenhuma relação com aquele velho câncer desaparecido. Assim, nessa paciente efetivamente "curada" de seu câncer, os órgãos aparentemente sadios continuavam sendo portadores de microtumores que seu sistema imunológico mantinha a distância. Quando esses microtumores se viram de novo em um organismo — o de George ou o de Mary-Ann — cujos sistemas imunológicos estavam voluntariamente enfraquecidos para impedir a rejeição do rim transplantado, eles retomaram rapidamente seu crescimento caótico e invasivo.

Graças a seu trabalho de detetive, a dra. MacKie conseguiu convencer seus colegas do departamento de transplante renal a interromper a administração diária de imunossupressores a George e lhe dar, ao contrário, um imunoestimulante agressivo para que ele rejeitasse o mais depressa possível o rim transplantado portador do melanoma. Algumas semanas mais tarde, foi possível retirar seu rim. Mesmo tendo que voltar à diálise, dois anos depois ele continuava vivo e não apresentava nenhum sinal de melanoma. Uma vez recuperada sua força natural, o sistema imunológico de George cumprira sua missão e expulsara os tumores.*

"A Natureza não leu nossos manuais"

Nos camundongos do professor Zheng Cui, os pesquisadores conseguiram mostrar que os glóbulos brancos podiam eliminar até 2 bilhões de células cancerosas em algumas semanas.

---

* A história de Mary-Ann e de George (estes não são seus verdadeiros nomes) foi objeto de um artigo no *New England Journal of Medicine*, do qual estes elementos foram tirados.[18]

Mal se passaram seis horas da injeção dessas células e a cavidade abdominal era invadida por 160 milhões de glóbulos brancos. Com um tal afluxo, 20 milhões de células cancerosas desapareceram na metade de um dia! Até as experiências com Super-Mouse e sua prole, ninguém podia esperar que o sistema imunológico fosse capaz de se mobilizar a ponto de conseguir digerir um câncer pesando 10% do peso total do paciente. Ninguém podia sequer imaginar. O consenso reinante a propósito dos limites do sistema imunológico teria provavelmente impedido um imunologista clássico de prestar atenção na fenomenal saúde do camundongo nº 6. Foi do que se convenceu o dr. Lloyd Old, professor de imunologia do câncer no Hospital Memorial Sloan-Kettering, em Nova York. Dirigindo-se ao professor Zheng Cui — que nada conhecia de imunologia antes de se deparar com o camundongo nº 6 —, ele disse: "Nós temos que agradecer o fato de o senhor não ser imunologista. Pois com certeza teria jogado fora esse rato sem hesitação." Ao que Zheng Cui respondeu: "Acho melhor agradecermos à Natureza por nunca ter lido nossos manuais!"[19]

Os recursos do corpo e as possibilidades de fazer face à doença ainda são com frequência subestimados pela ciência moderna. Claro, no caso de Super-Mouse, sua prodigiosa resistência está ligada a seus genes. O que acontece a todos que, como eu, como você talvez, são desprovidos desses genes excepcionais? Até que ponto se pode contar com um sistema imunológico comum que possa executar tarefas extraordinárias?

Um estudo publicado em 2007 no periódico *Nature* investigou o potencial imune de ratos completamente comuns, que não tinham as extraordinárias defesas do Super-Mouse. Catherine Koebel e sua equipe da Universidade de Washington, em Saint Louis, injetaram em vários ratos normais um alcatrão que é muito mais carcinógeno do que o encontrado na fumaça de cigarro.* Como esperado, um grupo de ratos rapidamente desenvolveu tumores fatais. Mas, para a surpresa de todos, um grupo de ratos sobreviventes não teve *tumor algum*. Os pesquisadores descobriram que esses ratos saudáveis eram, na verdade, portadores de células de câncer mas que elas permaneceram "adormecidas" — mantidas sob controle pelo sistema imunológico. As informações da dra. Koebel indicam que quando o sistema imunológico está enfraquecido, há mais chance dos microtumores se libertarem e começarem a se proliferar.[20] Os casos de Mary-Ann e George, apresentados anteriormente, ilustram esse conceito de "tumor adormecido".

---

* O nome exato é metilcolantreno (MCA).

A equipe da dra. Koebel demonstrou pela primeira vez em um ambiente de laboratório um conceito novo e radical no campo da oncologia. Os resultados da pesquisa sugerem que o câncer surge só das células de câncer que acham "terreno" fértil para crescer. Ou seja, as células de câncer só vão crescer dentro de um indivíduo cujas defesas imunológicas estejam enfraquecidas. Pode ser primariamente a falta de defesas que permite que as células de câncer então adormecidas se tornem tumores agressivos.

Isso abre para abordagens completamente novas no tratamento. O objetivo dessas abordagens não seria de erradicar os tumores tendo as células de câncer em si como o alvo, mas sim "estabilizar" os tumores durante longos períodos ao fortalecer e mobilizar nossas defesas naturais.

Não há exagero ao repetirmos o quanto é importante que nossos glóbulos brancos estejam prontos para a batalha. Eles são os elementos-chave na capacidade de o nosso corpo resistir e derrotar o câncer. Nós podemos estimular sua vitalidade ou, no mínimo, parar de freá-la. Os supercamundongos conseguem fazê-lo melhor do que ninguém, mas cada um de nós pode estimular seus glóbulos brancos a fim de que eles deem o máximo diante do câncer. Muitas pesquisas mostram que, como todos os soldados, os glóbulos brancos humanos lutam bem melhor se, primeiro, forem tratados com respeito (se estiverem bem alimentados, protegidos das toxinas) e, segundo, se seu comandante mantiver a cabeça fria (se lidar bem com suas emoções e agir com serenidade).

Como veremos mais adiante, as diferentes pesquisas sobre a atividade dos glóbulos brancos (dentre os quais as células NK e os glóbulos brancos direcionados contra o câncer) mostram que eles ficam em seu melhor nível quando nossa alimentação é sadia, nosso meio ambiente é "limpo", nossa atividade física emprega nosso corpo inteiro (e não apenas o cérebro e as mãos). Os glóbulos brancos se mostram igualmente sensíveis a nossas emoções, reagindo positivamente aos estados caracterizados por uma sensação de bem-estar e pelo sentimento de que estamos ligados àqueles que nos cercam. Tudo se passa como se as células imunológicas se mobilizassem melhor quando estão a serviço de uma vida que objetivamente vale a pena ser vivida. Nós reencontraremos essas fiéis sentinelas ao longo de todos os capítulos seguintes, quando passaremos em revista os métodos naturais de cuidados que devem acompanhar todo o tratamento do câncer.*

* O elo entre o sistema imunológico e a progressão do câncer é bem menos compreendido nos seres humanos do que nos ratos. Certos cânceres estão associados a vírus (como o de fígado ou de colo do útero) e são muito dependentes do estado do sistema imunológico, mas isso é menos claro em relação a outros. Na presença de um sistema imunológico muito

Inibe	Encoraja
Dieta ocidental tradicional (pró-inflamatória)	Dieta mediterrânea, cozinha indiana, cozinha asiática (anti-inflamatória)
Raiva ou desespero persistentes	Alegria e serenidade
Isolamento social	Apoio dos amigos e da família
Negação da verdadeira identidade (por exemplo, a homossexualidade)	Aceitação de si, com seus valores e sua história
Sedentarismo	Atividade física regular

Tabela 1 — O que inibe e o que encoraja as células imunológicas. As diferentes pesquisas sobre a atividade dos glóbulos brancos mostram que eles reagem à alimentação, ao meio ambiente, à atividade física e à vida emocional.

SEGUNDA PARTE: O CÂNCER: UMA FERIDA QUE NÃO CURA

As duas caras da inflamação

Todos os organismos vivos são naturalmente capazes de reparar seus tecidos depois de uma ferida. Nos animais e nos humanos, o mecanismo central dessa reparação é a inflamação. Dioscorides, cirurgião grego do século I de nossa era, descreveu a inflamação com termos de tamanha simplicidade que eles ainda hoje são ensinados em todas as faculdades de medicina: "*Rubor, tumor, calor, dor.*" Está vermelho, está inchado, está quente e está doendo. Mas sob essas manifestações de superfície, mecanismos complexos e poderosos estão em ação.

Tão logo uma lesão afeta um tecido — pancada, corte, queimadura, envenenamento, infecção —, ela é detectada pelas plaquetas do sangue que se aglutinam em torno do segmento machucado. Ao se juntarem, elas liberam uma substância química — PDGF, sigla em inglês de "fator de crescimento derivado de plaquetas" — que alerta as células brancas do sistema imunológico. Estas então produzem uma série de outros mediadores químicos de nomes

---

enfraquecido — como na aids, ou em pacientes que recebem imunossupressores em altas doses —, sabe-se que só *certos* cânceres tendem a se desenvolver (particularmente linfomas, leucemias ou melanomas). Contudo, as pesquisas continuam mostrando que as pessoas que têm um sistema imunológico ativo contra as células cancerosas desenvolvem claramente menos cânceres de diversos tipos (seio, ovário, pulmão, cólon, estômago, por exemplo) do que as que têm glóbulos brancos menos reativos, e que elas também correm menos risco de ver seus cânceres se espalharem pelo organismo sob a forma de metástases.[21-25]

estranhos e efeitos múltiplos: essas citocinas, quimiocinas, prostaglandinas, leucotrienos e tromboxanos vão orquestrar o processo de reparação. Primeiro, elas dilatam os vasos adjacentes ao ferimento a fim de assegurar o afluxo de outras células chamadas para reforço. Em seguida, tapam a brecha ativando a coagulação do sangue em volta do monte de plaquetas. Depois tornam os tecidos vizinhos permeáveis para que as células imunológicas possam penetrá-los e perseguir os intrusos em qualquer lugar onde se tenham instalado. Finalmente, provocam a multiplicação das células do tecido avariado para que ele reconstrua o pedaço que falta e fabrique localmente pequenos vasos sanguíneos, de forma a permitir a chegada de oxigênio e nutrientes ao local da construção.

Esses mecanismos são absolutamente essenciais para a integridade do corpo e sua reconstituição permanente diante das inevitáveis agressões. Quando estão bem regulados e em equilíbrio com as outras funções das células, esses processos são incrivelmente harmoniosos e autolimitados. O que quer dizer que o crescimento dos novos tecidos para tão logo as substituições necessárias tenham sido efetuadas. As células imunológicas que tinham sido ativadas diante dos intrusos se recolocam em estado de vigília, a fim de evitar que, no impulso, ataquem tecidos sadios (ver folheto ilustrado, figura 3).

Há alguns anos sabemos que o câncer se serve precisamente de um desses mecanismos de reparação como de um cavalo de Troia, para invadir o organismo e levá-lo à morte. É esta a dupla face da inflamação: prevista para garantir a formação de novos tecidos para a cura, ela pode mudar de direção e alimentar o crescimento canceroso.

Feridas que não curam

Rudolf Virchow, fundador da patologia moderna — a ciência que estuda as relações entre a doença e os acontecimentos que afetam os tecidos —, foi um grande médico alemão. Em 1863, ele observou que diversos pacientes pareciam ter desenvolvido um câncer no local preciso em que tinham recebido uma pancada, ou onde um calçado ou uma ferramenta de trabalho tinham friccionado de maneira repetida. No microscópio, ele notara a presença de numerosas células brancas no interior dos tumores cancerosos. Então ele formulou a hipótese de que o câncer fosse uma tentativa de reparação de uma ferida que degenerara. Sua descrição, que parecia exageradamente anedótica, quase excessivamente poética, não foi na verdade levada a sério. Cerca de 120 anos mais tarde, em 1986, o dr. Harold Dvorak, professor de patologia na Faculdade de Medicina de Harvard, retomou essa hipótese, apoiando-se desta vez em argumentos de peso. Em seu artigo intitulado "Tumores: feridas que não curam",[26] ele demonstra a similaridade espantosa entre os mecanismos postos em execução pela inflamação necessária à reparação das feridas, de um lado, e a fabricação de tumores cancerosos, de outro.

Ele nota também que mais de um câncer de colo do útero em cada seis está diretamente ligado a um estado inflamatório crônico (ver tabela 2). Como no caso do câncer de colo do útero, o mais das vezes consecutivo a uma infecção crônica pelo papilomavírus. Do câncer de cólon, muito frequente em pessoas que sofrem de uma doença inflamatória crônica do intestino. Do câncer de estômago, ligado à infecção pela bactéria *Helicobacter pylori* (igualmente causa de úlceras). Do câncer de fígado, à infecção pela hepatite B ou C. Do mesotelioma, à infecção causada pelo amianto. Do câncer de pulmão, à infecção dos brônquios causada pelos numerosos aditivos tóxicos da fumaça de cigarro.

Tipo de câncer	Causa da inflamação
Linfoma MALT	*Helicobacter pylori*
Brônquios	Silício, amianto, fumaça de cigarro
Mesotelioma	Amianto
Esôfago	Metaplasia de Barret
Fígado	Vírus da hepatite (B e C)
Estômago	Gastrite causada pelo *Helicobacter pylori*
Sarcoma de Kaposi	Vírus do herpes humano tipo 8
Bexiga	Esquistossomose
Cólon e reto	Doenças inflamatórias do intestino
Ovários	Infecção genital alta, talco, alteração dos tecidos
Colo do útero	HPV (*human papillomavirus*)

TABELA 2 — Diferentes cânceres diretamente associados a condições inflamatórias (segundo Balkwill & Mantovani, em *Lancet 2001*).[27]

Hoje, vinte anos depois desse artigo pioneiro, o papel desempenhado pela inflamação no desenvolvimento de cânceres é considerado de tal maneira crucial que, nos Estados Unidos, o Instituto Nacional do Câncer redigiu um relatório a fim de fazer o maior eco possível a uma pesquisa ainda frequentemente desconhecida dos médicos oncologistas.[28] O relatório descreve com grande precisão os processos pelos quais as células cancerosas conseguem perverter os mecanismos de cura do organismo. Da mesma maneira que as células imunológicas agem para reparar as lesões, as células cancerosas precisam produzir inflamação para sustentar seu crescimento.

Elas começam a fabricar abundantemente as mesmas substâncias inflamatórias (citocinas, prostaglandinas e leucotrienos) que agem na reparação natural das feridas.* Estas últimas atuam como adubos químicos que favorecem a multiplicação celular. O câncer vai se servir dessas substâncias para induzir sua própria proliferação e tornar permeáveis as barreiras que o cercam. Assim, o próprio processo que permite ao sistema imunológico reparar lesões e expulsar os inimigos em todos os recônditos do organismo é desviado em favor das células cancerosas, que vão se apoderar dele para proliferar e se propagar. Graças à inflamação, elas vão se infiltrar nos tecidos vizinhos e penetrar no fluxo sanguíneo para formar colônias a distância: as metástases.

O círculo vicioso no cerne do câncer

Na cicatrização normal das lesões, a produção dessas substâncias químicas se interrompe tão logo o tecido é restaurado, enquanto no caso do câncer ela vai, ao contrário, se prolongar. O excesso dessas substâncias acarreta por sua vez, nos tecidos contíguos, o bloqueio de um processo natural que se chama apoptose, ou seja, o suicídio celular geneticamente programado para impedir a proliferação anárquica dos tecidos. As células cancerosas se veem assim protegidas da morte celular, e o tumor aumenta pouco a pouco.

Ademais, ao soprar o fogo da inflamação, os tumores vão provocar um outro efeito grave: eles vão "desarmar" as células imunológicas presentes nas proximidades. Simplificando, pode-se dizer que a superprodução de fatores inflamatórios tem como efeito desorientar os glóbulos brancos vizinhos.[29, 30] Os glóbulos brancos e as células NK são então neutralizados, e nem sequer continuam tentando lutar contra o tumor que prospera e aumenta sob seu nariz.[31]

O motor de qualquer tumor está, pois, em grande parte, dentro do círculo vicioso que as células cancerosas conseguem criar: ao encorajar as células imunológicas a produzir inflamação, o tumor faz o organismo fabricar o combustível necessário ao crescimento dele e à invasão dos tecidos vizinhos. Quanto mais o tumor cresce, mais ele induz a inflamação, e mais a inflamação alimenta o crescimento do tumor (ver folheto ilustrado, figura 4).

*Isso ocorre através da produção inicial de Cox-2 pelas próprias células cancerosas. Trata-se de uma enzima essencial ao processo inflamatório e o alvo de uma classe de medicamentos anti-inflamatórios modernos conhecidos como inibidores Cox-2.

Esta hipótese foi amplamente confirmada pelas pesquisas recentes. Ficou provado que, quanto mais os cânceres conseguem induzir uma reação local de inflamação, mais o tumor é agressivo e mais é capaz de se propagar por longas distâncias, alcançando os gânglios linfáticos e semeando metástases.[32]

A medida da inflamação

O processo é tão crucial que o nível de produção de fatores de inflamação pelos tumores permite antever a duração da sobrevida em numerosos cânceres (cólon, seio, próstata, útero, estômago e cérebro).[33]

No hospital de Glasgow, na Escócia, os oncologistas passaram a medir, a partir dos anos 1990, os indicadores de inflamação no sangue dos pacientes que sofrem de diversos cânceres. Eles mostraram que os pacientes cujo nível de inflamação é mais baixo têm duas vezes mais chances do que os outros de estarem ainda vivos muitos anos depois. Esses indicadores são fáceis de medir* e — para a grande surpresa dos cancerologistas de Glasgow — constituem uma melhor medida das chances de sobrevida do que o estado de saúde geral da pessoa no momento do diagnóstico.[34-36] Tudo se passa como se o estado de inflamação crônica subjacente no organismo fosse um determinante muito importante da saúde, mesmo quando parece sem gravidade e se manifesta apenas por problemas detectáveis (como dores articulares ou uma doença cardíaca).

De fato, muitos estudos chegaram a concluir que as pessoas que tomam regularmente medicamentos anti-inflamatórios (Advil, Brufen, Ibuprofen, Indocid, Nifluril, Upfen, Voltaren etc.) são menos vulneráveis ao câncer do que as que não tomam.[37-39] Infelizmente, esses medicamentos apresentam efeitos secundários não negligenciáveis (risco de úlcera de estômago e de gastrite). O surgimento de novos anti-inflamatórios, como o Vioxx e o Celebrex, inibidores da calamitosa Cox-2 (a enzima produzida pelos tumores para acelerar a produção de substâncias pró-inflamatórias), suscitou novas esperanças. Diversos projetos de pesquisa exploraram seus efeitos protetores possíveis contra o câncer e obtiveram resultados bastante encorajadores. Contudo, a demonstração, feita em 2004, dos riscos cardiovasculares aumentados reduziu consideravelmente o entusiasmo inicial.

---

* Os pesquisadores de Glasgow estabeleceram um cálculo muito simples para avaliar o risco pessoal em função de dois testes sanguíneos do nível de inflamação: proteína C-reativa < 10 mg/l e albumina > 35 g/l = risco mínimo; PCR > 10 mg/l ou albumina < 35 g/l = risco médio; PCR > 10 mg e albumina < 35 g/l = risco elevado.

O cavaleiro negro do câncer

Graças aos esforços em andamento dos pesquisadores, o calcanhar de aquiles da mecânica inflamatória desencadeada pelo câncer está hoje bem identificado. No laboratório de Michael Karin, professor de farmacologia da Universidade da Califórnia em San Diego, os pesquisadores, em colaboração com uma grande fundação alemã,* mostraram que, nos camundongos, bastava bloquear a fabricação de uma das principais citocinas pró-inflamatórias, chamada NF-kappaB, para tornar novamente "mortais" a maior parte das células cancerosas e impedi-las de criar metástases.[40] O NF-kappaB é uma espécie de cavaleiro negro do câncer. Seu papel central é hoje tão bem reconhecido que o professor Albert Baldwin, da Universidade da Carolina do Norte, chegou a declarar na revista *Science* que "quase todos os agentes anticancerígenos são inibidores de NF-kappaB".[41]

Pois bem, ocorre que numerosas intervenções naturais são capazes de bloquear a ação inflamatória desse fator-chave. O mesmo artigo da *Science* observa, não sem ironia, que a indústria farmacêutica inteira está hoje à procura de medicamentos inibidores do NF-kappaB, sendo que moléculas conhecidas por agir contra ele já estão amplamente disponíveis. O artigo cita apenas duas dessas moléculas qualificadas de *low tech*: as catequinas do chá verde e o resveratrol do vinho tinto.[42] Na verdade, eles existem em grande número nos alimentos, e em alguns casos bem mais ativos ainda. Nós os passaremos em revista de modo detalhado no capítulo sobre a nutrição anticâncer.

O estresse: óleo para o fogo

Há uma causa que faz "explodir" a produção de substâncias inflamatórias que é raramente mencionada quando se fala de câncer: sentimentos persistentes de impotência, um desespero que não cede. Esse estado emocional é acompanhado de mudanças na secreção de doses elevadas de noradrenalina (o hormônio dito "do combate ou da fuga") e de cortisol, o hormônio do estresse por excelência. Eles preparam o corpo para a possibilidade de uma ferida e portanto estimulam imediatamente os fatores de inflamação necessários à reparação dos tecidos. Estes últimos são também o adubo dos tumores cancerosos, quer sejam declarados, quer latentes.[43, 44]

---

* A Deutsche Forschungsgemeinschaft.

Fatores de agravamento	Fatores de proteção
Dieta ocidental tradicional	Dieta mediterrânea, cozinha indiana, cozinha asiática
Açúcares e farinhas refinadas	Farinhas multigrãos
Carne vermelha de animais criados em escala industrial	No máximo três vezes por semana: carne orgânica de animais criados a pasto ou alimentados com farinha de linhaça
Óleos ricos em Omega-6 (milho, girassol, cártamo, soja)	Azeite, óleo de linhaça, óleo de canola
	Peixes gordurosos, ricos em omega-3
Laticínios de animais criados em escala industrial (especialmente em se tratando de laticínios ricos em gordura)	Laticínios de animais criados a pasto ou alimentados com farinha de linhaça
Ovos de galinhas criadas em escala industrial, alimentadas com milho e soja	Ovos enriquecidos com omega-3 ou ovos de galinhas caipiras ou alimentadas com farinha de linhaça
Sensação persistente de raiva ou desespero	Risadas, leveza, serenidade
Menos de 20 minutos de atividade física por dia	Caminhadas de 50 minutos três vezes por semana ou caminhadas de 30 minutos seis vezes por semana
Fumaça de cigarro, poluição atmosférica, poluentes domésticos	Meio ambiente limpo

Tabela 3 — As principais influências sobre a inflamação. A inflamação desempenha um papel-chave na progressão dos cânceres. Nós podemos agir para reduzi-la no nosso organismo graças a meios naturais ao alcance de todos.

A descoberta do papel-chave da inflamação na progressão dos cânceres é ainda muito recente. Uma pesquisa na grande base de dados MedLine, a respeito dos artigos em inglês publicados sobre o tema, mostra que o interesse científico está apenas começando (2 em 1990, 37 em 2005). É uma das razões pelas quais as escolhas que nos permitiriam controlar as inflamações no nosso corpo são raramente destacadas nos conselhos de prevenção ou de tratamento que recebemos. É preciso acrescentar que os medicamentos anti-inflamatórios existentes apresentam efeitos secundários demais para se tornarem boas soluções para o problema. Portanto, graças sobretudo aos meios naturais ao alcance de cada um de nós é que poderemos agir para reduzir a inflamação em nosso organismo. Simplesmente, temos que eliminar as toxinas pró-inflamatórias de nosso meio ambiente, adotar uma alimentação voltada para o combate do câncer, cuidar de nosso equilíbrio emocional e satisfazer a necessidade que nosso corpo tem de se mexer e gastar energia. Nós voltaremos a esses pontos nos capítulos dedicados a cada um desses temas.

É pouco provável que nossos médicos sugiram essas abordagens. Mudanças no estilo de vida não podem, por definição, ser patenteadas. Portanto, não se tornam medicações e não precisam de receita médica. Isso significa que a maioria dos médicos não as considera de sua alçada, então depende de nós fazer nossas próprias mudanças.

TERCEIRA PARTE: CORTANDO AS LINHAS DE SUPRIMENTO DO CÂNCER

Como a vitória de Jukov em Stalingrado

O combate contra o câncer evoca frequentemente metáforas militares. Nenhuma me parece hoje mais apropriada do que a da maior batalha da Segunda Guerra Mundial.

Agosto de 1942. Sobre as margens do Volga, nos acessos de Stalingrado, Hitler concentra a maior força de destruição da história da humanidade. Mais de um milhão de homens aguerridos, aos quais nenhuma força inimiga conseguiu resistir, uma divisão maciça de *panzers*, 10 mil canhões de artilharia, 1.200 aviões. Do outro lado, um exército russo esgotado, mal equipado, frequentemente constituído de adolescentes ou mesmo de secundaristas que nunca tinham utilizado uma arma de fogo — mas que defendem sua pátria, sua casa, sua família. Em um combate de uma violência inaudita, as tropas soviéticas, ajudadas pelos civis, resistem durante todo o outono. Contudo, apesar de seu heroísmo, as forças são muito desiguais e a vitória dos nazistas parece apenas uma questão de tempo. Então o marechal Georgi Jukov muda por completo sua estratégia. Em vez de continuar uma luta frontal na qual ele não tem nenhuma chance, lança o resto de seu exército pelo território tomado pelo inimigo, na direção da retaguarda do Eixo. É lá que se encontram as unidades encarregadas de abastecer as tropas nazistas. Romenas ou italianas, muito menos disciplinadas e belicosas, elas não resistem por muito tempo ao ataque. Em alguns dias, Jukov altera o desfecho da batalha de Stalingrado. Uma vez cortadas suas linhas de abastecimento, o 6º exército do general Paulus se vê com efeito incapaz de lutar e termina capitulando.

Em fevereiro de 1943, a invasão alemã está definitivamente afastada. Stalingrado representa a virada mais importante da Segunda Guerra Mundial, marcando o começo do refluxo do câncer nazista em todo o território europeu.[45]

Os militares são conscientes da importância estratégica do abastecimento dos exércitos no front, mas sua aplicação no tratamento do câncer pareceu bizarra durante muito tempo para os pesquisadores na área de oncologia. Talvez não tenha sido por acaso o fato de ela ter germinado primeiramente na cabeça de um cirurgião militar.

A intuição de um cirurgião da Marinha

Oficial médico da Marinha americana nos anos 1960, o dr. Judah Folkman estava encarregado de inventar um meio de conservar os estoques de sangue fresco necessários à cirurgia no mar durante os longos meses de cruzeiro dos primeiros porta-aviões nucleares. Para testar seu dispositivo de conservação, ele queria verificar se o sangue assim conservado podia satisfazer as necessidades de um pequeno órgão vivo. Ele o experimentou in vitro em uma tireoide de coelho isolada dentro de um recipiente de vidro e conseguiu fazê-la sobreviver sem dificuldade. Mas seu sistema funcionaria tão bem com células que se multiplicam rapidamente, como é o caso durante a cicatrização? Para ter certeza, ele injetou na pequena tireoide células cancerosas de camundongos conhecidas por sua capacidade de proliferação. Uma surpresa o aguardava.

As células cancerosas injetadas provocaram de fato o aparecimento de tumores, mas nenhum se desenvolveu além do tamanho de uma cabeça de alfinete. Ele pensou de início que aquelas células estavam mortas. Mas, uma vez reinjetadas em camundongos, elas chegam a fabricar tumores grandes e mortais. Que diferença havia entre uma tireoide de coelho in vitro e camundongos vivos? Uma saltava aos olhos: os tumores nos camundongos são inteiramente infiltrados de vasos sanguíneos, enquanto os da tireoide dentro do recipiente de vidro são desprovidos deles. Isso levou à conclusão de que um tumor cancerígeno simplesmente não pode aumentar se não conseguir desviar os vasos sanguíneos em seu próprio benefício.

Obcecado por essa hipótese, Judah Folkman encontrou uma porção de confirmações no seu trabalho de cirurgião. Todos os tumores cancerosos que ele operava apresentavam esta mesma característica: eram abundantemente irrigados por vasos sanguíneos frágeis e retorcidos, como se tivessem sido fabricados excessivamente depressa.

Folkman muito cedo compreendeu que nenhuma célula do organismo sobrevive se não estiver conectada a vasos sanguíneos bem pequenos — tão finos quanto um cabelo — chamados de capilares. Eles lhe trazem o oxigênio e os nutrientes necessários à sobrevivência, e levam de volta os dejetos de seu metabolismo. As células cancerosas não escapam a esta regra, elas devem também se alimentar e se livrar de seus dejetos. Para sobreviver, os tumores precisam, portanto, estar profundamente infiltrados de capilares. Como os tumores se desenvolvem em grande velocidade, novos vasos devem ser fabricados. Folkman então batizou este fenômeno: "angiogênese" (do grego *angio* para "vaso", e *genesis* para "nascimento").

Normalmente, os vasos são uma infraestrutura fixa e as células de suas paredes não se multiplicam nem criam novos capilares, salvo em circunstâncias particulares: durante o crescimento, durante a reparação das feridas e depois das menstruações. Esse mecanismo de angiogênese normal é, pois, autolimitado e firmemente controlado para evitar a criação de vasos frágeis que sangrariam com excessiva facilidade. Para crescer, os tumores cancerosos distorcem em seu proveito essa capacidade de o corpo criar novos vasos. Como consequência, refletiu Judah Folkman, basta cerceá-los para que permaneçam para sempre do tamanho de uma cabeça de alfinete. Atacando seus vasos sanguíneos em vez de atacar as próprias células, possivelmente poderemos até secar um tumor existente e fazê-lo regredir. (Ver folheto ilustrado, figura 5.[46, 47])

A travessia do deserto

No seio da comunidade científica, ninguém quis se interessar por essa teoria de "encanador" vinda de um cirurgião que, afinal de contas, não devia conhecer nada de biologia do câncer. Contudo, como ele era professor da Faculdade de Medicina de Harvard e chefe do departamento de cirurgia do Children's Hospital (um dos mais importantes dos Estados Unidos), o *New England Journal of Medicine* aceitou, em 1971, abrir suas colunas para essa hipótese excêntrica.[48]

Tempos depois, Folkman contou a conversa que teve nessa época com seu vizinho de laboratório no hospital, o professor John Enders, prêmio Nobel de medicina. Folkman se perguntava se não teria falado demais sobre suas ideias, temendo ver plagiado seu programa de pesquisa pelos concorrentes. Enders então profetizou, soltando baforadas de cachimbo: "Você está totalmente protegido do roubo intelectual: ninguém vai acreditar em você!"

De fato, seu artigo não suscitou nenhum eco. Pior, seus colegas se puseram a expressar desaprovação, levantando-se ruidosamente e deixando a sala cada vez que ele tomava a palavra nos congressos. Cochichava-se que ele manipulava os resultados para apoiar as próprias teorias e, mais grave ainda para um médico, que era um charlatão; que, depois de ter sido um brilhante cirurgião, ele havia perdido o norte. Os alunos, tão indispensáveis à vida de um laboratório de pesquisa, começaram a evitá-lo para não verem suas carreiras manchadas por qualquer ligação com aquele amalucado. No fim dos anos 1970, ele chegou a perder seu posto de chefe do serviço de cirurgia.

Apesar de todas as afrontas, a determinação de Folkman não enfraqueceu. Vinte anos depois, eis como ele explicou a situação: "Eu sabia algo que nenhuma outra pessoa sabia, eu tinha estado em sala de operação. Não eram os cirurgiões que me criticavam, eram os pesquisadores de ciências fundamentais. Eu sabia que muitos deles nunca tinham visto câncer em outro lugar que não fosse dentro de um tubo de ensaio. Eu sabia que eles nunca tinham visto as coisas que eu tinha visto. O fato de os tumores se desenvolverem em três dimensões, de eles terem necessidade de vasos sanguíneos, seja no olho, na cavidade peritonial, na tireoide, seja em outro lugar, todo o conceito de cânceres in situ e de microtumores latentes, eu já vira tudo isso. Então repeti para mim mesmo que minhas ideias eram corretas, mas que ia levar muito tempo até que as pessoas se dessem conta."[49]

Experiência após experiência, Judah Folkman continuou a estabelecer os pontos-chave de sua nova teoria do câncer:

1. Os microtumores não podem evoluir para um câncer perigoso sem criar uma nova rede de vasos sanguíneos para se nutrir.
2. Com esta finalidade, eles emitem uma substância química — que ele batizou de "angiogenina" — que força os vasos a irem na direção deles e produzirem novos caminhos de maneira acelerada.
3. As células do tumor que se espalharam pelo resto do organismo — as metástases — não são perigosas enquanto não forem capazes de atrair, por sua vez, novos vasos.
4. Os volumosos tumores principais semeiam metástases, mas, como em um império colonial, impedem esses longínquos territórios de adquirir excessiva importância emitindo uma outra substância química que bloqueia o crescimento dos novos vasos — a "angiostatina". É o que explica o fato de metástases crescerem repentinamente, uma vez retirado o tumor principal pela cirurgia.

Mas, apesar de as experiências irem se acumulando, a ideia parecia ao mesmo tempo simples e excessivamente herética. Sobretudo, como frequentemente é o caso na comunidade científica, ela não podia ser levada a sério enquanto não tivesse sido elucidado o *mecanismo* pelo qual os tumores podiam exercer tamanho controle sobre os vasos. Se existia uma "angiogenina" e uma "angiostatina", era preciso, portanto, provar sua existência!

Como uma agulha no palheiro

Judah Folkman nunca se deixou abater pelas críticas e nunca perdeu a confiança na capacidade de seus colegas cientistas se renderem à evidência, contanto que provas suficientes lhes fossem fornecidas. Provavelmente, ele tinha em mente o adágio de Schopenhauer, segundo o qual toda grande verdade passa por três fases: primeiro é ridicularizada, depois violentamente combatida, antes de ser aceita como uma evidência. Ele se dedicou, portanto, a apresentar a prova da existência dos fatores capazes de impedir o crescimento de novos vasos.

Mas como encontrá-los dentre milhares de proteínas diferentes fabricadas pelos tumores cancerosos? Era o mesmo que procurar agulha em palheiro. No final de vários anos e múltiplos fracassos, Judah Folkman estava a ponto de desistir quando finalmente a sorte lhe sorriu.

Michael O'Reilly, um jovem cirurgião-pesquisador que começara a trabalhar no laboratório, tivera a ideia de pesquisar a angiostatina na urina dos camundongos resistentes às metástases. A tenacidade de Michael só era comparável à de seu chefe, e ao cabo de dois anos passados a filtrar centenas de litros de urina de camundongos (que cheira particularmente mal, ele esclareceria mais tarde), ele encontrou finalmente uma proteína que bloqueava a criação de vasos sanguíneos (quando testada em um embrião de frango, cujos vasos sanguíneos se desenvolvem rapidamente). O momento da verdade chegara: ia ser possível verificar com provas se essa "angiostatina" podia impedir o desenvolvimento do câncer em um organismo vivo.

O'Reilly usou vinte camundongos, e em seus dorsos implantou um câncer virulento cujas metástases aumentam rapidamente nos pulmões assim que o tumor principal é operado. Imediatamente após a ablação do tumor, ele injetou angiostatina na metade dos camundongos, deixando a doença seguir o próprio curso na outra metade. Alguns dias mais tarde, uma parte dos camundongos mostrava sinais de doença: chegara o momento de verificar a teoria.

Judah Folkman sabia que mesmo se os resultados fossem positivos, ninguém iria acreditar nele. Convidou então todos os pesquisadores do andar para assistir ao desfecho. Sob os olhos das numerosas testemunhas reunidas, O'Reilly abriu o tórax do primeiro camundongo que não tinha recebido o tratamento. Seus pulmões estavam negros, inteiramente roídos pelas metástases. Depois abriu o primeiro camundongo que havia se beneficiado da angiostatina, e que de resto não tinha aparência de doente. Seus pulmões, perfeitamente rosados e sadios, não apresentavam nenhum vestígio de câncer! Ele não acreditava nos próprios olhos: um após o outro, todos os camundongos que não tinham recebido angiostatina foram devorados pelo câncer. E todos os que se beneficiaram do tratamento estavam completamente curados! Em 1994, após vinte anos de afrontas, os resultados foram publicados na revista *Cell*;[50] e, de um dia para o outro, a angiogênese se tornou um dos principais alvos da pesquisa sobre o câncer.

Uma descoberta excepcional

Algum tempo depois, Folkman conseguiu demonstrar que a administração de angiostatina podia interromper o crescimento de diversos tipos de cânceres, inclusive três de origem humana implantados em camundongos. Para surpresa geral, ao se impedir a criação de novos vasos sanguíneos, obtinha-se até a regressão do câncer. Assim como no ataque do marechal Jukov às linhas de abastecimento nazistas, os tumores privados de aprovisionamento começavam a fundir e, retomando um tamanho microscópico, voltavam a ser totalmente inofensivos. Por outro lado, a angiostatina só era severa contra os vasos sanguíneos em estado de crescimento rápido, não afetando em nada os vasos existentes. Ela também não atacava as células sadias do organismo, diferentemente dos tratamentos tradicionais anticâncer como a quimioterapia ou a radioterapia. Em termos militares, ela não provocava "destruição colateral", o que fazia dela uma abordagem menos pesada do que a quimioterapia. E assim concluía o artigo da *Nature Medicine*, relatando esses resultados: "Uma regressão de tumores primários como esta, sem efeito tóxico para o organismo, não tinha sido descrita até então."[51] No estilo lacônico característico da linguagem científica, assinalava a excitação própria das descobertas excepcionais.

Com esses dois artigos, Folkman e O'Reilly estabeleceram de maneira definitiva o papel da angiogênese no metabolismo do câncer e viraram de cabeça para baixo nossa concepção do tratamento anticancerígeno. Sendo possível controlar o mal atacando suas linhas de abastecimento, então é preciso imaginar tratamentos de longo prazo que impedem permanentemente as tentativas dos tumores de criar novas vascularizações. Como na estratégia militar, pode-se perfeitamente combinar esses tratamentos com ataques mais agudos, como a quimioterapia ou a radioterapia. Mas é preciso pensar no longo prazo e imaginar uma "terapia dos tumores adormecidos" que protegeria também contra o surgimento de um tumor inicial, contra as recaídas consecutivas aos primeiros tratamentos e contra a possível explosão das metástases depois de uma operação.

As defesas naturais que bloqueiam a angiogênese

Hoje, numerosos medicamentos similares à angiostatina (como o Avastin) estão sendo desenvolvidos pela indústria farmacêutica. Mas seus efeitos no homem ao serem utilizados sozinhos se revelaram decepcionantes. Mesmo que tenham conseguido retardar o crescimento de certos cânceres e até feito regredir espetacularmente certos tumores, os resultados não foram tão sistemáticos quanto nos camundongos. Além disso, mesmo que eles sejam mais bem tolerados do que as quimioterapias habituais, as antiangiogêneses sob forma de medicamentos também revelaram efeitos secundários mais desagradáveis do que o previsto. Em suma, não são, sem dúvida, os medicamentos milagrosos que se chegou a esperar. Mas isso não é verdadeiramente surpreendente. O câncer é uma doença multidimensional que raramente cede a uma intervenção única. O mais das vezes, como a triterapia ou coquetel contra a aids, é indispensável combinar diversas abordagens para obter um efeito satisfatório.

Mas o domínio da angiogênese tornou-se doravante uma preocupação central no tratamento de qualquer tipo de câncer. Sem ficar à espera do medicamento milagroso, a verdade é que dispomos de intervenções naturais que têm efeitos poderosos sobre a angiogênese, que são desprovidas de qualquer efeito secundário e podem se combinar perfeitamente com os tratamentos convencionais. Trata-se, primeiro, de práticas nutricionais específicas (numerosas antiangiogêneses foram descobertas recentemente, como, por exemplo, os cogumelos comestíveis comuns, alguns chás verdes e certos condimentos e ervas usadas para cozinhar)[52-54] e, segundo, de tudo o que contribui para reduzir a inflamação, causa direta do crescimento de novos vasos (veja o capítulo 8).[55, 56]

O câncer é um fenômeno fascinante e perverso, que obtém sua inquietante inteligência a partir de nossos processos vitais para em seguida subvertê-los e, no fim de tudo, voltar-se contra eles mesmos. Pesquisas recentes permitem compreender melhor como esse desvio se opera. Quer se trate de produzir inflamação, quer de fabricar vasos sanguíneos, o câncer parodia nossa capacidade inata de regeneração ao mesmo tempo em que visa o resultado oposto. Ele é o inverso de nossa saúde, o negativo de nossa vitalidade. Mas isso não significa que seja invulnerável. Na verdade, apresenta falhas que nosso sistema imunológico sabe naturalmente explorar. Nos postos avançados de nossa defesa, nossas células imunológicas — como as famosas células matadoras NK — representam um temível exército químico que destrói ao longo do tempo cânceres embriônicos. Assim, todos os resultados convergem: tudo que pode reforçar nossos preciosos glóbulos brancos é também o que impede o crescimento de tumores. Em resumo, estimular nossas células imunológicas, lutar contra a inflamação (por meio da nutrição, do exercício físico e da gestão emocional) e agir sobre a angiogênese frustra a proliferação cancerosa. Paralelamente às intervenções estritamente médicas, todos nós podemos, pois, estimular os recursos do próprio organismo. O "preço" a pagar é o de levar uma vida mais consciente, mais equilibrada e mais bonita.

5
Anunciar a notícia

Uma doença séria pode ser uma jornada terrivelmente solitária. Quando um perigo paira sobre um bando de macacos, desencadeando sua ansiedade, seu reflexo é colarem-se uns nos outros e catar-se mutuamente as pulgas, de modo febril. Não reduz o perigo, mas reduz a solidão. Nossos valores ocidentais, com seu culto de resultados concretos, muitas vezes nos fazem perder de vista a necessidade profunda, animal, de uma simples *presença* em face do perigo e da incerteza. A presença, doce, constante, segura, é com frequência o mais belo presente que os próximos podem nos dar, mas poucos deles sabem seu valor.

Eu tinha um grande amigo, médico em Pittsburgh como eu, com quem gostava de debater sem parar e de refazer o mundo. Uma manhã, fui até sua sala para lhe dar a notícia do meu câncer. Ele ficou pálido enquanto eu falava, mas não mostrou emoção. Obedecendo a seu reflexo de médico, ele queria me ajudar com algo concreto, uma decisão, um plano de ação. Mas eu já tinha consultado os oncologistas; ele não tinha nada para me acrescentar sob este aspecto. Procurando a qualquer custo me dar uma ajuda concreta, ele me ofereceu diversos conselhos práticos, mas sem me fazer sentir que se emocionara com o que estava acontecendo comigo.

Quando nós tornamos a falar mais tarde dessa conversa, ele me explicou, um pouco envergonhado: "Eu não sabia o que mais dizer." Talvez não se tratasse de "dizer".

Às vezes são as circunstâncias que nos forçam a redescobrir o poder da presença. O dr. David Spiegel relata a história de uma de suas pacientes, diretora de empresa, casada com um diretor de outra empresa. Os dois trabalhavam bastante e tinham o hábito de controlar minuciosamente tudo que faziam. Quando ela ficou doente, discutiram muito os tratamentos que ela receberia, mas bem pouco sobre o que sentiam no fundo de si mesmos. Um dia, ela se sentiu tão esgotada depois de uma sessão de quimioterapia que desabou em cima do carpete da sala e não conseguiu mais se levantar. Caiu em prantos pela primeira vez. Seu marido se lembra: "Tudo que eu dizia para tentar acalmá-la só fazia agravar a situação. Eu não sabia mais o que fazer, então terminei ficando do lado dela no chão e comecei a chorar também. Eu me sentia terrivelmente mal por não conseguir fazer com que ela se sentisse melhor. Mas foi precisamente quando eu parei de querer resolver o problema que pude ajudá-la a se sentir melhor."

Na nossa cultura do controle e da ação, a simples presença perdeu muito de seu valor. Diante do perigo, do sofrimento, ouvimos uma voz interior nos censurar: "Não fique desse jeito. Faça alguma coisa!" Mas em certas situações gostaríamos de poder dizer aos que amamos: "Pare de querer 'fazer alguma coisa' a qualquer preço. Eu só preciso que você fique por perto!"

Algumas pessoas sabem encontrar as palavras que nós temos mais necessidade de escutar. Perguntei a uma paciente que tinha sofrido muito durante o longo e difícil tratamento de seu câncer de mama o que mais a havia ajudado a manter o moral. Mish refletiu durante vários dias antes de me responder por e-mail:

> No começo da minha doença, meu marido me entregou uma carta que eu prendi no quadro diante de mim no escritório. Eu a relia toda hora.
> No envelope, ele escrevera: "Abra esta carta e fique com ela junto de você. Agora, aperte-a com força."
> Dentro, liam-se as seguintes palavras: "Você é tudo para mim — minha alegria ao acordar (mesmo nas manhãs em que não fazemos amor!), meu devaneio sexy, caloroso e risonho do meio da manhã, minha convidada-fantasma para o almoço, minha antecipação crescente do meio da tarde, minha doce alegria quando a revejo à noite, minha subchefe de cozinha, minha parceira de jogo, minha amante, meu tudo."
> Depois a carta continuava: "Tudo vai correr bem." Ele tinha escrito embaixo: "E eu estarei lá, do seu lado, sempre.
> Amo você.
> PJ."
> Ele ficou junto o tempo todo. A carta foi muito importante para mim. Ela me sustentou ao longo de tudo por que passei.
> Já que o senhor queria saber,
> Mish

Frequentemente, o mais difícil é dar a notícia da nossa doença aos que nos amam. Antes de me ver confrontado com aquela provação, eu dera durante anos um curso aos médicos de meu hospital que se intitulava "Como anunciar as inevitáveis más notícias". Rapidamente me dei conta de que o exercício era bem mais complicado quando se tratava de aplicá-lo a mim mesmo!

De fato, meu temor era tamanho que durante muito tempo hesitei antes de tomar a decisão. Eu estava em Pittsburgh, minha família estava em Paris. Eu ia impor a ela o choque, e ela ia ter que viver com ele. Primeiro falei com meus três irmãos, um de cada vez. Para meu grande alívio, eles reagiram de maneira simples e objetiva. Não entraram em pânico; não pronunciaram as palavras desajeitadas para eles mesmos se tranquilizarem, não disseram: "Não é grave, você vai ver, vai sair dessa." Frases feitas, supostamente encorajadoras, mas que todos os que se perguntam sobre as próprias chances de sobrevida temem escutar. Meus irmãos encontraram as palavras para expressar sua dor, para me dizer como era importante para eles o que estava acontecendo comigo, como eles queriam estar comigo naquela provação. Era tudo de que eu estava precisando.

No momento em que telefonei para meus pais, apesar do ensaio com meus irmãos, eu não tinha a menor ideia de como me comportar. Um medo pavoroso me tomava. Minha mãe sempre teve uma força notável na adversidade, mas meu pai envelhecera e eu percebia sua fragilidade. Eu ainda não tinha filho nessa época, mas sabia que tomar conhecimento da doença de um filho é muito mais difícil do que da sua própria.

Ao atender, do outro lado do Atlântico, ele ficou todo feliz com a minha ligação. Escutando a voz dele, meu coração se apertou. Tinha o sentimento de que ia apunhalá-lo. Eu me agarrei ao que conhecia. Apliquei à letra as instruções que eu dava a meus colegas. Para começar, primeiramente: apresentar os fatos tais como são, brevemente, sem enfeites. "Papai, fiquei sabendo que estou com câncer no cérebro. Todos os exames são precisos. É uma forma bastante grave, mas não é a pior. Parece que se pode viver alguns anos e que não se sofre muito."

E depois: esperar. Não preencher todo o espaço com frases ocas. Esperei a voz dele se embargar. E depois, mal dizer umas poucas palavras. "Oh! David... Não é verdade..." Nós não tínhamos o hábito de brincar com esse tipo de assunto. Eu sabia que ele tinha entendido. Esperei mais um pouco, imaginando-o no escritório na posição que eu conhecia bem, sentado ereto na cadeira, preparando-se para a luta, como tinha feito a vida inteira. Ele nunca se negara a entrar em qualquer combate, mesmo nas circunstâncias mais difíceis. Mas, nesse caso, não haveria combate. Nenhuma ação militar. Nenhum artigo incisivo a escrever. Eu encadeei a terceira parte: falar do que se vai fazer concretamente para encontrar uma solução. "Vou procurar um cirurgião para ser operado rapidamente, e, em função do que eles encontrarem durante a operação, decidiremos em seguida se é preciso fazer uma quimioterapia ou uma radioterapia." Ele entendera e aceitara.

Pouco tempo depois me dei conta de que a doença me fazia experimentar pela primeira vez uma espécie de nova identidade, não desprovida de vantagens. Durante muito tempo eu tinha sido, por exemplo, torturado pela ideia de trair as imensas esperanças que meu pai nutria a meu respeito. Eu era o filho mais velho e sabia que ele estabelecera para mim um padrão muito alto. Mesmo que nunca tivesse expressado claramente, sabia que tinha se decepcionado por eu ser "apenas médico". Teria desejado que eu fizesse política e que tivesse sucesso, chegando, talvez, ao ponto em que suas próprias ambições não tinham alcançado. Caindo gravemente doente aos 30 anos, eu não podia tê-lo decepcionado mais! Mas, por conta disso, eu recuperava uma certa liberdade. As obrigações que pesavam sobre mim desde a mais tenra infância tinham sido varridas no ato. Não mais ter que ser o primeiro da classe, na faculdade, em uma pesquisa... Não mais participar da corrida permanente pela excelência, pelo poder, pela performance intelectual. Pela primeira vez, eu tinha o sentimento de que podia depor as armas e respirar. Naquela mesma semana, Anna me fez ouvir uma canção gospel (*Down by the Riverside*) que me emocionou até as lágrimas, como se eu nunca tivesse escutado aquelas palavras em toda a minha vida:

Eu vou pôr no chão meu fardo
Na margem do rio...
Não vou mais me preocupar com a guerra.
Vou pôr no chão minha espada e meu escudo
Na margem do rio...
Não vou mais me preocupar com a guerra.

6

O meio ambiente anticâncer

PRIMEIRA PARTE: UMA EPIDEMIA DE CÂNCER

Depois de ter sido professor na Universidade de Yale, Michael Lerner foi se instalar na Califórnia nos anos 1970 com um projeto aparentemente desvairado: criar um local onde o simples fato de viver ali pudesse contribuir para a cura — ao mesmo tempo física e emocional — de pessoas acometidas de doenças graves. Nesse lugar de uma tranquilidade fantástica, encarapitado acima do oceano Pacífico, um pouco ao norte de São Francisco, come-se apenas comida orgânica, faz-se yoga duas vezes por dia, e as pessoas falam umas para as outras de coração aberto. Não é raro médicos com câncer irem para lá em busca de outras respostas, diferentes das que aprenderam nas faculdades de medicina.

Nos últimos trinta anos, Michael Lerner e sua colaboradora, a dra. Rachel Naomi Remen, ajudaram muitos pacientes — vários se tornaram amigos. Alguns se saíram esplendidamente bem, outros morreram. Quanto mais anos se passam, mais se contam jovens entre os mortos. A doença passou a atingir pessoas que jamais fumaram, que sempre levaram uma vida bastante equilibrada. Uma causa oculta e incompreensível parece condenar mulheres de 30 anos a cânceres de seio metastáticos, homens jovens e aparentemente sadios a um linfoma disseminado, a um câncer de cólon, de próstata. Não parece haver nenhuma razão lógica para os pacientes estarem mais jovens.

O que Michael e Rachel observam no seu centro é de fato um fenômeno mundial perfeitamente identificado pelos estatísticos. Desde 1940, a incidência de câncer vem aumentando em todos os países industrializados, e esse movimento, que se acelerou mais a partir de 1975, é particularmente evidente nas pessoas jovens. Nos Estados Unidos, entre 1975 e 1994, a taxa de câncer cresceu a um ritmo de 1,6% *ao ano* entre as mulheres com menos de 45 anos, chegando a 1,8% *ao ano* entre os homens.[1] Na França, o aumento do número de cânceres foi de 60% nos últimos vinte anos.[2] Em vista disso, não podemos nos impedir de perguntar: trata-se de uma epidemia?

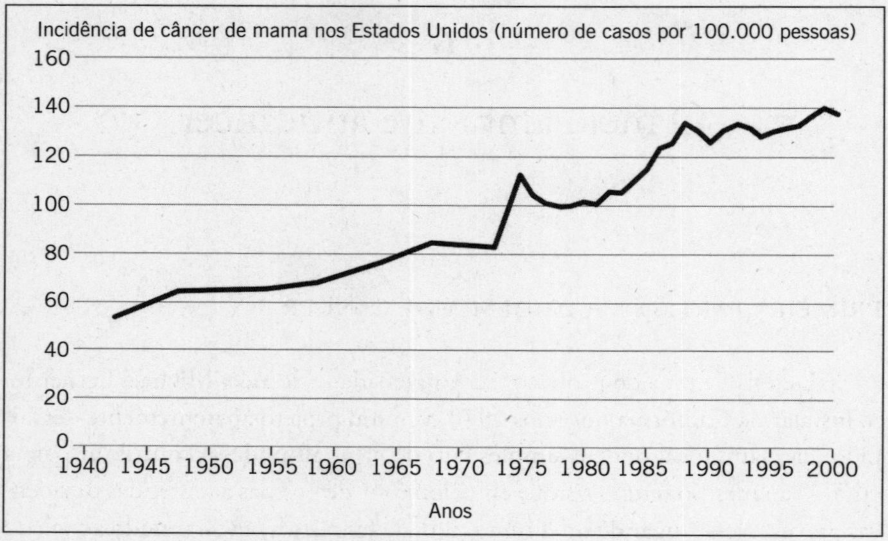

FIGURA 3 — Aumento da incidência de câncer de mama nos Estados Unidos entre 1940 e 2000.[3, 4]

Quando fiz a pergunta há três anos a um eminente professor de oncologia, ele me forneceu toda a bateria das respostas concebidas para tranquilizar a população: "Não há nada de surpreendente nesse fenômeno", ele me afirmou. "Em relação a 1940, como a população envelheceu, é normal que a incidência de câncer tenha aumentado. De mais a mais, as mulheres passaram a ter filhos muito mais tarde, estando portanto mais sujeitas ao câncer de mama. Sem falar do diagnóstico precoce, que aumenta matematicamente o número de casos registrados." Sua mensagem era simples: é preciso não se deixar enganar pelos alarmistas que ficam invocando uma série de fatores misteriosos. É preciso, ao contrário, intensificar a pesquisa a fim de melhorar os tratamentos e fazer progredir o diagnóstico precoce: os dois mananciais da oncologia moderna. Como muitos de meus colegas e muitos outros pacientes, preferi acreditar. Era mais confortável.

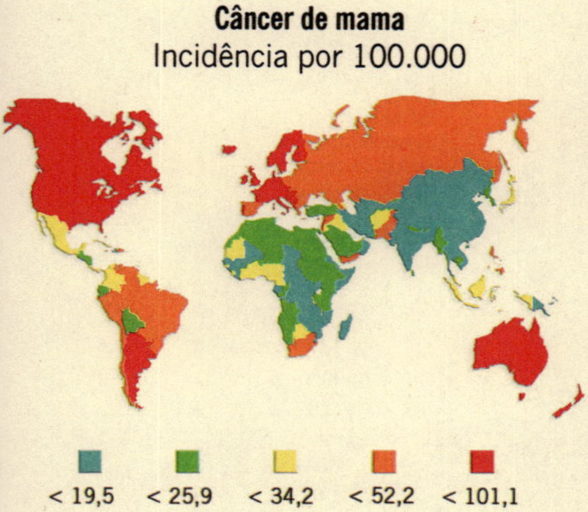

Figura 1
Distribuição de ocorrências de câncer de mama no mundo (em idade igual). Os países mais afetados são os países ocidentais mais industrializados. A mesma distribuição é encontrada em relação à maior parte dos cânceres (ovário, cólon, pâncreas, testículos etc.), quer existam, quer não sistemas de detecção precoce. Base de dados do CIRC da OMS.
Disponível em www.dep.iarc.fr

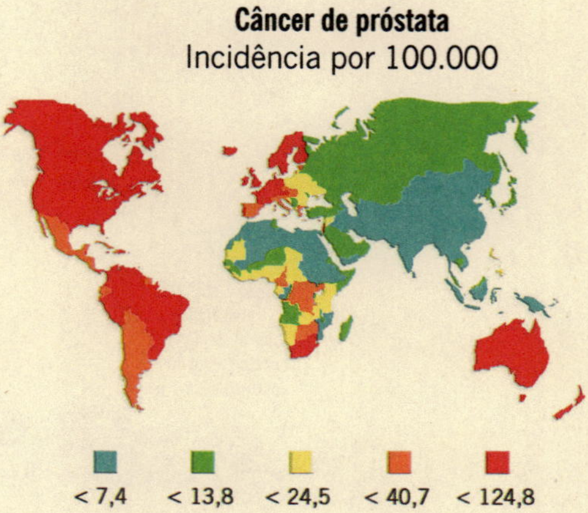

Figura 2
Distribuição de ocorrências de câncer de próstata no mundo (em idade igual). Uma distribuição muito parecida com a de câncer de mama. Base de dados do CIRC da OMS.
Disponível em www.dep.iarc.fr

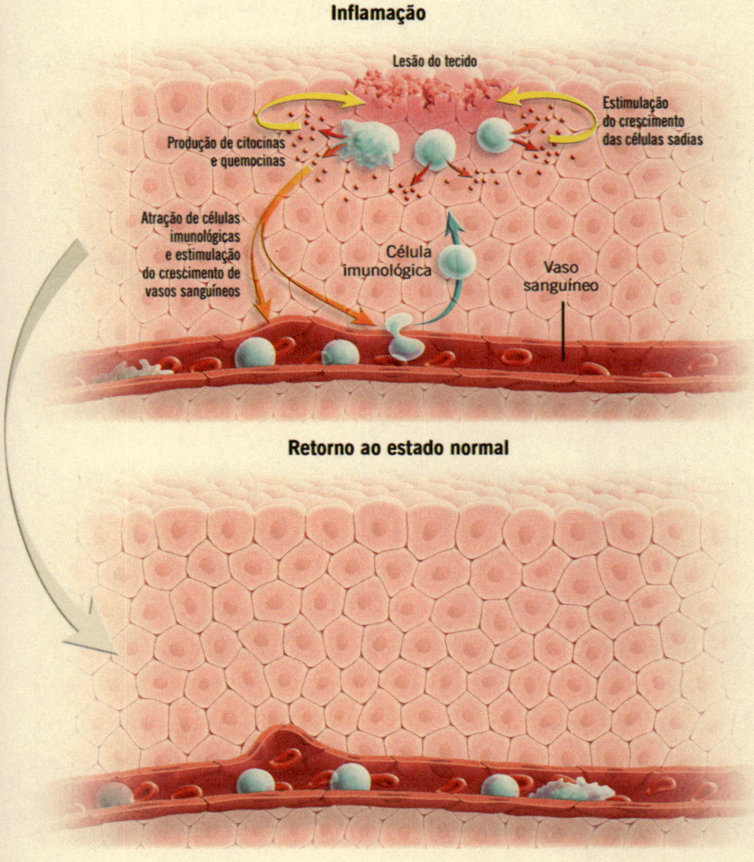

Figura 3
Processo inflamatório normal. Uma lesão em um tecido atrai as células imunológicas; estas perseguem as bactérias e estimulam o crescimento das células e dos vasos sanguíneos para consertar as brechas. Uma vez reparado o tecido, a situação volta rapidamente ao normal.

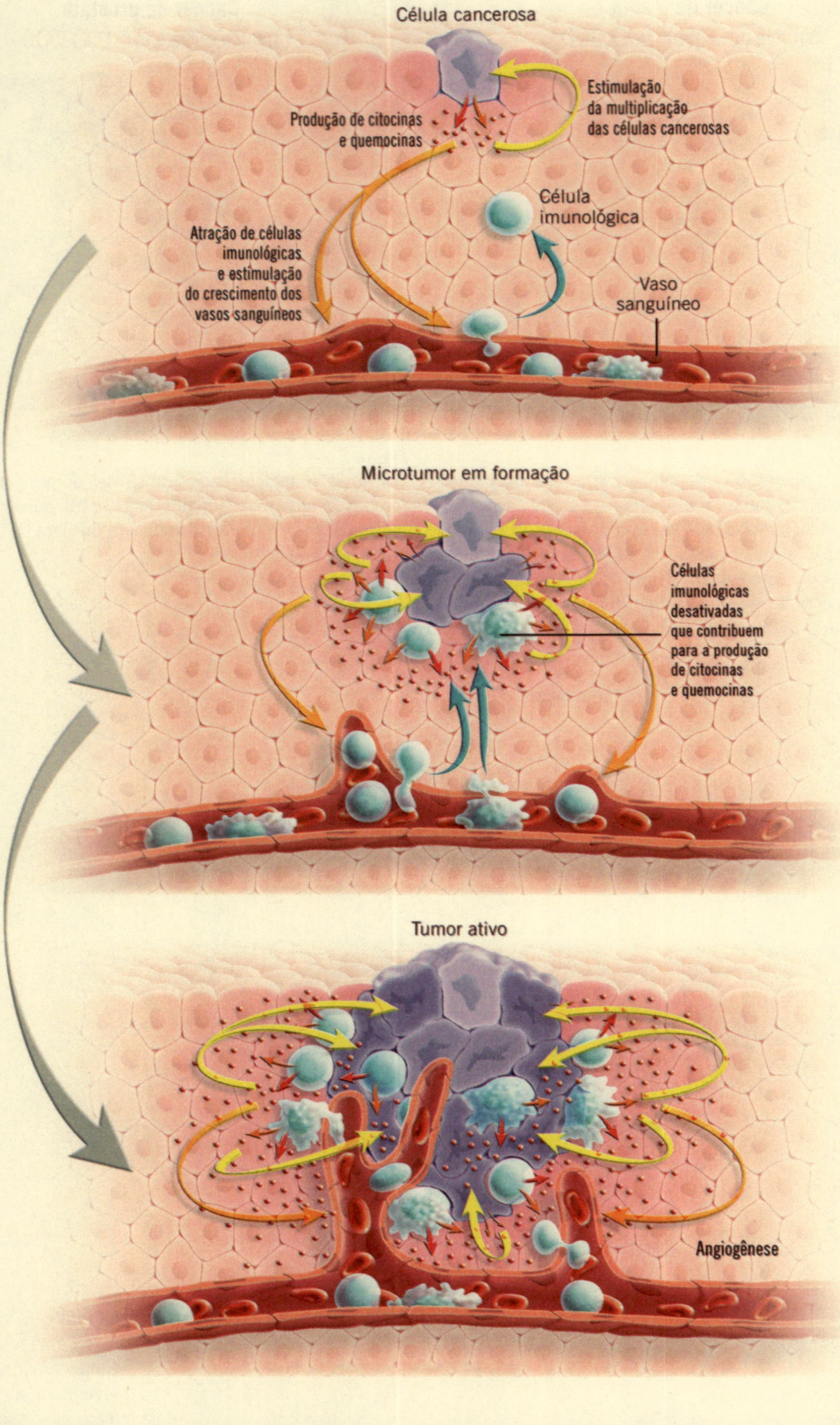

Figura 4
O círculo vicioso do câncer. As células cancerosas desviam os processos inflamatórios naturais para alimentar seu próprio crescimento. Agem como uma ferida que não cura: elas próprias produzem substâncias pró-inflamatórias que atiçam o crescimento do tumor, fazem crescer os vasos sanguíneos de que ele precisa e atraem células imunológicas desarmadas, mas que produzem por sua vez ainda mais dessas mesmas substâncias.

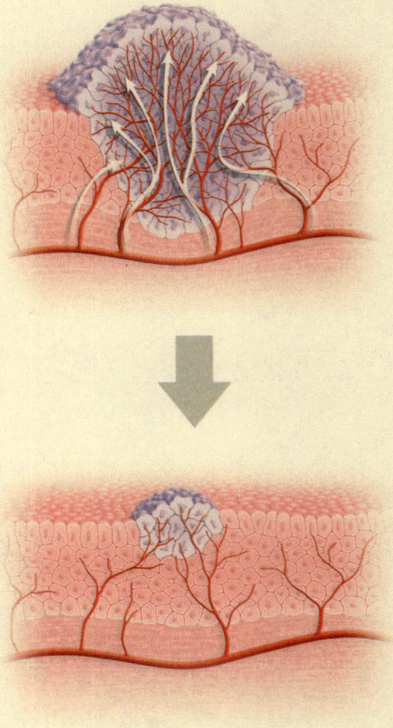

Figura 5
A angiogênese, também chamada de neovascularização, consiste em uma proliferação de novos vasos sangüíneos. Esse processo transforma um aglomerado geralmente inofensivo de células anormais (chamadas de tumor in situ) em uma grande massa capaz de se propagar por outros órgãos. Influências (alimentares ou de outro âmbito) que interferem na produção de novos vasos sanguíneos podem prevenir o crescimento dos tumores e mantê-los em estado latente. Em alguns casos, é possível até fazer com que um tumor existente regrida.

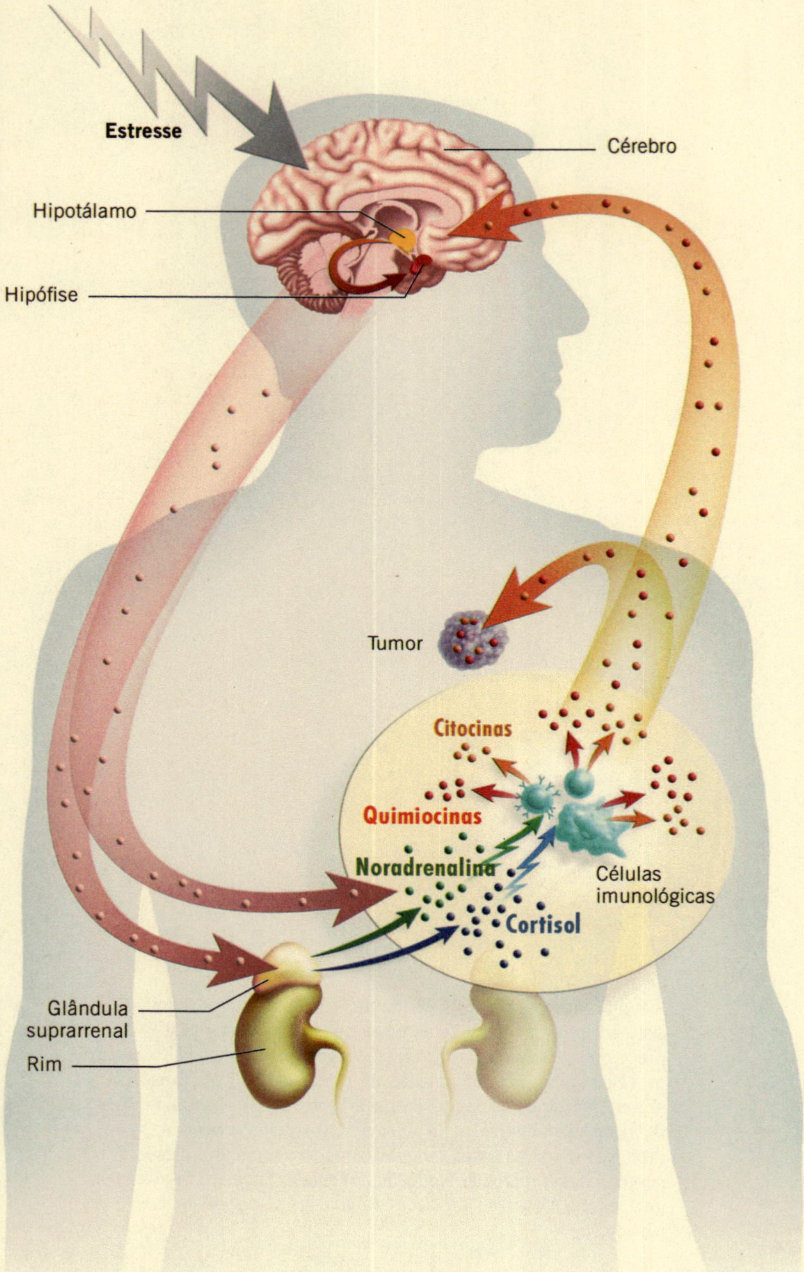

Figura 6
O sentimento de impotência e o câncer. O estresse psicológico desencadeia a liberação de noradrenalina e cortisol, que atrapalha o equilíbrio das células imunes, causando uma superprodução de citocinas e quimiocinas e a inibição da reação normal à presença de células anormais. As células imunes, por sua vez, também liberam citocinas e quimiocinas que afetam o cérebro e influenciam o comportamento.

Mas hoje, mesmo esse oncologista arquiconservador mudou de discurso. Os dados são efetivamente irrefutáveis. A dra. Annie Sasco, que dirigiu durante seis anos a Divisão de Epidemiologia para a Prevenção de Câncer na OMS, mostra os dados que sem dúvida contribuíram para mudar a posição de todos os que se recusavam a olhar a realidade de frente. Fica claro que o crescimento de cânceres não pode ser explicado somente pelo envelhecimento da população, uma vez que — a OMS demonstrou e tornou público no *Lancet* em 2004 — o câncer de *crianças* e *adolescentes* é um dos que registraram o aumento mais elevado desde 1970.[5] De igual maneira, mesmo que se observe efetivamente um *ligeiro* agravamento do risco nas mulheres que têm o primeiro filho depois dos 30 anos, a idade da mulher na procriação não pode em nenhum caso ser a causa única da multiplicação de cânceres, uma vez que o câncer de próstata (que, por definição, só afeta homens) aumentou ainda mais rapidamente do que o câncer de mama nos países ocidentais[6] (200% na França entre 1978 e 2000, 258% nos Estados Unidos no mesmo período).[7, 8] E por fim, o argumento do diagnóstico precoce só explica uma parte desses números, uma vez que o aumento de cânceres que não se sabe detectar (cérebro, pâncreas, pulmão, testículo, linfoma) é igualmente grave, se não mais.[9-11]

Há, pois, de fato, uma epidemia de câncer no mundo ocidental.* Pode-se mesmo datá-la, com bastante precisão, na Segunda Guerra Mundial. Uma grande pesquisa publicada na *Science* mostrou, por exemplo, que o risco de desenvolver câncer de mama antes da idade de 50 anos nas mulheres portadoras de genes de risco (BRCA-1 ou BRCA-2) havia quase *triplicado* entre as nascidas após a Segunda Guerra comparado a mulheres nascidas antes.**[12]

Os velhos médicos com quem tenho conversado sobre isso estão assombrados. No tempo deles, um câncer numa pessoa jovem era raríssimo. Um deles se lembra ainda, na época de seus estudos, de uma mulher de 35 anos em quem fora diagnosticado um câncer de mama: todos os estudantes de medicina dos serviços vizinhos foram convidados a examiná-la. Ela era, nos anos 1950,

---

* Tecnicamente, fala-se de "epidemia" quando há um aumento rápido de casos de uma doença. Esse fenômeno não diz respeito a *todas* as formas de câncer. Houve nas últimas décadas uma redução importante de câncer de estômago e na área de otorrinolaringologia. Por outro lado, o aumento dos casos de câncer de mama, de pulmão, de cólon, de próstata, de melanomas, de linfomas e de tumores cerebrais está ocorrendo claramente de um modo epidêmico.

** Uma outra pesquisa, na França, mostra que o risco de câncer de cérebro também triplicou entre as pessoas nascidas após a guerra.[13]

um "caso excepcional". Quatro ou cinco décadas depois, eu tive câncer com a idade de 31 anos, e duas de minhas primas — uma na França, a outra nos Estados Unidos — tiveram câncer aos 40. Quarenta anos também é a idade com que morreu a primeira menina de quem eu reparei o peito quando éramos crianças — de câncer num dos seios que nos fizeram rir no pátio da escola quando se tornaram visíveis pela primeira vez. As estatísticas dos epidemiologistas não são, desgraçadamente, cifras abstratas.

A doença dos ricos

Precursor como de hábito, o general De Gaulle fundou o primeiro centro internacional da OMS para "determinar as causas do câncer", criado em Lyon em 1964 sob o nome de Centro Internacional de Pesquisa de Câncer. Tornou-se hoje o maior centro de epidemiologia sobre o tema. A epidemiologia é um verdadeiro trabalho de detetive, visto que procura, por associação e dedução, identificar a causa das doenças e seguir sua progressão. Esta ciência das epidemias surgiu na época em que as cidades da Europa e da América eram regularmente devastadas pela cólera. Na metade do século XIX, ainda não havia sido descoberta a existência de micróbios. A cólera permanecia sem explicação. O que a tornava ainda mais terrível.

Toda vez que os epidemiologistas não conseguem identificar a causa de uma doença, as autoridades sanitárias afirmam qualquer coisa para tranquilizar a população e manter a confiança nas medidas oficiais. Em 1832, sem saber o que fazer diante da amplitude de uma nova epidemia, o conselho médico da cidade de Nova York publicou um edital segundo o qual as vítimas de cólera eram pessoas "imprudentes, de temperamento excessivo, ou que tomam remédios em excesso". Para evitar a doença, recomendava-se não beber álcool, não se expor a correntes de ar, observar hábitos de vida estritos e não comer salada.[14] Mesmo que a descoberta do bacilo da cólera por Robert Koch em 1882 tenha de fato permitido estabelecer o papel desempenhado pela salada crua. O resto era pura balela.*

---

* Obrigado a Sandra Steingraber por este exemplo histórico da cólera citado em seu livro indispensável *Living Downstream* (Vivendo rio abaixo), sobre o elo entre a contaminação do meio ambiente e o aumento dos cânceres.[15] Em um outro livro brilhante sobre o elo entre câncer e meio ambiente, a professora Devra Lee Davis nota que não se esperou que se identificasse a causa exata da cólera para pôr em prática medidas de higiene que salvaram numerosas vidas, bem antes de a pesquisa identificar o *Vibrio cholerae*.[16]

Annie Sasco lembra que, com a idade de 12 anos, escreveu no diário que um dia seria médica e trabalharia na OMS. Talvez fosse em parte para demonstrar ao pai, oficial da polícia, antigo membro da Resistência, apaixonado pelas investigações complicadas, que ela também saberia lutar por grandes ideias. Depois dos estudos de medicina na França e do doutorado em epidemiologia em Harvard, ela efetivamente passou 22 anos no Centro Internacional de Pesquisa de Câncer da OMS. A busca por dados confiáveis levou-a a diferentes locais, na China, no Brasil, na América Central, na África. A cartografia do câncer estabelecida graças a essas investigações fornece as melhores pistas para resolver o enigma da brusca expansão da doença. Ela exibe na tela do computador os mapas correspondentes à incidência dos diferentes cânceres e compara os países mais atingidos e os menos atingidos. O primeiro é de uma clareza ofuscante: os cânceres de seio, de próstata e de cólon são doenças dos países industrializados, particularmente dos países *ocidentais*. Há nove vezes mais desses cânceres nos Estados Unidos e na Europa do Norte do que na China, no Laos ou na Coreia, e quatro vezes mais do que no Japão (ver folheto ilustrado, figuras 1 e 2).

À vista dos mapas, não podemos nos impedir de perguntar se os genes asiáticos não desempenham um papel protetor contra esses cânceres. Mas não é uma questão de genes. Na China, onde ela investigava o câncer de mama, Annie Sasco perguntou a um colega chinês como ele explicava o fato de haver tão poucas mulheres acometidas. Com um ar divertido, ele lhe respondeu: "É uma doença de mulheres ricas. A senhora vai encontrá-la em Hong Kong, mas não aqui."

De fato, entre os chineses e os japoneses instalados no Havaí ou na Chinatown de São Francisco, as taxas de câncer se aproximam muito depressa das dos ocidentais.[17, 18] E nos dez últimos anos, as taxas de câncer nas grandes cidades chinesas, e em Hong Kong, triplicaram.[19]

Em sua introdução ao relatório do Centro Internacional de Pesquisa de Câncer, o diretor-geral da OMS concluiu que "até 80% dos cânceres poderiam ser influenciados por fatores externos, tais como o estilo de vida e o meio ambiente". De fato, o maior sucesso ocidental na luta contra o câncer é o quase desaparecimento do câncer de estômago nos países industrializados.

Todos os jovens estudantes de medicina dos anos 1960 eram familiarizados com esse câncer particularmente grave e frequente, mas hoje em dia ele se tornou de tal maneira raro que praticamente não é mais ensinado nas faculdades de medicina. Seu desaparecimento em quarenta anos é atribuído à melhora da manutenção de temperaturas frias na distribuição da alimentação ocidental

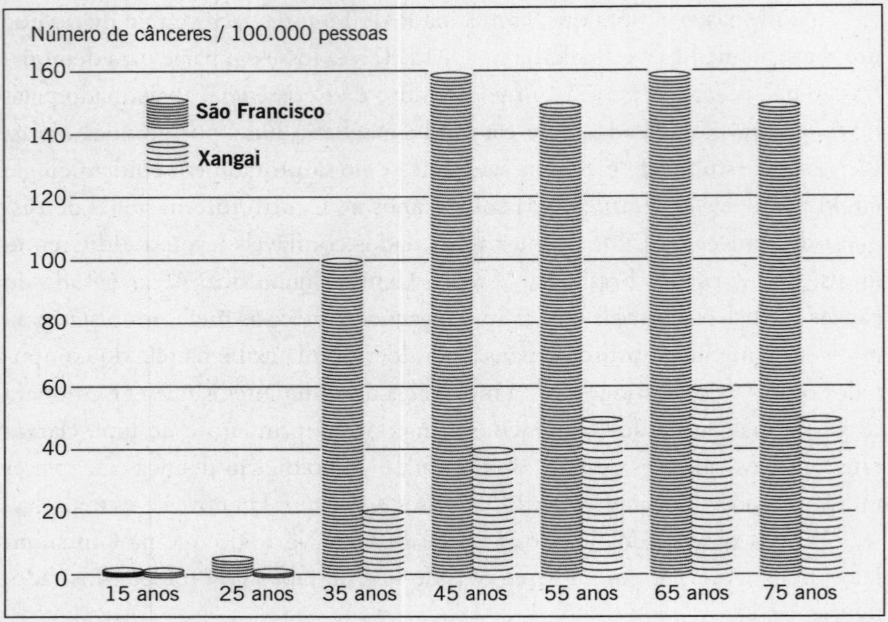

FIGURA 4 — Câncer de mama (por 100.000 pessoas) entre as chinesas que emigraram para São Francisco em comparação com as que ficaram na China.[20] O câncer é uma doença do modo de vida ocidental.

e à redução dos métodos de conservação à base de nitratos e de salgadura: um fator puramente "ambiental".[21]

Hoje em dia, a biologia reconhece amplamente, assim como a medicina, que a presença de numerosas substâncias tóxicas no meio ambiente desempenha um papel no fenômeno chamado de "carcinogênese": o surgimento das primeiras células cancerosas no organismo — seguido de sua transformação em um tumor mais agressivo. Em um relatório recente, os especialistas do Instituto Nacional do Câncer nos Estados Unidos frisaram que a carcinogênese não é um processo apenas desencadeador da doença, mas *que ela continua depois de a doença ter se declarado.*[22] É, pois, essencial se proteger das toxinas que estimulam o crescimento dos tumores, quer se esteja em plena saúde, quer já afetado pela doença. A "desintoxicação", conceito fundamental para a maior parte dos médicos antigos, de Hipócrates aos da medicina aiurvédica, é hoje em dia uma necessidade absoluta.*

* O conceito de desintoxicação engloba habitualmente duas noções: a interrupção da acumulação, assim como a eliminação ativa. Eu o utilizo aqui principalmente em referência à interrupção da acumulação de toxinas.

Como acontece com quase todo mundo que um dia recebeu um diagnóstico de câncer, eu quis saber o que poderia ter feito para evitar e o que tinha que fazer agora para que ele não voltasse. Para minha grande surpresa, não recebi senão respostas evasivas: "Não se conhece de maneira formal a causa da sua doença. Não fume. É tudo que podemos lhe aconselhar." É verdade, fora o tabaco, o amianto e o câncer de pulmão, existem poucas provas formais de que determinado alimento, determinado comportamento, determinada profissão desencadeiem determinado câncer. Mas, como veremos mais adiante, existem conjecturas o bastante para que as pessoas comecem imediatamente a se proteger. Sobretudo porque o esforço exigido não é absurdo.

Um divisor de águas no século XX

Se os cânceres são mais frequentes no Ocidente, e se eles vêm aumentando desde 1940, convém examinar o que mudou nos nossos países depois da guerra. Três fatores cruciais abalaram nosso meio ambiente em cinquenta anos:

1. O aumento considerável do consumo de açúcar.
2. A transformação da agricultura e da criação de animais, e consequentemente de nossos alimentos.
3. A exposição a múltiplos produtos químicos que não existiam antes de 1940.

Não se trata de uma evolução sem importância. Tudo nos leva a crer que esses três fenômenos da sociedade estão envolvidos no desenvolvimento dos cânceres. Para nos protegermos dele, tentemos primeiro compreendê-los.

SEGUNDA PARTE: REDESCOBRIR A ALIMENTAÇÃO DE ANTIGAMENTE

Nossos genes se constituíram há muitas centenas de milhares de anos, na época em que éramos caçadores e colhedores. Eles se adaptaram ao meio ambiente de nossos ancestrais, e especialmente às suas fontes de alimentos. Só que nossos genes evoluíram muito pouco.[23] Hoje, como ontem, nossa fisiologia espera uma alimentação semelhante à que tínhamos quando comíamos os produtos da caça e da colheita: muitos legumes e frutas, de tempos em tempos algumas carnes ou ovos de animais selvagens, um equilíbrio perfeito entre os ácidos graxos essenciais (ômega-6 e ômega-3) e muito pouco açúcar e farinha nenhuma (a única fonte de açúcar refinado para nossos ancestrais era o mel, sendo que eles não consumiam cereais).

Hoje, os estudos nutricionais ocidentais revelam que 56% de nossas calorias provêm de três fontes que *não existiam* no momento em que nossos genes se desenvolveram:[24]

- os açúcares refinados (açúcar de cana, de beterraba, xarope de milho, de frutose etc.);
- as farinhas brancas (pão branco, massas brancas etc.);
- os óleos vegetais (soja, girassol, milho, gordura trans).

Contudo, essas três fontes não contêm nenhuma proteína, nenhuma vitamina, nenhum dos minerais, nenhum dos ácidos graxos ômega-3 essenciais às funções do organismo. Por outro lado, parece que de fato elas alimentam *diretamente* o crescimento do câncer.

O câncer se nutre de açúcar

O consumo de açúcar refinado conheceu uma verdadeira explosão. Nossos genes se desenvolveram em um contexto nutricional no qual consumíamos apenas 2 kg de mel por ano e por pessoa. No entanto, passamos a 5 kg de açúcar por ano em 1830 e alcançamos o nível espantoso de 70 kg por ano no final do século XX!

O biólogo alemão Otto Heinrich Warburg recebeu o prêmio Nobel de medicina por ter descoberto que o metabolismo dos tumores cancerosos era amplamente dependente de seu consumo de glicose (a forma tomada pelo açúcar no corpo, uma vez digerido). De fato, o scanner PET (tomografia por emissão de pósitrons), normalmente utilizado para detectar cânceres, não faz senão medir as regiões do corpo que consomem mais glicose. Se uma região se distingue das outras por um consumo excessivo, há uma forte probabilidade de que se trate de um tumor.

Quando ingerimos açúcar ou farinhas brancas, que fazem subir rapidamente a taxa de glicose no sangue (são alimentos de "índice glicêmico elevado"), nosso corpo libera imediatamente uma dose de insulina para permitir que a glicose penetre nas células. A secreção de insulina é acompanhada da liberação de uma outra molécula, chamada IGF (fator de crescimento semelhante à insulina), cuja característica é estimular o crescimento das células. Em suma, o açúcar nutre e faz os tecidos crescerem rapidamente. Paralelamente, a insulina e o IGF têm ainda como efeito comum dar uma chicotada nos fatores de inflamação — que vimos no capítulo 4 — que, também eles, agem como adubos a favor dos tumores.

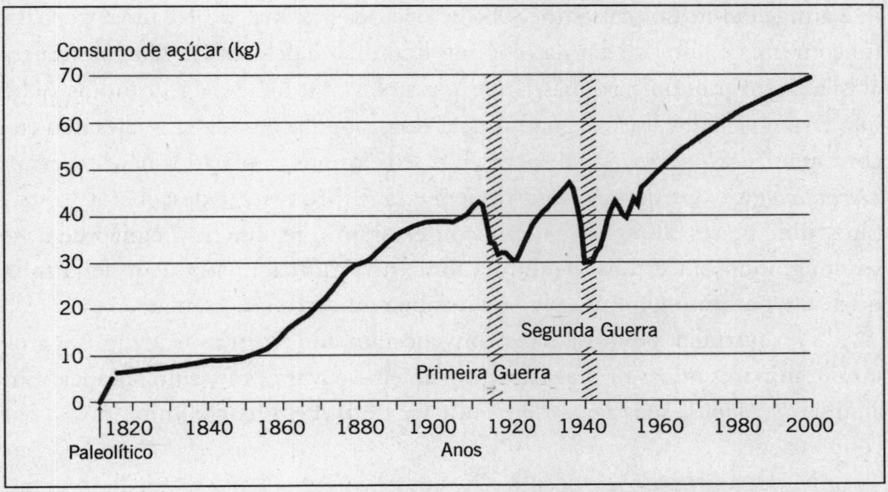

FIGURA 5 — Evolução do consumo de açúcar refinado: 2 kg/pessoa/ano na época paleolítica (quando nossa fisiologia se constituiu), 5 kg/pessoa/ano em 1830, 70 kg/pessoa/ano em 2000.[25]

Sabe-se hoje em dia que os picos de insulina e a secreção de IGF estimulam diretamente não apenas o crescimento das células cancerosas,[26] mas também sua capacidade de invadir os tecidos vizinhos.[27] Mais ainda, pesquisadores que inocularam células de câncer de mama em camundongos mostraram que eles reagiam muito pior à quimioterapia quando o sistema insulina estava ativado pela presença de açúcar.[28] Eles concluíram que será preciso desenvolver uma nova classe de medicamentos contra o câncer: os que vão permitir reduzir os picos de insulina e de IGF no sangue.

Sem esperar por essas novas moléculas, todos já podem começar a reduzir em sua alimentação as ingestões de açúcar refinado e farinhas brancas. Está demonstrado que a simples diminuição age muito rapidamente sobre a taxa de insulina e de IGF. Essa redução tem outra consequência: uma pele mais saudável.

O elo entre os níveis de açúcar no sangue e a inflamação pode parecer irrelevante. Como um doce, uma colherada de açúcar na xícara de café ou uma fatia de pão branco com geleia poderiam afetar a fisiologia? Mas essa ligação fica clara quando se trata de acne na pele.

Loren Cordain é pesquisador de nutrição na Universidade do Colorado. Ao saber que certas populações — de costumes muito diferentes dos nossos — não conheciam a acne (que se deve — entre outros mecanismos — a uma inflamação da epiderme), quis tirar a limpo. Aquilo parecia impossível, de tanto que a acne se mostrava uma passagem obrigatória da adolescência, que atinge em nosso país entre 80% e 95% dos menores de 18 anos. Cordain foi com uma equipe de dermatologistas examinar a pele de 1.200 adolescentes afastados do mundo nas ilhas Kitavan na Nova Guiné e de 130 índios Aché que vivem isolados no Paraguai. Nessas duas populações, de fato, eles não encontraram *nenhum vestígio* de acne. Em seus artigos publicados na *Archives of Dermatology*, os pesquisadores atribuem essa surpreendente descoberta aos hábitos alimentares desses povos, que conservaram o regime nutricional de nossos longínquos ancestrais: nenhuma fonte de açúcar refinado nem de farinha branca, e portanto nenhum pico de insulina ou de IGF no sangue.[29]

Na Austrália, pesquisadores convenceram adolescentes ocidentais a tentar durante três meses um regime limitado em açúcar e em farinha branca. Em algumas semanas, suas taxas de insulina e de IGF tinham diminuído, assim como a acne.[30, 31]

Na segunda parte do século XX, um novo ingrediente se espalhou como uma erva daninha em nossa alimentação: o xarope de frutose extraído do milho (que é, na realidade, uma mistura de frutose e de glicose). Se nosso corpo já tinha dificuldade para tolerar a carga de açúcar refinado que lhe impúnhamos, a situação ficou impossível depois que o xarope de açúcar se tornou onipresente nos alimentos industriais. Retirado de sua matriz natural (há frutose em todas as frutas), deixa de ser digerível pela insulina que nosso corpo é capaz de produzir sem danos colaterais. Então ele se torna tóxico.

Tudo leva a crer que o boom do açúcar contribui, através da explosão da taxa de insulina e de IGF em nossos organismos, para a epidemia de câncer. Nos camundongos nos quais se inoculou câncer de mama, foram estudadas as consequências da ingestão de alimentos de diversos índices glicêmicos sobre o crescimento do tumor. Ao cabo de dois meses e meio, estavam mortos dois terços dos 24 camundongos cuja glicose sanguínea subia regularmente, contra apenas um dos vinte que tiveram uma dieta de baixo índice glicêmico.[32] Por motivos óbvios, seria impossível executar um experimento assim em humanos. Mas um estudo que compara as populações asiáticas com as ocidentais sugere a mesma coisa: as pessoas que têm uma dieta asiática com pouco açúcar tendem a ter de cinco a dez vezes menos câncer dependentes de ações de hormônios do que as que têm dietas com muito açúcar e alimentos refinados, como é típico da maioria das nações industriais.[33]

Por outro lado, sabe-se que as pessoas que sofrem de diabetes (que se caracteriza por uma taxa de açúcar muito elevada no sangue) têm um risco de câncer mais elevado do que a média.[34] Em um estudo americano-canadense, a dra. Susan Hankinson, da Faculdade de Medicina de Harvard, mostrou que, entre as mulheres de menos de 50 anos, as que apresentavam as mais altas taxas de IGF tinham sete vezes mais risco de desenvolver um câncer de mama do que as que tinham as taxas mais baixas.[35] Um outro grupo de trabalho que juntou pesquisadores de Harvard e da Universidade da Califórnia em São Francisco, nos Estados Unidos, e de McGill, no Canadá, demonstrou o mesmo fenômeno em relação ao câncer de próstata: um risco até nove vezes mais elevado para os homens que tinham as maiores taxas de IGF.[36, 37] Estudos adicionais mostraram que o índice glicêmico elevado da alimentação está também associado ao câncer de pâncreas, de cólon e de ovário.[38-41]

Em 2009, dois anos depois que este livro foi publicado pela primeira vez, um grande estudo do Women's Health Initiative de 100 mil mulheres na pós-menopausa nos Estados Unidos confirmou uma ligação entre o aumento de insulina no corpo derivado de uma dieta com muito açúcar e farinha branca e um elevado risco de câncer de mama. Os pesquisadores observaram essas mulheres em quarenta centros acadêmicos nos Estados Unidos por uma média de seis anos *antes* de elas ficarem doentes. Colheram amostras de sangue dessas mulheres quando elas entraram na pesquisa e puderam comparar o risco de desenvolver câncer de mama vários anos depois daquelas com níveis altos e baixos de insulina na linha de partida. A pesquisa, publicada no *Journal of the National Cancer Institute*, conclui que não é a obesidade em si o fator de risco para câncer de mama, mas sim altos níveis de insulina que tendem a ser associados com peso corporal excessivo. As mulheres com maiores níveis de insulina (e que não eram diabéticas nem faziam terapia de reposição hormonal) tinham quase o dobro de risco de desenvolver câncer de mama durante o período de acompanhamento em comparação com aquelas cujos níveis de insulina eram os mais baixos.[42]

Toda a literatura científica nos leva a concluir: uma pessoa que quer evitar o câncer deve limitar seriamente sua ingestão de açúcar e de farinhas brancas. É preciso aprender a não mais botar açúcar no café (mais fácil com o chá), a se contentar com uma sobremesa duas ou três vezes por semana (não há limite para o consumo de frutas se elas não forem comidas com açúcar ou acompanhadas de calda), ou então utilizar substitutos naturais de açúcar que não provoquem pico de glicemia, de insulina e de IGF (ver tabela 4).

Xarope de agave, mel de acácia, açúcar de coco e xilitol

Recentemente, o grupo de trabalho da Universidade de Sydney que introduziu o conceito de "índice glicêmico" chamou a atenção para um substituto natural do açúcar branco que apresenta um índice glicêmico muito baixo: o xarope de agave. Trata-se de um extrato da seiva de um cacto (que serve para fabricar tequila). Ele tem um sabor delicioso, comparável a um mel muito claro. É três vezes mais doce que o açúcar branco, mas com um índice glicêmico de quatro a cinco vezes mais baixo que o do mel. (O índice glicêmico é considerado "baixo" se for menor do que 55; a glicose tem um índice de 100. O índice glicêmico do xarope de agave fica entre 15 e 21, e a maioria dos tipos de mel ficam entre 60 e 80.) O xarope de agave pode ser utilizado no chá ou no café, para adoçar pratos, frutas ou sobremesas. Dentre os vários tipos de mel, o mel de acácia, que também possui uma cor muito clara, tem um baixo índice glicêmico (em torno de 30).
Outro adoçante natural, o açúcar de coco, apresenta um índice glicêmico de aproximadamente 35. Ele tem a vantagem adicional de sua apresentação ser cristalina, parecida com a do açúcar que estamos acostumados a usar.
Entretanto, tome cuidado para não abusar desses três açúcares naturais. Apesar dos baixos índices glicêmicos, ainda são alimentos altamente calóricos. O exagero na ingestão pode resultar no aumento de peso e em nível elevado de triglicerídeos no sangue.
O xilitol, um extrato de tronco de bétula, tem alto poder adoçante, mas contém apenas um terço das calorias dos outros açúcares. Não faz com que os níveis de açúcar no sangue e de insulina se elevem e é o único açúcar associado à *diminuição* do risco de cáries. O xilitol pode ser encontrado em lojas orgânicas e especializadas, mas ainda é muito caro.

Também é preciso comer pão multigrãos (feito de trigo misturado com pelo menos três outros cereais, como aveia, centeio, linhaça etc.), a fim de retardar a absorção dos açúcares rápidos do trigo, ou ainda pão feito com fermento biológico em vez de com fermentação química (que, muito mais comum, aumenta o índice glicêmico do pão). O mesmo se pode dizer do arroz branco, que deve ser evitado e substituído pelo arroz integral ou arroz basmati, cujo índice glicêmico é menos elevado. Vale muito mais a pena, como veremos no capítulo dedicado aos alimentos anticâncer, alimentar-se principalmente com legumes e leguminosas, que apresentam, além disso, a vantagem de lutar tenazmente contra a progressão do câncer graças a seus compostos fitoquímicos ativos.

Índice glicêmico elevado (reduzir ou evitar)	Índice glicêmico baixo (preferir)
Açúcares: branco ou mascavo, mel, xarope de bordo (*maple syrup*), de milho, dextrose	Extratos adoçantes naturais: xarope de agave, adoçante Stevia, xilitol, glicine, chocolate amargo (mais de 70% de cacau)
Farinhas brancas: pão branco, massas (muito cozidas), arroz branco, *muffins*, *bagels*, bolos, biscoitos de arroz, cereais de café da manhã refinados e adoçados	Cereais integrais e misturados: pão multigrãos (não apenas trigo) ou feito com fermento biológico, arroz integral ou basmati, massas e macarrões cozidos *al dente* (preferir massas semi-integrais ou à base de mistura de cereais), quinoa, aveia, milhete, trigo sarraceno
Batata, principalmente purê (salvo batatas da variedade *Nicola*)	Batatas-doces, inhames, lentilhas, ervilhas, feijões
Flocos de milho, cereais à base de arroz (e a maior parte dos outros cereais de café da manhã)	Flocos de aveia (mingau), *müsli*, All Bran, Special K
Geleias, frutas cozidas com açúcar, frutas em calda	Frutas em estado natural, principalmente mirtilo, cereja e framboesa, que ajudam a regular a glicemia (pode-se acrescentar um fio de xarope de agave para adoçar, se necessário)
Bebidas açucaradas: sucos de fruta industrializados, refrigerantes	Água com suco de limão ou temperada com tomilho, sálvia, casca de laranja ou uma tangerina orgânica
	Chá verde, que age diretamente contra o câncer (sem açúcar ou com xarope de agave)
Álcool entre as refeições	Uma taça de vinho por dia durante a refeição
	Alho, cebolas, cebolinha, misturados aos outros alimentos, contribuem para reduzir picos de insulina

Tabela 4 — Escolher os alimentos em função do índice glicêmico. Numerosos estudos mostram que o boom do consumo de açúcar contribui — via explosão da taxa de insulina no nosso organismo — para a epidemia de câncer. Devem-se evitar os alimentos de "índice glicêmico elevado" e privilegiar os que têm um "índice glicêmico baixo".[43]

É também indispensável evitar doces, balas e outros petiscos; e não beliscar *entre as refeições*. Se biscoitos ou guloseimas são consumidos entre as refeições, não há mais nenhum obstáculo à subida da insulina, pois apenas a presença de outros alimentos, sobretudo as fibras contidas nos legumes ou nas frutas, ou as boas gorduras — como o azeite, o óleo de canola ou a manteiga orgânica —, retarda a assimilação do açúcar e reduz os picos de insulina. Da mesma maneira, certos alimentos benéficos, como as cebolas ou o alho, o mirtilo, a cereja, a framboesa e especiarias como a canela ajudam o organismo a conter os aumentos da taxa de insulina no sangue.*

A cadeia alimentar em perigo

Todo mundo tem uma amiga que está acima do peso. Desde que era criança, sempre foi cheinha. Apesar das dietas de todos os tipos e do exercício físico regular, nunca conseguiu chegar a um corpo "normal" e se irrita com o "pneu" que envolve seus quadris e resiste a todos os seus esforços. Mesmo quando consegue respeitar a dieta, só perde um pouquinho de peso, para recuperá-lo quase que imediatamente logo que interrompe a dieta rigorosa. Contudo, ela faz questão de não comer manteiga (só margarina, há vinte anos), só consome os óleos equilibrados e poli-insaturados que os nutricionistas lhe recomendaram (que geralmente são à base de óleo de girassol).

Um dos maiores mistérios da epidemiologia moderna, fora o câncer, diz respeito à epidemia de obesidade. A obesidade é um dos maiores fatores de risco para o câncer. A conexão entre a obesidade e o câncer está ficando cada vez mais clara. Só recentemente estamos começando a compreender que os dois têm uma raiz comum. E isso não acontece só pela secreção de insulina, como a pesquisa do Women's Health Initiative mostrou, mas também pela natureza mutável das gorduras que consumimos. Mas examinemos primeiramente o enigma da obesidade.

Entre 1976 e 2000, os americanos conseguiram reduzir consideravelmente o consumo de gordura (em 11%), e mesmo a quantidade total de calorias ingeridas (em 4%). Entretanto, a obesidade continuou sua corrida galopante, aumentando 31% durante o mesmo período.[45] O chefe do maior departamento de epidemiologia da nutrição do mundo, em Harvard, o professor Walter Willett, resume a constatação no título do seu estrondoso artigo: "Comer gordura desempenha um papel importante na obesidade: Não."[46] Esse fenômeno de aumento da obesidade acompanhado do baixo consumo de gordura, batizado de "paradoxo americano", afeta na realidade toda a Europa — e mais ainda Israel.[47]

Foi um grupo de pesquisadores franceses que pela primeira vez conseguiu decifrar o enigma do paradoxo americano. Gérard Ailhaud, na casa dos 60

* Não só a dieta de índice glicêmico baixo reduz as chances de progressão do câncer, como também tende a fazer derreter a gordura, substituindo-a por tecido muscular, como mostrou um grupo de pesquisa do hospital Hôtel-Dieu em Paris.[44]

anos, um pouco gordo ele também, olhos cintilantes de inteligência e curiosidade, partiu de uma observação muito simples. No momento em que todo mundo botava a obesidade na conta da junk food e da falta de exercício físico, ele identificou uma anomalia no raciocínio: nos Estados Unidos, a massa de tecido gorduroso nas *crianças com menos de um ano* dobrou entre os anos de 1970 e 1990. Em um livro fascinante que conta a aventura de suas descobertas, Pierre Weill — ao mesmo tempo bioquímico e agrônomo, além de membro do grupo de pesquisa — relata a observação de seu amigo Ailhaud: "Numa idade que vai de 6 a 11 meses não se pode incriminar o McDonald's, a comida fora das refeições, a televisão e o déficit de atividade física!"[48]

Não, os bebês não estão superalimentados. Estão lhes dando a mesma quantidade de leite de sempre, quer seja materno, quer artificial. Gérard Ailhaud e seu colega Philippe Guesnet conseguiram demonstrar que a modificação na *natureza* do leite a partir de 1950 é que seria responsável pela obesidade dos bebês.[49, 50] Esse novo desequilíbrio na própria natureza do leite age ao mesmo tempo sobre o crescimento das células adiposas e sobre as células cancerosas.

A junk food *das vacas e das galinhas*

No ciclo da natureza, as vacas dão cria na primavera, no momento em que o pasto é mais abundante, e produzem leite durante vários meses, até o final do verão. O pasto da primavera é uma fonte particularmente rica em ácidos graxos ômega-3, que vão então se concentrar no leite das vacas criadas em pastagens e consequentemente em todos os seus derivados: manteiga, creme, iogurte, queijo. Os ômega-3 do pasto são encontrados também na carne do boi que se alimentou dele e nos ovos das galinhas criadas em liberdade e alimentadas com forragem (em vez de grão).

A partir dos anos 1950, a demanda de laticínios e de carne bovina aumentou de tal maneira que os criadores tiveram que contornar a imposição do ciclo natural de produção de leite e reduzir o espaço de pasto necessário para alimentar um bovino de 750 kg. As pastagens foram então abandonadas em favor da criação confinada. O milho, a soja e o trigo, que passaram a constituir a alimentação principal dos animais, quase não contêm mais ômega-3. Eles são, por outro lado, muito ricos em ômega-6. Os ácidos graxos ômega-3 e ômega-6 são ditos essenciais por não poderem ser fabricados pelo corpo humano; consequentemente, a quantidade de ômega-3 e ômega-6 em nosso corpo decorre diretamente das quantidades presentes na *nossa* alimentação. Estas dependem, por sua vez, do que absorveram as vacas ou as galinhas de onde obtivemos nosso alimento. Se elas comem capim, então a carne, o leite e os ovos que nos oferecem são perfeitamente equilibrados em ômega-3 e ômega-6 (um equilíbrio próximo de 1/1). Se elas comem milho e soja, o desequilíbrio em nosso organismo alcança as taxas atuais, ou seja, 1/15, ou até 1/40 para alguns de nós.[51]

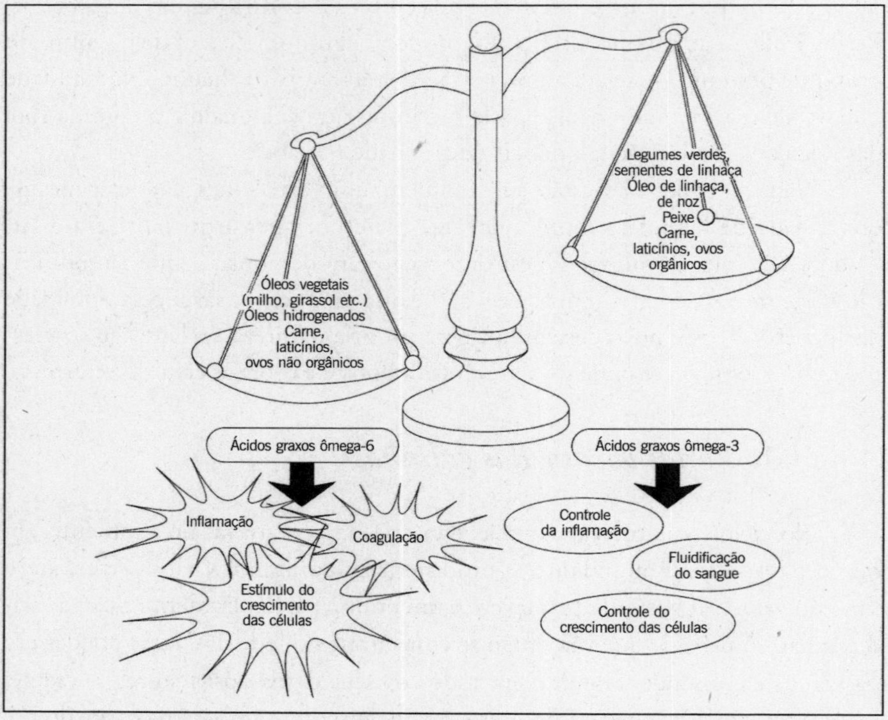

FIGURA 6 — A competição dos ácidos graxos ômega-3 e ômega-6 em nosso organismo. O desequilíbrio na nossa alimentação em favor dos ácidos graxos ômega-6 aumenta a inflamação, a coagulação e o crescimento das células adiposas e cancerosas

Os ômega-3 e os ômega-6 presentes no nosso corpo estão em permanente competição pelo controle de nossa biologia. Os ômega-6 facilitam a estocagem das adiposas e promovem a rigidez das células, assim como a coagulação e as respostas inflamatórias às agressões exteriores. Eles estimulam a fabricação de células adiposas desde o nascimento. Os ômega-3, ao contrário, atuam na constituição do sistema nervoso, tornando as membranas celulares mais flexíveis e acalmando as reações de inflamação. Limitam também a fabricação de células adiposas.[52, 53] O equilíbrio da fisiologia depende estreitamente do equilíbrio entre ômega-3 e ômega-6 e, portanto, da nossa dieta. Pois bem, essa relação é o que mais mudou na nossa alimentação em cinquenta anos.

Não são apenas os bovinos os animais afetados por essa mudança. A alimentação das galinhas também se transformou inteiramente, e os ovos — alimento natural por excelência — deixaram por completo de conter os mesmos ácidos graxos essenciais de cinquenta anos atrás. A dra. Artemis Simopoulos, grande nutricionista americana, dirigiu o departamento de pesquisa de nutrição do Instituto Nacional de Saúde americano. Ela publicou um trabalho curioso no *New England Journal of Medicine*: os ovos produzidos pelas galinhas criadas com grão de milho (uma prática quase universal hoje) contêm vinte vezes mais ômega-6 do que ômega-3. Em compensação, suas quantidades são quase iguais nos ovos da fazenda onde ela cresceu na Grécia.[54]

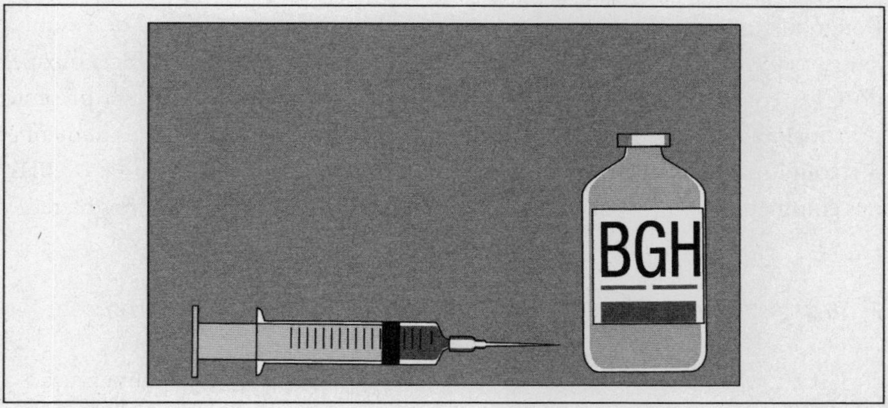

FIGURA 7 — O rBGH, o hormônio injetado nas vacas leiteiras nos Estados Unidos para estimular a produção de leite. É encontrado no leite de consumo corrente (não orgânico) e pode favorecer o crescimento das células cancerosas no homem.

Paralelamente à profunda alteração na sua dieta alimentar, o gado é por vezes tratado com hormônios como o estradiol e o zeranol, a fim de acelerar seu aumento de peso.* Esses hormônios se acumulam dentro do tecido gorduroso e são excretados no leite. Recentemente, um novo hormônio sintético foi criado nos Estados Unidos para estimular a produção de leite — o rBGH

* A legislação europeia proíbe essa utilização nos países da União Europeia, mas ela pode ser revogada.

(*recombinant bovine growth hormone*, também chamado de BST). Ele age sobre as glândulas mamárias da vaca e permite aumentar a produção de leite de modo importante. O rBGH é amplamente usado nos Estados Unidos, mas ainda está proibido na Europa e no Canadá. Tendo em vista acordos comerciais internacionais, este hormônio corre o risco de ir parar em nossos pratos via importação de produtos derivados do leite americano. Não se conhecem os efeitos do rBGH sobre o homem, mas se sabe que ele favorece a produção de IGF na vaca, que esse IGF vai parar no leite e que ele não é destruído pela pasteurização. Como já vimos, o IGF é um fator importante na estimulação do crescimento de células adiposas e também um acelerador do crescimento dos tumores cancerosos.

Finalmente, a passagem da forragem para a combinação soja/milho apresenta ainda outro inconveniente. Um dos mais raros compostos alimentares de origem *animal* que tem uma eficácia possível contra o câncer é um ácido graxo chamado CLA (ácido linoleico conjugado).[55] A equipe do professor Philippe Bougnoux, oncologista e pesquisador do INRA (Instituto Nacional de Pesquisa em Agricultura) em Tours, foi uma das primeiras a colocar em evidência o papel do CLA contra o crescimento das células cancerosas.[56, 57] O CLA está presente principalmente nos queijos, mas unicamente se provierem de animais alimentados com forragem. Assim, ao alterarmos a dieta das vacas, das cabras e das ovelhas, nós eliminamos a única particularidade anticâncer que elas poderiam nos oferecer.

A margarina — Muito mais perigosa do que a manteiga

O último fator que transformou — para pior — nossa alimentação a partir dos anos 1960 foi o surgimento da margarina e das gorduras hidrogenadas ou parcialmente hidrogenadas. Nos anos 1950, quando se descobriu uma associação entre as gorduras animais e as doenças cardíacas, numerosos nutricionistas e a indústria agroalimentar usaram do seu poder de persuasão para estimular a substituição da manteiga pela margarina vegetal industrial. Mas se esqueceram de que essas margarinas são em geral feitas com óleo de girassol como base (setenta vezes mais ômega-6 do que ômega-3), óleo de soja (sete vezes mais) ou óleo de canola (a menos desequilibrada, com somente três vezes mais ômega-6 do que ômega-3).* Mesmo que essa substituição tenha de fato contribuído para reduzir a taxa geral de colesterol, acabou provocando uma

* Algumas margarinas de marcas mais novas são melhor equilibradas quanto ao ômega-3 e ômega-6.

explosão de patologias de origem inflamatória e até, em certos países, infartos! Em Israel, por exemplo, as prescrições religiosas proíbem comer carne e laticínios durante a mesma refeição. Como consequência imediata, praticamente não se usa manteiga, e o preparo da comida recorre bastante a margarinas vegetais muito ricas em ômega-6 e ao óleo de girassol, muito mais barato do que o óleo de oliva. Isso provocou o "paradoxo israelense" — distinto do "paradoxo americano" —, que se caracteriza por apresentar uma taxa de colesterol das mais baixas dos países ocidentais, associada a uma das mais elevadas taxas de infarto do miocárdio e de obesidade.[58]

Em Jerusalém, foi o professor Elliot Berry, da Universidade Hadassah, quem identificou o elo entre as doenças cardiovasculares e a obesidade, de um lado, e o teor de ômega-6 no organismo dos israelenses, de outro. Quando Pierre Weill foi visitá-lo para estudar com ele os elos entre alimentação e saúde, Berry, que é judeu praticante, afirmou-lhe não sem humor: "Você sabe, eu não acredito em muita coisa, a não ser em Deus e na importância da relação entre ômega-6/ômega-3!"[59]

Os alimentos industrializados: o surgimento das gorduras trans

Paralelamente à irrupção das margarinas, nós nos deixamos também seduzir pelos alimentos industriais, como os biscoitos, as tortas prontas, as pizzas, as batatinhas, que contêm "óleos vegetais hidrogenados" ou "parcialmente hidrogenados". São óleos ômega-6 (principalmente de soja, às vezes de dendê ou de canola) que foram modificados para se tornarem sólidos à temperatura ambiente (pois esses óleos são geralmente líquidos, mesmo na geladeira). Tal modificação torna-os *menos* digeríveis e *mais* inflamatórios ainda do que os ômega-6 em estado natural. Mas esses óleos, por apresentarem a vantagem prática de não se tornarem rançosos, são utilizados em quase todos os produtos industriais destinados a ficar muito tempo nas prateleiras dos supermercados sem estragar. Foi por motivos puramente industriais e econômicos que esses óleos nefastos se impuseram. Não existiam antes da Segunda Guerra Mundial, mas sua produção e seu consumo literalmente explodiram a partir de 1940.

Em seu relatório de 2004, o Ministério da Saúde da Holanda estimou que o consumo de gorduras trans leva a mais de mil mortes por ano.[60] Em comparação, 880 pessoas morreram na Holanda em 2004 em acidentes automobilísticos.[61] Os óleos hidrogenados são, portanto, *mais fatais* que acidentes de carro. Como diz o professor Frits Muskiet, um especialista em saúde pública e farmacêutico holandês: "Gastamos milhões para forçar as pessoas a usarem cintos de segurança e a respeitarem os limites de velocidade para que possam dirigir em segurança até os restaurantes aonde vão se entupir de gordura trans."

Já foi demonstrado que esses óleos processados estão ligados especificamente ao câncer. Um novo estudo com quase 25 mil mulheres europeias, realizado pelo Instituto Nacional Francês de Saúde e Pesquisa Médica, confirmou que o risco de câncer de mama quase dobra em mulheres que têm altos níveis de gordura trans no sangue.[62] Esse aumento no risco é pelo menos tão significativo quanto o risco associado à terapia de reposição hormonal pós-menopausa.

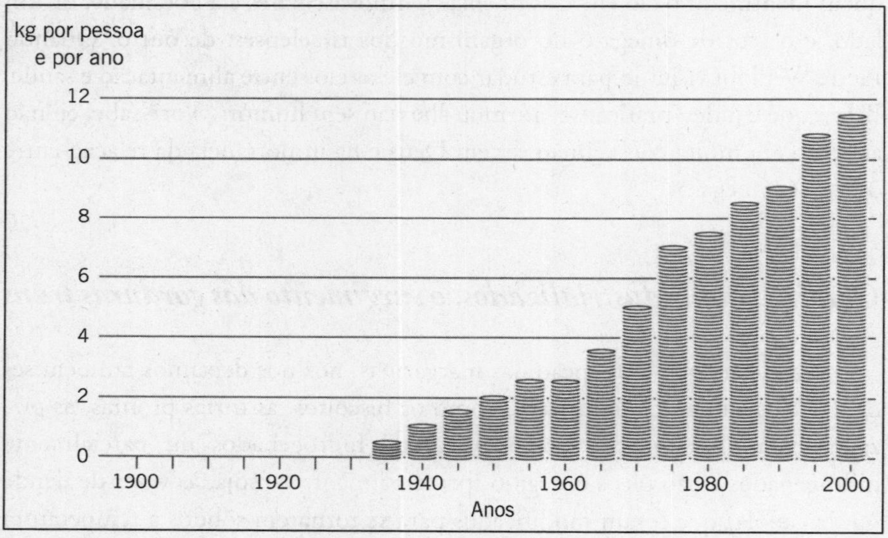

FIGURA 8 — Aumento da produção de óleos vegetais ômega-6 para consumo humano.[63]

Apesar dos riscos claramente estabelecidos das gorduras trans, qualquer rótulo de alimento mostra que esses óleos permanecem onipresentes. E quanto a uma fatia de uma pizza comum de *pepperoni*? Ela pesa 192 gramas e contém 490 calorias, mais de um quarto das necessidades diárias de uma pessoa, e 39% da quantidade diária permitida de gordura. E isso em uma única fatia de um único prato em uma única refeição. Vindas do queijo e da carne de porco que foi alimentado de milho, essas gorduras são ricas em ácidos graxos ômega-6 e não contêm ômega-3. Além disso, quase um quinto (4,5 gramas) são gorduras trans. Há também 48 gramas de carboidratos (um oitavo do consumo diário total recomendado).

Não somente esse pedaço de pizza é muito calórico, como também é três vezes mais gorduroso do que um bife comum, além de conter gorduras que estão entre as piores para a saúde. Em reconhecimento ao perigo, os óleos vegetais hidrogenados passaram a ser proibidos nos restaurantes de Nova York e da Filadélfia (a partir do verão de 2007), e a partir de janeiro de 2010 também nos restaurantes da Califórnia. Ainda foram proibidos em toda a indústria alimentar da Dinamarca e da Suíça.

Finalmente temos uma explicação para a epidemia simultânea de câncer e obesidade. O exame das modificações verificadas em nossa alimentação há meio século nos permite apontar o culpado: trata-se do desequilíbrio da relação entre os ácidos graxos essenciais e do superconsumo alucinado de ômega-6, que ele provoca junto com o aumento nos níveis de insulina devido a índices glicêmicos cada vez mais altos na dieta moderna ocidental. Esses desequilíbrios são precisamente os fatores associados à presença de certos cânceres, ou à disseminação das metástases deles, como mostrou também a equipe do professor Bougnoux em Tours.[64, 65]

Uma solução gastronômica simples

As condições de criação dos animais dos quais nos alimentamos são preocupantes para nossa saúde — sem falar da saúde dos próprios animais, que sofrem por certo ainda mais do que nós.[66-68] Contudo, a equipe de pesquisadores de Gérard Ailhaud conseguiu uma demonstração impressionante: é possível agir diretamente sobre as taxas de ômega-6 e ômega-3 no corpo humano sem modificar nossa dieta, mas alimentando de uma forma um pouco diferente os animais dos quais provêm nossos alimentos. Eles só precisam ter uma dieta balanceada também!

A linhaça, uma planta cultivada desde a Antiguidade, era integrada ao "pão árabe" que os romanos comiam. Ora, no reino vegetal, a semente de linhaça é a única que contém mais ômega-3 do que ômega-6 (três vezes mais). Quando é consumida pelos animais (após cozimento adaptado), ela permite aumentar consideravelmente a taxa de ômega-3 da carne, da manteiga, do queijo ou dos ovos, mesmo que a quantidade acrescentada não represente mais do que 5% da alimentação dos animais.[69]

Depois de elucidar o "paradoxo americano", a equipe de Gérard Ailhaud, Pierre Weill e Philippe Guesnet incorporou médicos, agrônomos, biólogos e estatísticos. Eles estudaram dois grupos de animais idênticos (vacas, galinhas e porcos exatamente da mesma raça, criados nas mesmas condições). O primeiro grupo era alimentado simplesmente "à antiga" — acrescentando-se 5% de sementes de linhaça cozidas em sua alimentação —, o segundo grupo "à moderna", com as habituais rações de milho, soja e trigo. Em seguida, eles recrutaram voluntários, divididos por sua vez em dois grupos, aos quais entregaram suas refeições em casa durante três meses. Um dos grupos só consumia os produtos animais (boi, presunto, carneiro, galinha, manteiga, queijos e ovos) provenientes de animais alimentados com linhaça. O outro recebia quantidades iguais de produtos originários de animais da mesma raça alimentados com a dieta-padrão. Ao cabo de três meses, um exame de sangue foi feito em todos os participantes. Os voluntários do segundo grupo, que tinham recebido produtos-padrão, apresentavam uma relação ômega-3/ômega-6 muito nociva, equivalente às que se encontram em estudos habituais da dieta ocidental: 1/15. Em compensação, os do primeiro grupo, que tinham sido alimentados "à antiga", apresentavam uma relação três vezes mais favorável em ômega-3! Em três meses, o perfil das gorduras no sangue desses voluntários se tornou perfeitamente comparável ao dos famosos cretenses, cuja alimentação mediterrânea é citada como exemplo em todos os estudos de nutrição. E, para a alegria dos glutões, tal resultado foi obtido sem restringir a quantidade de produtos animais consumidos.[70]

Quando o estudo foi repetido dois anos mais tarde em pacientes diabéticos e com sobrepeso, uma outra surpresa aguardava os pesquisadores: os pacientes alimentados à antiga tinham perdido peso (1,3 quilo em média), mesmo comendo exatamente a mesma quantidade de produtos animais dos que tinham sido alimentados de maneira-padrão.[71]

A lição é simples: quando respeitamos as necessidades e a fisiologia dos animais que nos alimentam, nosso próprio organismo ganha em equilíbrio. E o mais espantoso é que nosso organismo percebe o fato imediatamente. Os pesquisadores solicitaram a um laboratório independente testes de paladar "cego": cinquenta voluntários isolados cada um em uma cabine experimentaram as carnes, os queijos ou a manteiga equilibrados em ômega-3 e ômega-6 graças à alimentação dos animais. Eles os comparam com os produtos-padrão vendidos habitualmente nos supermercados, sem conhecer, é claro, sua proveniência. A grande maioria dos provadores preferiu, sem saber por que, os produtos provenientes de animais nutridos de forma saudável.[72] Tudo se passa como se nossas células soubessem reconhecer o que é bom para elas e tentassem nos fazer saber por meio das preferências de nossas papilas.

Desintoxicar a alimentação

A dra. Annie Sasco torna a se debruçar sobre a geografia do câncer no mundo coberto pela OMS: "Depois de todos esses anos de trabalho", ela me diz, "ainda não temos certeza absoluta. Mas veja o caso muito curioso do Brasil, cujo nível de desenvolvimento ainda é baixo, mas cuja taxa de câncer de mama é equivalente à dos países ocidentais mais industrializados. Muitos de nós se perguntam se esse fenômeno não se deve ao consumo muito elevado de carne — aproximadamente três vezes por dia — e ao recurso maciço, até data bem recente, a hormônios de todos os gêneros para acelerar o crescimento dos animais de criação".

Com efeito, verifica-se em todos os países uma relação direta entre a frequência dos cânceres e o consumo de carne, de frios e de laticínios. Inversamente, quanto mais a alimentação de um país é rica em legumes e leguminosas (ervilhas, feijões, lentilhas etc.), menos os cânceres são frequentes.

Mesmo que não estabeleçam tal conclusão de maneira definitiva, as pesquisas com o animal e as correlações com o homem sugerem que, ao desequilibrarmos nossa alimentação, criamos em nossa fisiologia as condições ótimas para o desenvolvimento do câncer. Se este é condicionado em grande medida pelas toxinas trazidas pelo meio ambiente, é preciso necessariamente começar por desintoxicar o que nós comemos.

Diante desse agrupamento de índices extraordinariamente conformes, seguem recomendações muito simples para desacelerar a marcha do câncer:

1. Comer pouco açúcar refinado e pouca farinha branca; substituí-los por xarope de agave, mel de acácia ou açúcar de coco para adoçar e por farinhas ou pães de cereais múltiplos e de fermentação tradicional.
2. Reduzir o consumo de carne vermelha e evitar produtos processados provenientes do porco. O World Cancer Research Fund recomenda se limitar o consumo a não mais que 500 gramas de carne vermelha e produtos derivados do porco por semana; em outras palavras, no máximo quatro ou cinco bifes. O total ideal recomendado é de 300 gramas ou menos.[73]
3. Evitar todas as gorduras vegetais hidrogenadas — "gorduras trans" (que são encontradas também nos bolos e tortas que não são de "pura manteiga") — e todas as gorduras animais desequilibradas em ômega-6. O azeite de oliva e o óleo de canola são excelentes gorduras vegetais que não favorecem a inflamação. A manteiga (não a margarina) e o queijo que sejam equilibrados em ômega-3 também não parecem contribuir para ela.

O ômega-3 é encontrado nos produtos originários de agricultura biológica (com a condição de que os animais sejam criados em pastagens) ou nos provenientes de animais com linhaça em sua alimentação. É preciso, pois, sistematicamente, privilegiar esses lipídios para ajudar o corpo a lutar contra a doença. Ao fazermos esta escolha, contribuímos também para restaurar uma alimentação muito mais saudável para os animais que fazem parte de nossa cadeia alimentar e para reduzir nossa dependência em relação às plantações de milho e soja necessárias para a alimentação do gado. O milho e a soja são os maiores consumidores de adubos químicos, de pesticidas e de água.*[74, 75] Eles contribuem mais do que todas as outras para a deterioração do meio ambiente.

Enfim, para que a desintoxicação seja completa, resta aprender a se proteger do segundo fenômeno nocivo que acompanhou o avanço do câncer no Ocidente a partir da Segunda Guerra Mundial: o acúmulo de produtos químicos cancerígenos no nosso meio ambiente imediato.

ATENÇÃO: Carnes e ovos "orgânicos" contêm pouco ou nenhum pesticida, hormônio ou antibiótico, mas não são necessariamente equilibrados nos níveis de ômega-3. Se os animais receberam alimentação de milho e soja orgânicos mas não de pastagem livre, a carne e os ovos continuam sendo excessivamente ricos em ômega-6 pró-inflamatório e deficientes em ômega-3. Para garantir que você consuma produtos da mesma qualidade da época dos seus avós, procure rótulos de comidas que especifiquem "alimentação de pastagem" ou "rico em ômega-3". (Informações sobre produtores preocupados com a alimentação adequada dos animais podem ser encontradas em sites de internet como, por exemplo, o www.eatwild.com e o www.americangrassfed.com, ou de associações europeias agrupadas sob o rótulo "TradiLin".)

TERCEIRA PARTE: NÃO SE PODE VIVER COM BOA SAÚDE EM UM PLANETA DOENTE

O urso polar vive completamente afastado da civilização. As vastas extensões de neve e gelo de que ele tem necessidade para sobreviver não são propí-

* Hoje em dia, dois terços das calorias agrícolas do planeta para o consumo são provenientes de somente quatro culturas, das quais o milho e a soja são as principais (as outras duas são o trigo e o arroz).

cias ao desenvolvimento urbano nem às atividades industriais. Entretanto, de todos os animais do mundo, o urso polar é *o mais contaminado* pelos produtos químicos tóxicos, a ponto de seu sistema imunológico e sua capacidade de reprodução estarem ameaçados. Este grande mamífero se nutre de focas e de grandes peixes, que se nutrem por sua vez de peixes menores, os quais comem peixes ainda menores, plâncton e algas.

Os poluentes que nós despejamos em nossos rios — grandes e pequenos — terminam todos dentro do mar. Muitos são "persistentes", ou seja, não se decompõem em elementos assimiláveis pela biomassa da terra ou dos mares. Em vez disso, eles contornam o planeta em alguns anos e vão se acumular no fundo dos oceanos. Acumulam-se também no organismo dos animais que os ingeriram (são bioacumulativos) e têm uma afinidade especial com as gorduras — diz-se que são lipossolúveis. São encontrados, portanto, na gordura animal. Primeiro na dos pequenos peixes, depois na dos grandes que comem os pequenos, depois na dos que comem os grandes peixes. Quanto mais elevados na cadeia alimentar, mais a quantidade de "POP" (poluentes orgânicos persistentes) na gordura aumenta.[76] O urso polar se encontra no topo de uma cadeia alimentar que está contaminada em cada etapa. Fatalmente, ele é o mais atingido pela concentração progressiva — a biomagnificação — dos poluentes do meio ambiente.

Existe um outro mamífero que ocupa o lugar de honra no cimo de sua cadeia, cujo habitat é ainda por cima claramente menos protegido do que o do urso polar: o ser humano.

Daniel Richard é o presidente da filial francesa da maior associação ecologista do mundo, o WWF (World Wildlife Fund). Richard é apaixonado pela natureza. Ele vive há 12 anos na Camargue, à beira de uma reserva natural muito protegida. Quando, em 2004, o WWF lançou uma campanha — insólita — para medir a taxa de diferentes produtos químicos tóxicos no organismo de pessoas, ele se ofereceu como voluntário. Atônito, descobriu que carregava no corpo perto da metade dos compostos testados (42 sobre 109). Quase tanto quanto os ursos polares. A que ele atribui? "Eu sou um carnívoro", respondeu. Na mesma pesquisa, 39 deputados europeus e 14 ministros da Saúde ou do Meio Ambiente de vários países europeus foram testados. Eram todos portadores de doses significativas de poluentes cuja toxicidade para o homem é comprovada. Treze resíduos químicos (ftalatos e compostos perfluorados) foram sistematicamente encontrados em *todos* os deputados. Quanto aos ministros, eles apresentavam, entre outros, 25 traços de produtos químicos idênticos: um retardador de chama, dois pesticidas e 22 PCB (bifenilos policlorados).[77] Essa poluição do organismo não está reservada aos eleitos nem aos europeus: nos

Estados Unidos, os pesquisadores do Center for Disease Control identificaram a presença de 148 produtos químicos tóxicos no sangue e na urina de americanos de todas as idades.[78]

Como a explosão do consumo de açúcar e a degradação extremamente rápida da relação ômega-6/ômega-3, o surgimento dessas substâncias tóxicas no nosso meio ambiente — e nosso corpo — é um fenômeno radicalmente novo. Ele data também da Segunda Guerra Mundial. A produção anual de substâncias químicas sintéticas passou de um milhão de toneladas em 1930 para 200 milhões de toneladas hoje.[79]

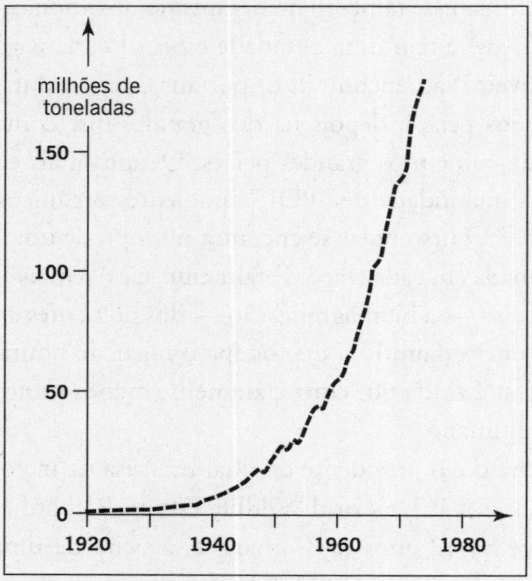

FIGURA 9 — A produção de substâncias químicas sintéticas, como os pesticidas, é um fenômeno novo, característico do final do século XX.[80]

Quando esses números foram publicados pela primeira vez em 1979 pela pesquisadora Devra Lee Davis, esta jovem e brilhante epidemiologista, que não poupava palavras, terminou sendo tratada como agitadora. É preciso dizer que ela tinha corajosamente dado como título a seu artigo na revista *Science*: "O Câncer e a Produção Química Industrial." Era um tema que todo mundo teria preferido calar e que por pouco não encerrou sua carreira. Mas Davis persistiu. Depois da publicação de mais de 170 artigos ao longo dos anos que se seguiram, após dois livros sobre o tema que causaram impacto,[81, 82] ela chegou a se tornar a primeira diretora de um centro de oncologia ambiental, criado para ela na Universidade de Pittsburgh. Hoje, a relação entre câncer e meio ambiente não é mais contestada.

O Centro Internacional de Pesquisa de Câncer da OMS montou uma lista de produtos cancerígenos presentes no meio ambiente. Em trinta anos, foram testados novecentos (uma ínfima proporção das mais de 100 mil moléculas que foram espalhadas, em levas de milhões de toneladas por ano, pela indústria a partir de 1940).[83] Desses novecentos produtos que lhe foram submetidos — geralmente por organismos governamentais, sociedades médicas ou associações de consumidores que manifestam alguma objeção —, *um único* foi reconhecido como não cancerígeno; 95 foram classificados como "cancerígenos comprovados" (ou seja, existem suficientes estudos epidemiológicos com animais para estabelecer uma relação formal de causa e efeito); 307 são cancerígenos "prováveis" ou "possíveis" (os estudos com animais são convincentes, mas os estudos com humanos necessários para apresentar a prova de sua nocividade *não foram feitos ou são insuficientes*); 497 foram etiquetados como "inclassificáveis" (o que não significa que não sejam perigosos, mas sim que seus efeitos não foram suficientemente estudados, com frequência por falta de meios).

Em numerosos casos, esses componentes continuam sendo amplamente utilizados. Por exemplo o benzeno, cancerígeno estabelecido encontrado na gasolina; alguns plásticos, resinas e colas; alguns lubrificantes, tintas, detergentes e pesticidas.[84] As indústrias se defendem argumentando que os percentuais a que os usuários estão expostos são cem vezes inferiores às doses tóxicas para os animais. Mas Sandra Steingraber, bióloga especializada em meio ambiente, mostrou que um rápido cálculo basta para varrer o argumento: em 1995, o Programa Nacional de Toxicologia conseguiu completar ensaios em animais a respeito de, aproximadamente, quatrocentos produtos químicos, uma amostra representativa das 750 mil substâncias presentes no mercado, à época. Conclusão dos pesquisadores: 5% a 10% deles podem ser considerados cancerígenos para o homem; 5% a 10%, o que quer dizer 3.750 a 7.500 dos produtos aos quais estamos expostos. Não há como se tranquilizar quando nos dizem que cada um tem menos de 1/100 da dose tóxica.[85] Supondo que cada produto alcance o limiar de 1/100, o resultado seria uma carga total de 37 a 75 vezes a dose tóxica estabelecida para os animais. Na Europa, os médicos, pesquisadores e associações internacionais reunidos na Unesco em 2004 chegaram a conclusões similares. Em conjunto, por instigação do professor Dominique Belpomme, oncologista no hospital europeu Georges Pompidou, tornaram-se signatários da "Declaração de Paris", que pede a aplicação de um princípio de precaução a toda nova substância química. Ela recomenda que se determine o potencial tóxico de cada novo composto antes de introduzi-lo de modo descontrolado no meio ambiente. Um princípio que espontaneamente aplicamos em relação a nós mesmos e aos nossos filhos, mas que jamais foi imposto à indústria química.[86, 87]

Em 2008, um rigoroso relatório crítico foi apresentado ao Parlamento Europeu. Seu autor, o professor Andreas Kortenkamp, diretor do Centro de Toxicologia da Universidade de Londres, chamou atenção para o papel devastador executado pelos produtos sintéticos — cada vez mais presentes em nosso meio ambiente — na epidemia galopante de câncer de mama. Ele mostrou que os fatores ambientais têm um impacto causal maior do que a predisposição genética e detalhou o efeito similar ao dos estrógenos de pesticidas e herbicidas presentes em nossos alimentos, assim como em certos cosméticos. (Voltaremos a falar disso.) O relatório chamava atenção para o perturbador "efeito coquetel" produzido pela interação de diferentes substâncias, que pareciam inofensivas quando estudadas separadamente e em doses baixas no laboratório mas que se tornavam tóxicas quando combinadas.[88] Como o professor Belpomme, o professor Kortenkamp queria que as autoridades governamentais melhorassem a forma com que avaliam a toxidade de produtos sintéticos.

Rick Relyea, um biólogo da Universidade de Pittsburgh, forneceu recentemente confirmação do perigo desse efeito coquetel.[89] Rick ficou surpreso que os pesquisadores cujos trabalhos é analisar a toxidade de milhares de substâncias liberadas no meio ambiente quase sempre se concentram na substância separadamente. Ele montou um protocolo que imitava as condições da vida real: um ambiente aquático em que várias espécies de plânctons e girinos foram expostos a uma mistura de diversos pesticidas. O resultado foi arrasador. Relyea demonstrou um efeito combinado que foi consideravelmente *mais tóxico* do que a simples exposição a cada substância separadamente. Avaliados isoladamente e em sua máxima potência permitida, cada pesticida não teve impacto algum. Mas mesmo em doses "aceitáveis", quando dez pesticidas eram combinados, eles causaram a morte de 99% dos girinos.

Produtos químicos em nossos alimentos

É na gordura que se acumulam numerosos cancerígenos, inclusive os emitidos pela fumaça de cigarro — como o altamente tóxico benzo-[A]-pireno dos aditivos, um dos cancerígenos mais agressivos que se conhece.[90] Dentre os cânceres que mais aumentaram no Ocidente nos últimos cinquenta anos, estão sobretudo os cânceres de tecidos que contêm ou que são cercados de gordura: seio, ovários, próstata, cólon e sistema linfático.

Muitos desses cânceres são sensíveis aos hormônios que circulam no organismo. Fala-se então de cânceres "hormônio-dependentes". É por essa razão que eles são tratados com antagonistas dos hormônios — como o Tamoxifeno para o câncer de mama, ou os antiandrógenos para o câncer de próstata. Por qual mecanismo os hormônios agem sobre o desenvolvimento do câncer? Ao se fixarem sobre certos receptores na superfície das células, comportam-se de uma certa maneira como uma chave que é introduzida em uma fechadura. Se essas células forem cancerosas, os hormônios desencadearão em seu interior reações em cadeia que têm por efeito lançá-las em um crescimento anárquico.

Inúmeros poluentes do meio ambiente são "perturbadores hormonais". Isso quer dizer que sua estrutura imita a de certos hormônios humanos, o que os torna capazes de se introduzir nas fechaduras e ativá-las anormalmente. Muitos deles imitam os estrógenos. Durante suas pesquisas, Devra Lee Davis batizou-os de "xenoestrógenos" (do grego *xeno* para "estrangeiro").[91] Encontrados em certos herbicidas e pesticidas, são atraídos pela gordura dos animais de criação, na qual se acumulam. Mas alguns xenoestrógenos provêm de certos plásticos e de alguns derivados do lixo industrial ao qual estamos regularmente expostos. Estão também presentes em certos produtos de beleza e produtos de limpeza[92] (uma lista de produtos que devem ser evitados é fornecida no final do capítulo).

O xenoestrógeno bisfenol A foi foco de um estudo publicado em 2008 por pesquisadores da Universidade de Cincinnati, que confirmaram a poderosa toxidade química. O bisfenol A (BPA) é um dos componentes do PVC (cloreto de polivinila), ou plástico duro. O PVC está em todo lugar: no revestimento interno de latas de refrigerante, em tubos plásticos de comida, em chaleiras elétricas, em mamadeiras, em xícaras, em tigelas de micro-ondas e em outros recipientes plásticos que invadiram nossas cozinhas e lanchonetes. Também pode ser encontrado no revestimento interno de muitas latas de alimentos, em particular de ravióli, atum, ervilha, frutas em calda, sopa e papinha de bebê. Quando o PVC é aquecido ou entra em contato com líquidos ou alimentos quentes, ele libera BPA.[93] Essa substância é suspeita há anos de promover o crescimento de certos cânceres, e agora há prova clara de que ela é nociva. Os pesquisadores de Cincinnati observaram que, mesmo em concentrações muito fracas — comparáveis às obtidas pelo uso normal de um copo plástico em contato com um líquido quente —, o BPA bloqueia o efeito de vários agentes quimioterápicos nas células humanas de câncer de mama. Portanto, parece que o BPA é um aliado fundamental dos tumores e os torna resistentes a pelo menos parte do arsenal que usamos para lutar contra o câncer.[94]

Desde a publicação desses estudos, a agência governamental *Health Canada* decidiu banir as mamadeiras que contêm BPA e limitar as quantidades de BPA lançadas no meio ambiente. Nos Estados Unidos, depois da publicação de um relatório pelo Programa Nacional de Toxicologia em 2008, medidas similares foram recomendadas. No entanto, me parece essencial que as pessoas que sofrem de câncer não devam esperar que as autoridades do governo tomem uma decisão sobre isso. Elas deviam tentar evitar comidas e líquidos aquecidos em recipientes plásticos. Também deviam evitar, sempre que possível, todos os alimentos de latas que contêm BPA. Os alimentos enlatados são geralmente aquecidos até 110° durante o processo de esterilização, fazendo com que o BPA se espalhe por eles. Eu já eliminei da minha cozinha os recipientes plásticos para comidas quentes, preferindo tigelas de vidro ou cerâmica. Percebam que o problema não ocorre no mesmo grau com plásticos que não foram aquecidos — recipientes e sacos guardados na geladeira ou no freezer, por exemplo. Ainda assim, pode ser mais seguro evitar líquidos que ficaram em contato prolongado com plásticos duros de policarbonato (infelizmente, isso inclui a maior parte dos "bebedouros" de água mineral em escritórios, assim como garrafas esportivas reutilizáveis), porque foi verificado que eles liberam BPA com o tempo.[95] O plástico mais flexível usado pela maior parte das marcas de água mineral é normalmente feito de politereftalato de etileno (PET) e não contém BPA (procure o número 1 no fundo da garrafa, o que indica que a garrafa é feita de PET).

Os compostos químicos chegam à nossa alimentação não só por meio de pesticidas e recipientes, mas também diretamente por comidas industrializadas que ingerimos. Em 2008, pesquisadores demonstraram que certos aditivos alimentícios encontrados comumente em nossa alimentação moderna tinham o efeito de induzir o crescimento do câncer de pulmão em ratos. Um grupo da Universidade Nacional de Seul, na Coreia do Sul, se concentrou em compostos inorgânicos de fosfato, largamente usados na indústria alimentícia por reter água e melhorar a textura dos alimentos.[96] Ratos geneticamente selecionados para desenvolver câncer de pulmão foram separados em dois grupos, um alimentado com uma dieta normal e o outro com uma dieta rica em aditivos de fosfato. A equipe liderada pelo professor Myung-Haing Cho descobriu que, depois de quatro semanas, o crescimento do tumor era muito maior nos ratos que receberam uma dieta rica em fosfatos inorgânicos. E os níveis de fosfato correspondiam aos que os humanos costumam ser expostos quando se alimentam de uma dieta ocidental rica em alimentos industrializados e refrigerantes.

Os autores do estudo levantaram a hipótese de que tais quantidades excessivas de fosfatos ativam reações genéticas que estimulam o desenvolvimento das células de câncer de pulmão. Essa sinalização genética anormal tem sido ligada ao tipo predominante de câncer de pulmão, conhecido como carcinoma de células "não pequenas".

Dentro da indústria alimentícia, o uso de aditivos de fosfato tem crescido exponencialmente. Hoje, absorvemos uma média de mil miligramas de fosfatos por dia, contra 470 miligramas nos anos 1990. Eles podem ser encontrados nas carnes e em produtos industrializados derivados de carne de porco (com conservantes), em certos queijos industrializados (particularmente em pastas de queijo), doces industrializados (os do supermercado, e não da padaria do bairro), quase todos os refrigerantes (de cola e nas outras bebidas doces e gasosas), caldas de frutas, alimentos preparados com leite evaporado (inclusive sorvetes processados) e comida industrializada pronta (pizza congelada e palitos congelados de peixe, em particular).

Na ausência de estudos mais detalhados, me parece que as pessoas que estão recebendo tratamento para câncer de pulmão de não pequenas células deviam evitar carnes processadas e todos os produtos cujos ingredientes listados no rótulo incluam conservantes à base de fosfatos (fosfato de cálcio, fosfato dissódico, ácido fosfórico, trifosfato de sódio, fosfato tricálcio etc.).

O Departamento de Epidemiologia de Harvard mostrou em 2006 — em um estudo longitudinal com 91 mil enfermeiras acompanhadas durante 12 anos — que o risco de câncer de mama nas mulheres em pré-menopausa é duas vezes mais elevado entre as que consomem carne vermelha mais de uma vez por dia do que entre as que a comem menos de três vezes por semana.[97] Poderíamos, portanto, dividir por dois o risco de câncer de mama simplesmente agindo sobre o consumo de carne vermelha. Na Europa, o grande estudo EPIC (European Prospective Investigation into Cancer and Nutrition), que segue mais de 400 mil pessoas em dez países diferentes, chegou à mesma conclusão em relação ao câncer de cólon: duas vezes mais riscos entre os grandes comedores de carne do que entre os que comem menos de 20 gramas de carne por dia (sendo que o consumo de peixe — rico em ômega-3 — *divide* o risco por dois[98]).

Não se sabe se o risco ligado ao consumo de carne se deve aos contaminantes organoclorados contidos na gordura dos animais de criação, já que os compostos usados como conservantes em frios também são substâncias cancerígenas conhecidas. Para complicar ainda mais o cenário há os xenoestrógenos dos plásticos dentro dos quais são conservados e transportados os produtos animais, e também o potencial impacto da maneira de cozinhá-los. Por exemplo, moléculas chamadas de aminas heterocíclicas se formam durante o cozimento de carnes na grelha. É também possível que o risco se deva em parte ao fato de que os grandes comedores de carne consumam muito menos alimentos anticâncer (que são quase todos vegetais).

Sabe-se, por outro lado, que a carne e os derivados do leite (bem como os grandes peixes que estão no alto da cadeia alimentar) constituem mais de 90% da exposição humana a contaminantes. Isso inclui a dioxina, os PCB e certos pesticidas que continuam presentes no meio ambiente apesar de sua proibição há vários anos.* Também está claro que os vegetais comuns contêm cem vezes menos desses elementos do que os produtos animais, e o leite orgânico é menos contaminado do que o leite convencional.[102, 103]

Os pesticidas são a maior fonte de toxinas ambientais. Os Estados Unidos são o maior consumidor mundial de pesticidas, o Japão é o segundo, o Brasil é o terceiro e a França é o quarto.[104] Mais uma vez, esses produtos praticamente não existiam antes de 1930.

A União Europeia é a principal produtora, e 72% das vendas destinam-se ao mercado comunitário. Esses produtos não estão restritos às utilizações industriais ou agrícolas. Há uma estimativa de que 80% a 90% da população esteja exposta a pesticidas e inseticidas de utilização doméstica, com uma média de três ou quatro produtos diferentes.[105] Como no caso do DDT (dicloro-difenil-tricloroetano) há quarenta anos, a atrazina é um pesticida tão econômico que durante muito tempo se considerou, tendo em vista o benefício que ela representava para a produção agrícola, que os riscos para o meio ambiente — e para os humanos — eram "aceitáveis". Mas a atrazina é um xenoestrógeno tão potente que é capaz de mudar o sexo das rãs dentro dos rios onde termina sendo despejada.[106, 107] Somente em 2003, depois de duras batalhas confrontando cientistas e industriais, é que ela finalmente foi proibida na França, seguida em 2006 pela União Europeia. A atrazina vinha sendo maciçamente utilizada na Europa e nos Estados Unidos há mais de quarenta anos, desde 1962.

Uma parte dos tumores de cérebro como o meu é sensível aos xenoestrógenos.[108] Um estudo recente descobriu que os agricultores franceses expostos aos pesticidas e fungicidas têm um risco aumentado de tumor de cérebro.[109]

* Os técnicos da Agência Francesa de Vigilância Sanitária de Alimentos mostraram, por exemplo, que o leite comercializado hoje contém dioxina e PCB, e diversos estudos europeus mostraram que ele poderia até conter pesticidas como DDT ou lindane, ainda presentes no meio ambiente, embora tenham sido proscritos na Europa há vários anos.[99-101]

Entre 1963 e 1970, dos 2 aos 9 anos de idade, brinquei todos os anos em plantações de milho aspergidas com atrazina que cercavam nossa casa de férias na Normandia. Toda a minha vida, até o dia em que me diagnosticaram um câncer, bebi leite e comi iogurtes, carne e ovos que provinham de animais que tinham sido alimentados com milho tratado com pesticidas. Mastiguei — sem descascar — maçãs que tinham recebido 15 tratamentos de pesticidas. Bebi água da torneira saída dos rios e dos lençóis freáticos contaminados (a atrazina não é eliminada pela maior parte dos sistemas de purificação da água). Minhas duas primas que tiveram câncer de mama partilharam comigo aquelas brincadeiras na Normandia, aquela água, aquela comida. Jamais saberemos qual foi a contribuição da atrazina, dentre numerosos outros fatores, para nossos cânceres respectivos. É verdade que muitas outras crianças daquela região não adoeceram, mas como se decide se o risco era "aceitável"?

E os alimentos orgânicos?

No noroeste dos Estados Unidos, delimitado pelo oceano Pacífico e por uma cadeia de montanhas, o estado de Washington é um dos mais bonitos do grande Oeste americano. Como ocorre com frequência nos lugares onde a natureza se impõe, os habitantes de lá são dos mais progressistas. Numerosos supermercados e cooperativas orgânicas prosperam em torno de Seattle, e grande parte da população prefere se alimentar dessa maneira. Como na Europa, os produtos rotulados "orgânicos" são cultivados com adubos naturais, sem pesticidas sintéticos. Entretanto, eles são com frequência contestados por serem mais caros e, por vezes, também parcialmente contaminados pelos pesticidas dos campos vizinhos. Eles de fato permitem reduzir nossa exposição aos contaminantes?

Na Universidade de Washington, uma jovem pesquisadora, Cynthia Curl, estava preocupada em saber se a comida orgânica que suas amigas davam aos filhos era realmente mais sadia. Ela conseguiu realizar uma pesquisa com 42 crianças de 2 a 5 anos, dirigindo-se a famílias que saíam do supermercado comum ou de uma cooperativa orgânica. Durante três dias, os pais tinham que anotar tudo que davam aos filhos para comer e beber. As crianças recebiam a classificação de "orgânicas", se mais de 75% de sua alimentação tivesse o selo orgânico, e "convencionais", caso mais de 75% de seus alimentos não fossem orgânicos. Em seguida, a dra. Curl mediu na urina das crianças os produtos da degradação dos pesticidas organoclorados (os pesticidas mais comuns). Ela descobriu que a taxa de pesticidas na urina das crianças "orgânicas" estava claramente aquém do mínimo fixado pela Agência Governamental de Proteção Ambiental. Era também seis vezes menor do que a das crianças "convencionais". Para estas últimas, ao contrário, a carga tóxica ultrapassava em quatro vezes os limites oficiais tolerados.[110, 111] A alimentação "orgânica" resultava de fato em uma diferença significativa no nível de intoxicação do organismo.*

Publicadas no *New York Times*, as reações suscitadas por essa demonstração são lamentavelmente típicas. O dr. David Klurfeld, um nutricionista respeitável da Universidade de Wayne State, em Detroit, explica por exemplo que não se conhecem de maneira clara as implicações sobre a saúde dessas medições de pesticidas. "Não estou dizendo que não exista risco possível para a saúde. Mas é preciso ser realista e não entrar em pânico por causa desse gênero de dado. Pessoalmente, não mudarei em nada os hábitos de alimentação de minha família com base nessa pesquisa."

Mas nem todos os especialistas veem as coisas dessa maneira. No Departamento de Estudos do Meio Ambiente da Universidade de Yale, o professor John Wargo acompanha há anos o impacto sobre a saúde das crianças com as mudanças no meio ambiente. Sua conclusão é bem diferente: "A pesquisa justifica a importância de uma dieta orgânica e mostra que os alimentos orgânicos reduzem a exposição das crianças. As indústrias [agroalimentares] nos dizem 'mostrem-nos os mortos'. Quanto a mim, não quero que se jogue pôquer com a vida dos meus filhos."

Depois disso, uma segunda pesquisa da mesma universidade reforçou as descobertas originais: 23 crianças foram inicialmente testadas depois de seguir durante vários meses uma dieta convencional. A urina delas mostrava a presença de pesticidas. Em seguida, elas consumiram exclusivamente alimentos orgânicos. Em alguns dias, todo vestígio de pesticida tinha desaparecido de suas urinas. Quando voltaram à alimentação convencional, os vestígios de pesticidas rapidamente reapareceram, no mesmo nível que antes da alimentação orgânica.[113]

Imaginemos que existisse um produto do qual bastaria pingar uma gota em cima de um bife, do leite ou de uma fruta para que, mudando de cor, ele revelasse a presença de pesticidas. De um dia para o outro, a indústria agroalimentar seria obrigada a transformar radicalmente suas práticas para se conformar às exigências da precaução mais elementar diante das substâncias duvidosas que foram introduzidas na nossa alimentação a partir de 1940. Mas

* Na Europa, o engenheiro agrônomo Claude Aubert — que com frequência dizem ser o padrinho da agricultura orgânica europeia — fez uma demonstração comparável. Em uma pesquisa de 1986, ele mostrou que as mulheres que se alimentam com 90% de orgânicos durante a gravidez têm três vezes menos pesticidas organoclorados no leite materno do que as que se alimentam de maneira convencional.[112]

esses produtos tóxicos são inodoros, incolores e insípidos. Só por serem indetectáveis eles se tornam mais "aceitáveis"? Esta pergunta é reservada somente aos que já foram atingidos pelo câncer?

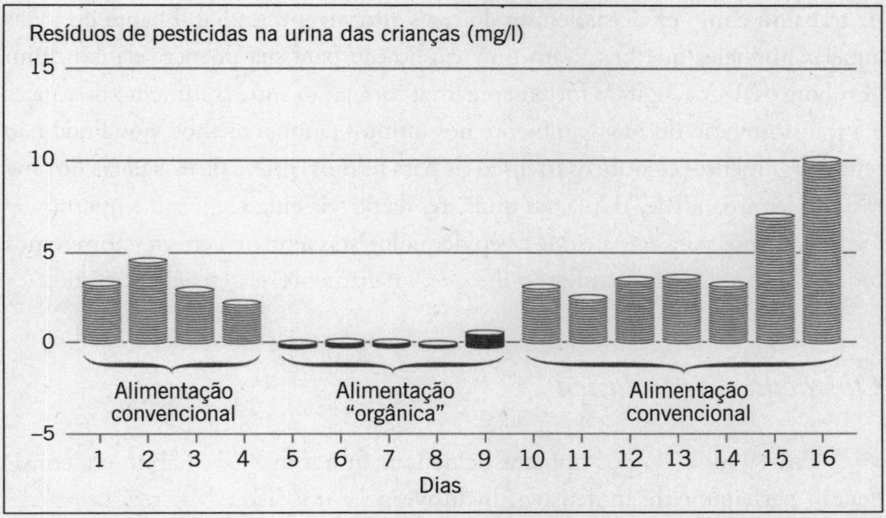

FIGURA 10 — Quantidade de resíduos de um pesticida organoclorado nas urinas de 23 crianças de 3 a 11 anos enquanto consomem uma alimentação convencional, depois orgânica, depois de novo convencional por um período de 15 dias consecutivos. Os resíduos de pesticidas desaparecem imediatamente das urinas quando a alimentação é orgânica (dias 5 a 9).

Quando os epidemiologistas "tiverem certeza"...

Durante muito tempo reservada aos "militantes" verdes, a questão da relação entre câncer e meio ambiente passou a interessar cada vez mais aos cientistas. Alarmados com os dados, os especialistas do INSERM (sigla francesa para Instituto Nacional da Saúde e da Pesquisa Médica) escreviam em 2005: "Admite-se geralmente que a exposição ao meio ambiente tem implicação na origem da maioria dos cânceres." O tabaco dá conta de uma parte desses casos (da ordem de 30%).[114] Em relação à maior parte dos demais casos, não há explicação oficial. No homem, o câncer leva em geral entre cinco e quarenta anos para se desenvolver. Frequentemente, não há, pois, estudos convincentes a não ser com animais. Para uma parte da comunidade científica — e o argumento é legítimo —, isso não constitui uma prova suficiente para designar formalmente as mudanças do meio ambiente como causa do câncer no homem.

Em 2002, em Vitória, no Canadá, mulheres vítimas da epidemia de câncer de mama organizaram uma conferência com especialistas em epidemiologia e biólogos. A dra. Annie Sasco apresentou, na ocasião, suas reflexões. Durante sua apresentação, ela alinhou, um depois do outro, os resultados de seus 25 anos de trabalho como epidemiologista do mais alto nível mundial. Diante de todas aquelas mulheres que buscavam uma explicação para sua doença, ela concluiu: "Embora os dados sugiram fortemente uma correlação entre o aumento do câncer e a transformação do meio ambiente nos últimos cinquenta anos, nós ainda não temos argumentos científicos irrefutáveis para termos certeza da existência de uma relação de causalidade." Uma das mulheres da plateia então segurou o microfone: "Se esperarmos para agir até que os epidemiologistas tenham certeza, morreremos todas..." E Annie Sasco confessou-lhe que, infelizmente, ela estava de acordo.

Obstáculos à mudança

Em 1950, 80% dos homens ocidentais fumavam. Esse hábito era considerado perfeitamente inofensivo, inclusive pelos médicos. Nas revistas médicas, viam-se anúncios de Winston e de Marlboro. Naquele ano, os drs. Evarts Graham e Richard Doll, da Universidade de Oxford — eles mesmos fumantes, como a maioria dos médicos da época —, demonstraram sem sombra de dúvida que o tabaco era a causa direta da explosão do câncer de pulmão. Com mais de um maço por dia, o risco era até trinta vezes maior.* Foi preciso esperar 22 anos para que se adotasse a primeira medida governamental contra o fumo** e 57 anos para que ele fosse proibido em locais públicos na França! Ainda hoje, a produção, o consumo e a exportação de cigarros permanecem absolutamente legais.

O aumento do risco de câncer associado às gorduras animais — excessivamente ricas em ômega-6 e carregadas de produtos químicos tóxicos — não está tão firmemente estabelecido quanto à ligação entre o câncer e o tabaco. O aumento do risco é da ordem de 20% a 30% para usuários de tabaco.[116, 117] O aumento do risco que surge pelo desequilíbrio e toxidade da gordura animal é

---

* Para ser historicamente exato, embora se atribua geralmente a descoberta do elo entre o fumo e o câncer de pulmão ao dr. Richard Doll, é preciso esclarecer que três meses antes um epidemiologista judeu alemão emigrado nos Estados Unidos, o dr. Ernst L. Wynder, publicara o primeiro trabalho relatando as mesmas conclusões na revista *JAMA*.[115]

** O aumento dos impostos sobre a venda de cigarros, por Denis Healey, ministro das Finanças do Reino Unido em 1972.

da ordem de 1,5% a 8%, dependendo do estudo e do grau de exposição. Mas na esfera de uma doença que ameaça a vida, isso está longe de ser negligenciável.

Como no caso do cigarro, existem razões econômicas muito poderosas para não se querer saber mais a respeito. Muitos políticos acreditam que os pesticidas sejam necessários à produtividade agrícola, mesmo que haja muito poucos dados para se afirmar isso.[118] Alguns argumentam que se basear em produtos químicos agriculturais convencionais protege a atividade econômica e os empregos na área da agricultura. O certo é que eles são necessários aos interesses das indústrias químicas. Por ameaçarem esses interesses e abalarem hábitos estabelecidos, todas as modificações nas políticas de criação animal e na agricultura, em favor de práticas que respeitem a natureza e nossa saúde, apresentam inconvenientes evidentes e imediatos. Eles necessitam, portanto, de uma verdadeira política de desenvolvimento para a agricultura orgânica. Como no caso do fumo, as vantagens econômicas que resultariam da mudança — uma redução importante dos custos de saúde — só seriam notadas no longo prazo. Mas outras seriam imediatas, como a melhoria da qualidade dos cursos de água e a saúde das pessoas expostas em seus trabalhos.

Em seu documentário dedicado ao aquecimento climático (*Uma Verdade Inconveniente*), Al Gore cita um grande jornalista americano do século XX, Upton Sinclair: "É difícil fazer com que uma pessoa compreenda determinada coisa quando seu salário depende do fato de ela não compreendê-la." Não podemos esperar nem dos políticos nem das indústrias que eles façam essas escolhas difíceis em nosso lugar. A mulher que segurou o microfone em Vitória estava certa: se esperarmos até os epidemiologistas "terem certeza", corremos grande risco de já estarmos mortos. Em compensação, cada um de nós tem o poder considerável de aplicar em si mesmo o princípio de precaução. Podemos escolher o que queremos, ou não, consumir. Frequentemente, basta pedir ao vendedor do bairro que se abasteça de produtos orgânicos. Quando nossos hábitos de consumo estiverem suficientemente disseminados, os preços vão diminuir, como já é o caso em alguns supermercados nos Estados Unidos, onde os preços dos orgânicos são muito próximos dos produtos convencionais.

Celulares: cuidado

O telefone celular é um dispositivo fantástico e um instrumento de comunicação sem o qual eu mesmo, por exemplo, odiaria viver. Mas dados científicos recentes sugerem que os campos eletromagnéticos dessas pequenas joias tecnológicas não são desprovidos de perigo. É verdade, a maior parte dos estudos epidemiológicos atuais não observou nenhuma ligação entre o uso do celular e o câncer. No entanto, a maioria desses estudos se concentrou em pessoas que usavam o telefone há cinco anos ou menos. No caso do tabaco, por exemplo, não há efeito nos cânceres de pulmão de pessoas que fumaram um maço por dia durante cinco anos, ou mesmo dez. É preciso 15 ou 30 anos para que os primeiros cânceres apareçam. E verdadeiramente, os poucos estudos que mediram os riscos ligados ao uso diário de um celular (uma hora por dia ou mais) por pelo menos dez anos observam que *dobra* o risco de que essa pessoa desenvolva um tumor cerebral *no lado em que ela usa o telefone*. Isso é confirmado pelos primeiros resultados (publicados em 2008) do grande estudo internacional INTERPHONE. Como a dra. Elisabeth Cardis, que coordena o estudo, disse em uma entrevista televisiva: "Quando consideramos apenas tumores que se desenvolveram no lado da cabeça no qual os telefones eram usados, os maiores estudos em termos de número de usuários mostrou um aumento de risco em usuários de longos períodos."[119]

Para resumir, ainda não há prova científica suficiente para exigir que sejam tomadas medidas preventivas, como aconteceu com o tabaco e com o amianto. Mas dadas as evidências disponíveis, aconselho a todos que usam celulares a tomar medidas de precaução — particularmente as pessoas que têm câncer e que tem todas as razões para querer reduzir os fatores que podem exacerbar a doença.

Essas são as medidas de precaução que aconselho atualmente e que uso no meu dia a dia:

1. Exceto em casos raros, não deixe que crianças menores de 12 anos usem celulares. Órgãos em crescimento, nas crianças e nos fetos, são os mais sensíveis aos efeitos de campos eletromagnéticos.

2. Durante as ligações, tente ficar o mais longe possível do telefone em si. A uma distância de 10 centímetros, a amplitude do campo eletromagnético é quatro vezes mais fraca; é cinquenta vezes mais fraca a um metro de distância. Sempre que puder, use a função viva voz, um fone de ouvido com microfone ou mesmo um aparelho de Bluetooth, que reduzem as emissões eletromagnéticas do seu celular em cem vezes.

3. Fique longe de pessoas usando celulares e evite usar o seu no metrô, no trem ou no ônibus: você estará expondo os outros passageiros aos campos magnéticos do seu celular.

4. Evite manter o celular sempre perto do corpo, mesmo que em stand-by. Não o deixe perto de você à noite (por exemplo, debaixo do travesseiro ou

na mesa de cabeceira), principalmente se estiver grávida. Você pode escolher entre os modos "avião" ou desligado, que cessam a emissão eletromagnética.

5. Restrinja o uso do seu celular a chamadas curtas. Os efeitos biológicos estão diretamente ligados à duração do uso. E é melhor retornar a ligação de um telefone fixo com fio: telefones sem fio usam tecnologia de micro-ondas similar à dos telefones celulares e foram recentemente incriminados em um estudo sueco como possíveis fatores no aumento de risco de câncer também.[120]

6. Quando usar seu celular, mude regularmente a orelha em que o encosta. E antes de levar o telefone ao ouvido, espere que a outra pessoa atenda a chamada: os campos eletromagnéticos serão menos intensos.

7. Evite usar o telefone quando o sinal está baixo ou durante viagens rápidas, como em um trem ou carro. Porque o telefone estará constantemente buscando se conectar com a antena transmissora, sua emissão de força estará no máximo.

8. Use mensagens de texto no lugar de chamadas. Isso limitará a duração da exposição e reduzirá a proximidade com o corpo.

9. Escolha um aparelho com o menor SAR possível. (O "teste de absorção de energia" mede o nível de frequências de rádio emitidas por um celular para o usuário.) Uma lista de níveis de SAR de várias marcas de celular está disponível em vários sites da internet.

Além dessas precauções individuais, os fabricantes e os provedores de serviço precisam agir com responsabilidade. É tarefa deles fornecer aos usuários equipamentos que reduzem ao máximo possível o risco à sua saúde e constantemente desenvolver novas tecnologias com essa finalidade. Eles também devem encorajar os consumidores a usar seus aparelhos da maneira mais saudável possível.

Três princípios de desintoxicação

Quando os fumantes abandonam o cigarro, o risco de contrair câncer diminui claramente.[121, 122] Quando deixamos de favorecer o crescimento de células cancerosas no corpo, os mecanismos naturais de controle do câncer ficam em melhores condições de agir a fim de debelar sua proliferação.

Para nos protegermos do câncer, podemos limitar tanto quanto possível a exposição aos fatores tóxicos do meio ambiente. Dentre todos que foram identificados ou que são fortemente suspeitos, eu escolhi explicar aqui três em particular, que me parecem os mais importantes e os mais facilmente modificáveis:

1. O consumo excessivo de açúcares refinados e de farinhas brancas, que estimulam a inflamação e o crescimento das células através da insulina e do IGF.

2. O consumo excessivo de ômega-6 nas margarinas, óleos vegetais (incluindo gorduras trans) e gorduras animais (carne, derivados de leite, ovos) originárias de uma agricultura desequilibrada a partir da Segunda Guerra Mundial.

3. A exposição aos contaminadores químicos do meio ambiente surgidos depois de 1940, que se acumulam nas gorduras animais, e — apesar de os estudos ainda não serem definitivos — a exposição aos campos eletromagnéticos dos celulares.

Essas duas primeiras causas são grandemente responsáveis pelo terreno inflamatório favorável ao desenvolvimento do câncer. A primeira etapa de todo processo de desintoxicação começa por comer muito menos açúcar, farinha branca e gorduras animais. Sempre escolha produtos animais com o rótulo "orgânico". Não é necessário eliminar os alimentos não orgânicos por completo, mas devemos reduzi-los a alimentos ocasionais, em vez de fazê-los a base de nossa alimentação. Em lugar de botar legumes em volta do rosbife, pode-se considerar vez por outra um pouco de carne (equilibrada em ômega-3) no meio dos legumes. É assim a tradição da alimentação mediterrânea. Pense nos antepastos italianos, com muitas verduras e legumes e pouca carne. É assim também na culinária indiana, vietnamita e chinesa, e os níveis de câncer desses povos são muito mais baixos do que no mundo ocidental.

"Tudo que chega à terra chega aos filhos da terra"

Se todos adotarmos essa maneira orgânica e equilibrada de se alimentar, ajudaremos não só nosso corpo a se desintoxicar, mas também o planeta a recuperar seu equilíbrio. O relatório de 2006 das Nações Unidas sobre alimentação e agricultura concluiu que a criação de animais para consumo humano é um dos principais responsáveis pelo aquecimento global. A contribuição da pecuária para o efeito estufa é *mais elevada* do que a do setor de transportes. A pecuária é responsável por 65% das emissões de hemióxido de nitrogênio, um gás que contribui para o aquecimento global 296 vezes mais do que o CO_2. O metano emitido pela digestão das vacas (que toleram mal o milho que recebem para comer) age 23 vezes mais do que o CO_2 sobre o aquecimento, e 37% do metano mundial vem dos ruminantes. Um terço das terras aráveis são destinadas ao milho e à soja para a alimentação do gado. Essas extensões são insuficientes para atender à demanda, o que provoca o desmatamento das florestas — e uma nova perda em capacidade de absorção do dióxido de carbono. O relatório da ONU concluiu também que a pecuária está "entre as atividades mais prejudiciais para os recursos hídricos", por causa do despejo maciço de fertilizantes, pesticidas e excrementos dos animais dentro dos cursos de água.

Um indiano consome em média 5 quilos de carne por ano e, com idade igual, vive com melhor saúde do que um ocidental. São necessários 123 quilos por ano para satisfazer um americano — 25 vezes mais.[123, 124] Nossos modos de produção e de consumo de produtos animais destroem o planeta. Tudo parece indicar que eles contribuem também para nos destruir ao mesmo tempo.

No final de cada dia, eu escrevo algumas palavras em um diário íntimo para resumir o que me deu mais prazer. Em geral, trata-se de coisas muito simples. E frequentemente me surpreendo ao notar o prazer que senti por só ter comido legumes, ervilhas e frutas (e um pouco de pão multigrãos). Noto como me senti mais alerta e mais leve o dia inteiro, e sorrio à ideia de que fui menos pesado para o planeta que me carrega e me alimenta.

Depois de vinte anos dedicados a cuidar de doentes que sofrem de câncer, Michael Lerner se cansou de receber pessoas com idade entre 30 e 40 anos que nunca deveriam fazer parte de seu programa. O programa existe ainda hoje, mas Michael passou a voltar a maior parte de sua atividade para a proteção do meio ambiente, a fim de prevenir as doenças na raiz. Ele resume a situação com uma simplicidade luminosa: "Não se pode viver com boa saúde em um planeta doente."

Em 1854, o chefe Seattle da tribo Puget Sound Suquamish entregou solenemente seu território e seu povo à soberania dos Estados Unidos. O discurso que ele pronunciou nessa ocasião serviu um século mais tarde de inspiração ao movimento ecológico, que reinterpretou suas palavras particularmente incisivas. O chefe se dirigia, de um modo mais urgente do que nunca, aos descendentes dos colonos brancos que nós somos:

> Ensinem aos seus filhos o que nós ensinamos aos nossos, que a terra é nossa mãe. Tudo que acontece com a terra acontece com os filhos da terra. Se os homens cospem no solo, estão cuspindo sobre si mesmos.
>
> A terra não pertence ao homem; o homem pertence à terra. Nós sabemos disso. Todas as coisas se ligam como o sangue que une a mesma família. Todas as coisas estão interligadas.

Reduzir	Substituir por
Alimentos de índice glicêmico elevado (açúcar, farinhas brancas etc.) (ver tabela p. 91)	Frutas, farinhas e carboidratos de índice glicêmico baixo (ver tabela p. 91)
Óleos hidrogenados ou parcialmente hidrogenados Óleo de girassol, soja, milho Laticínios convencionais (muito ricos em ômega-6 e IGF) Batata frita, frituras, biscoitinhos e outros aperitivos do gênero etc.	Azeite de oliva, óleo de linhaça Manteiga e laticínios orgânicos (que contêm uma boa proporção de ômega-6 e ômega-3 e são livres de hormônios) Leite de soja, iogurte de soja* Azeitona, *tapenade* ou *homus* passados em pão multigrãos, tomates-cereja como aperitivo
Carne vermelha e ovos que não sejam orgânicos Pele de aves	Legumes, leguminosas e tofu Aves, ovos orgânicos e carne vermelha orgânica (menos de 200 g por semana) Peixes (cavala, sardinha, salmão, mesmo de criação)
Casca de frutas e legumes não orgânicos (os pesticidas se acumulam na superfície)	Frutas e legumes descascados ou lavados, ou orgânicos
Água de torneira nas regiões de agricultura intensiva, devido à presença de nitratos e pesticidas (pode-se obter uma avaliação da presença de nitratos, pesticidas e outros contaminadores por uma agência de governo)	Água de torneira filtrada com um filtro de carvão ou osmose invertida, água mineral ou de fonte, engarrafada (com a condição de que as garrafas não tenham sido aquecidas ao sol e que a água não tenha cheiro de plástico, que indica a presença de PVC)

TABELA 5 — Resumo das principais medidas para tornar sadia nossa alimentação diária.

* Veja a explicação sobre a soja e o câncer de mama no capítulo 8.

Frutas e legumes mais contaminados (preferir orgânicos)	**Frutas e legumes menos contaminados (origem menos importante)**
Maçã, Pera, Pêssego, Nectarina, Morango, Cereja, Framboesa e Uva	Banana, Laranja, Tangerina, Abacaxi, Pomelo ou grapefruit, Melão, Melancia, Ameixa, Kiwi, Mirtilo ou blueberry, Manga, Mamão, Abacate
Pimentão, Aipo, Vagem, Batata, Espinafre, Alface, Pepino, Abobrinha, Abóbora	Brócolis, Couve-flor, Repolho, Cogumelo, Aspargo, Tomate, Cebola, Berinjela, Ervilha, Rabanete

Tabela 6 — As frutas e os legumes mais contaminados por pesticidas e os que são muito menos contaminados. Atenção: é melhor comer legumes e frutas — inclusive quando trazem vestígios de pesticidas — do que não comê-los. Seus compostos fitoquímicos anticâncer são de fato benéficos e se sobrepõem aos perigos dos pesticidas (fonte: The Environmental Working Group, www.foodnews.org).[125]

Evitar tanto quanto possível	**Substituir por**
Percloroetileno da lavagem a seco	Arejar as roupas lavadas a seco por várias horas ao ar livre antes de vesti-las, ou preferir lavagem normal com CO_2 líquido ou silicone
Desodorantes com antiperspirantes contendo alumínio (sobretudo as mulheres que raspam as axilas, facilitando assim a penetração do alumínio no organismo)	Desodorantes naturais sem alumínio
Cosméticos, loções, xampus, tintas de cabelo, laquês, musses, géis, esmaltes de unha, protetores solares, desodorantes que contêm estrógenos ou hormônios placentários (frequentes nos produtos destinados aos cabelos afro), parabenos ou ftalatos Ftalatos a evitar principalmente: BBP (ftalato de benzilbutila) e DEHP [ftalato de di(2-etil) hexila] Parabenos a evitar: metilparabeno, poliparabeno, isoparabeno, butilparabeno	Produtos naturais ou cosméticos sem parabenos nem ftalatos Numerosos cosméticos “orgânicos” não contêm parabenos nem ftalatos Algumas empresas, como Body Shop ou Aveda, também oferecem produtos sem ftalatos

Perfumes que contêm ftalatos (quase todos)	Nenhum perfume, ou utilizar somente *eau de toilette* (que contém menos)
Pesticidas e inseticidas químicos em casa	Pesticidas à base de óleos essenciais, de ácido bórico ou de terra diatomácea Ver lista completa (em inglês) dos produtos que podem substituir os pesticidas e inseticidas mais suspeitos em www.panna.org
Aquecer comida ou líquidos (café, chá, mamadeiras) em recipientes de plástico que contenham PVC (que o aquecimento libera dentro dos líquidos) ou em frascos de poliestireno ou isopor	Recipientes de vidro ou cerâmica (inclusive quando forem ao micro-ondas)
Panelas de Teflon arranhadas	Superfície de Teflon intacta ou panelas sem Teflon (aço inoxidável 18/10)
Produtos de limpeza comuns: detergente líquido, de limpeza/ desodorizador de vaso de banheiro, que contêm em geral alquifenóis (nonoxinol, octoxinol, noni e fenol octilfenol etc.)	Produtos ecológicos ou "verdes", ou então substituir por vinagre branco (para as superfícies e os solos) ou bicarbonato de sódio
Exposição excessiva aos campos magnéticos dos telefones celulares	Uso reduzido de telefones celulares com fones de ouvido com tubo de ar

Tabela 7 — Produtos de consumo habitual a evitar, de caráter cancerígeno provado ou suspeitos de contribuir para o desenvolvimento do câncer — e seus produtos de substituição.

7
A lição da recaída

Aconteceu alguns anos depois da minha primeira operação. Eu tinha a impressão de que tudo estava em ordem. Uma tarde, eu tomava chá com uma das raras amigas que estavam a par da minha doença. Enquanto falávamos do futuro, ela me disse com uma voz hesitante: "David, eu preciso lhe perguntar: o que você faz para limpar o seu 'terreno'?" Ela sabia que eu não compartilhava seu entusiasmo pelas medicinas naturais e a homeopatia. Para mim, aquela noção de "terreno" — de que eu nunca ouvira falar durante meus estudos — saía totalmente do âmbito da medicina científica e não me interessava nem um pouco. Eu lhe respondi que tinha sido muito bem cuidado, que não havia outra coisa para fazer a não ser esperar que o tumor não voltasse. E mudei de assunto.

Eu me lembro da minha dieta da época. Nos horários em que estava trabalhando no hospital, para ganhar tempo, aprendera a me contentar ao meio-dia com pratos que podiam ser consumidos facilmente durante uma conferência, até dentro do elevador! Minha comida de quase todos os dias era chili (feijão apimentado) com carne bovina picada, acompanhado de um bagel (pão fermentado) e uma Coca-Cola. Uma combinação que, em retrospecto, me parece explosiva, por aliar farinhas brancas, açúcares e gorduras animais carregadas de ômega-6, de hormônios e toxinas do meio ambiente. Como a maior parte das pessoas que tiveram um primeiro alerta de câncer e que conseguiram se livrar, eu preferia fingir que se tratara de uma pneumonia ou de uma fratura, achando que tinha feito o necessário e que agora ele ficara para trás. Ocupado com o trabalho e com o nascimento do meu filho, diminuíra muito minha atividade física e abandonara um efêmero interesse pela meditação suscitado pela leitura de Jung. Nunca me passara pela cabeça que, se eu tinha tido um câncer, era decerto porque alguma coisa no meu "terreno" permitira a ele se desenvolver, e que era necessário tomar algumas providências para limitar os riscos de uma recaída.

Alguns meses depois, acompanhei uma paciente em uma cerimônia ameríndia que reunia sua família e próximos, durante a qual um "curandeiro" invocava os espíritos para ajudá-la a superar sua doença. Eu achei aquele xamã particularmente humano, íntegro e sensível. Ele sabia encontrar palavras muito simples para descrever os participantes e fazer minha paciente sentir o quanto cada uma daquelas pessoas contribuía para seu desejo de viver, e portanto para sua saúde. Eu não tinha nenhuma dúvida de que sua simples presença exercia um efeito extraordinariamente terapêutico.

Curioso sobre os poderes misteriosos atribuídos àquele homem, terminada a cerimônia, pedi a ele que tocasse meu crânio e me dissesse se percebia alguma coisa. Ele pousou delicadamente a mão sobre a minha testa, fechou os olhos uns poucos segundos, depois declarou: "Talvez tenha havido alguma coisa aqui, mas foi embora. Não há mais nada agora." Não fiquei impressionado. Pois afinal eu sabia que não havia mais nada, uma vez que meus exames anuais tinham novamente apresentado resultados normais. Ele conseguiu perceber perfeitamente essa segurança na minha atitude. Mas acrescentou com um pouco de malícia nos olhos: "Você sabe, as pessoas querem sempre me ver, mas o verdadeiro curandeiro aqui é a minha mãe."

No dia seguinte, fomos juntos ver a mãe dele. Era uma mulher de 90 anos, miúda e frágil, que chegava no meu queixo. Vivia sozinha em um trailer, deslocando-se com uma vivacidade inesperada para sua idade. Seu rosto era gravado com rugas profundas, e ela quase não tinha mais dentes. Mas assim que sorria, e ela sorria frequentemente, seus olhos penetrantes pareciam se iluminar com uma juventude impressionante. Ela também pousou a mão na minha testa, concentrando-se por um instante. E disse com um sorriso: "Tem uma coisa aí que não vai bem. Você teve uma coisa grave e ela voltou. Mas não se preocupe, você vai resolver tudo muito bem." E depois disse que estava cansada e encerrou minha visita.

Não dei muito crédito a essa previsão. Eu confiava plenamente nos resultados da tomografia feita três meses antes. De todo modo, alguma coisa dentro de mim deve ter se sensibilizado, pois esperei menos tempo do que habitualmente para refazer um exame. Então fiquei sabendo que a velha xamã enxergara certo: meu câncer voltara. Exatamente no mesmo local.

Saber que se está com câncer é um choque. Sentimo-nos traídos pela vida e pelo próprio corpo. Mas ficar sabendo de uma recaída é terrível. É como se descobríssemos de repente que o monstro que acreditávamos ter abatido não está morto, que não tinha parado de nos seguir na sombra e que terminou nos pegando. Quer dizer que nunca haverá descanso? Cancelei minhas consultas da tarde e fui caminhar sozinho. Minha cabeça zumbia. Lembro-me ainda do tumulto que me agitava. Teria gostado de falar com Deus, mas eu não acreditava Nele. Finalmente consegui me concentrar na respiração, acalmar a tempestade de meus pensamentos e me voltar para o meu interior — uma atitude que afinal se parece bastante com uma prece: "Ó meu corpo, meu ser, minha força vital, fale comigo! Me deixe sentir o que está lhe acontecendo, compreender por que você se descontrolou dessa maneira. Me diga do que você está precisando. Me diga o que o alimenta, reforça e protege mais. Me diga como vamos poder fazer este caminho juntos, porque eu, sozinho, com a minha cabeça, não consegui e não sei mais o que fazer." Passadas algumas horas, recuperei a coragem, pronto para recomeçar a ronda das opiniões médicas.

Os pacientes frequentemente se espantam com o fato de os diferentes médicos com quem se consultam chegarem a recomendar tratamentos tão divergentes. Mas o câncer é uma doença extraordinariamente multiforme, contra a qual a medicina se esforça para multiplicar os ângulos de ataque. Diante dessa complexidade, cada médico termina se limitando às abordagens que ele domina melhor. De imediato, nenhum médico que eu conheça acataria, para si mesmo ou para um membro de sua família, o primeiro conselho recebido. Procuraria ouvir a opinião de pelo menos dois ou três colegas. Eu sabia que existiam diferenças importantes entre as diversas culturas médicas. Nos Estados Unidos, por exemplo, considerou-se durante muito tempo que todo câncer de mama devia ser submetido a uma operação muito extensa, que consiste em retirar não apenas a totalidade do seio, como também todos os gânglios linfáticos do lado afetado e mesmo uma parte dos músculos da axila. Uma operação particularmente mutiladora, que parecia indispensável para prevenir as recaídas. Na mesma época, cirurgiões franceses e italianos tinham começado a praticar a tumorectomia seguida de radioterapia, que se limita à ablação do tumor, de maneira a preservar o resto do seio e do corpo intacto.[1] Os resultados revelaram, posteriormente, ser exatamente os mesmos no longo prazo, com bem menos dano psicológico e físico infligido pelo método europeu.[2]

Como frequentemente é o caso no câncer, o cirurgião que eu consultei me disse que era preciso operar; o radioterapeuta, que era preciso irradiar; e o oncologista, que se podia tentar a quimioterapia. Podia-se também cogitar de diferentes maneiras de combinar esses tratamentos. Mas cada um deles apresentava inconvenientes sérios.

O da cirurgia era retirar, além do tumor, uma margem não insignificante de tecidos sadios dentro do meu cérebro, a fim de deixar o menor número possível de células cancerosas, sabendo que sempre restam algumas no tipo de câncer do qual eu sofria. Com a radioterapia do cérebro existia um risco — pequeno, mas não descartável — de desenvolver uma demência dez a 15 anos mais tarde. Se o prognóstico de cura é muito fraco, é uma opção que se pode escolher para ganhar alguns anos, mas eu preferia contar com a sobrevida mais longa possível. Um dos neurocientistas mais brilhantes com quem eu trabalhei ficara demente alguns anos depois de uma radioterapia para um tumor cerebral que nem sequer era canceroso. A probabilidade era pequena, mas ele não tivera sorte. Eu não queria terminar como ele. Quanto à quimioterapia, ela era por definição um veneno — um veneno que mata sobretudo as células que se multiplicam rapidamente, ou seja, em primeiro lugar as células cancerosas, mas também as células do intestino, do sistema imunológico, dos cabelos. Ela carrega o risco, também, de provocar a esterilidade. Eu não achava graça nenhuma na ideia de viver durante vários meses com um veneno dentro do meu corpo. Tanto mais que não havia garantia de êxito, pois os tumores do cérebro têm uma penosa tendência a se tornarem rapidamente resistentes à quimioterapia.

Naturalmente, me davam também muitos conselhos sobre tratamentos alternativos, que pareciam sobretudo bons demais para serem verdadeiros. Mas eu compreendia o quanto é tentador acreditar na possibilidade de se curar completamente e conseguir evitar os tratamentos pesados e seus efeitos secundários.

Como evitar os charlatães

Para não cair nas armadilhas, é preciso seguir algumas regras simples. Evitar sistematicamente os médicos que:

- se recusam a trabalhar em colaboração com um oncologista e aconselham a parar os tratamentos convencionais;
- propõem um tratamento cuja eficácia não está provada, mas que apresenta riscos certos;
- propõem um tratamento cujo preço é desproporcional em comparação com as provas de sua eficácia;
- prometem que sua abordagem vai funcionar com certeza desde que você tenha um verdadeiro desejo de se curar.

Como a maior parte dos pacientes, quanto mais eu obtinha informações, mais eu me sentia perdido. Cada médico que me examinava, cada artigo científico que eu lia, cada site da internet que eu consultava fornecia argumentos sólidos e convincentes a favor dessa ou daquela abordagem. Como achar a solução? Finalmente, foi apenas ao descer até o mais fundo de mim que terminei por sentir o que soava correto para mim. Renunciei a uma técnica de ponta, na qual o gesto do cirurgião era guiado pelo computador, porque aquele que me propunha não me falava senão de tecnologia e parecia mais interessado no seu robô do que nos meus medos, minhas dúvidas e minhas esperanças. Preferi escolher um cirurgião de quem eu gostei do olhar límpido e da presença cheia de calor, com o qual eu me senti cuidado antes mesmo de ele me examinar. Teve a ver com pouca coisa, um sorriso, uma entonação, uma frasezinha. Gostei do que ele me disse: "Nunca se sabe o que se vai encontrar uma vez no interior, por isso não posso lhe prometer nada. A única certeza é de que farei tudo que estiver ao meu alcance." E eu senti que ele estava sendo sincero, que faria tudo que pudesse. Era disso que eu tinha necessidade. Mais do que de um robô de última geração.

Finalmente, decidi completar a operação com um ano de quimioterapia, a fim de eliminar o maior número possível de células cancerosas. Foi também nessa época que mergulhei na literatura científica para tentar conseguir saber mais do que mostravam as estatísticas que me eram postas diante dos olhos. Dessa vez eu recebi a mensagem: eu ia ter que cuidar seriamente do meu "terreno".

8

Os alimentos anticâncer

PRIMEIRA PARTE: A NOVA MEDICINA NUTRICIONAL

O princípio tibetano

Minha visão da medicina começou a ficar abalada nas ruas de Dharamsala, a sede do governo de exílio do dalai-lama na Índia. Durante uma missão humanitária relacionada a órfãos tibetanos, compreendi que existiam dois sistemas de saúde em Dharamsala. O primeiro estava centralizado no Dalac Hospital, um hospital ocidental moderno, com um serviço de cirurgias, exames complementares habituais de radiografias e ultrassons e remédios clássicos. Em torno desse hospital, médicos formados à maneira ocidental na Índia, na Grã-Bretanha ou nos Estados Unidos praticavam a medicina em seus consultórios particulares exatamente como eu aprendera. Nas nossas discussões, nós nos referíamos aos mesmos manuais com os quais eu me formara na América do Norte. E nos compreendíamos perfeitamente.

Mas existia na mesma cidade uma faculdade de medicina onde se ensinava a medicina tibetana tradicional, uma fabricação de remédios tibetanos à base de plantas e médicos tibetanos que cuidavam de seus pacientes com métodos totalmente diferentes dos que eu conhecia. Eles examinavam o corpo como quem olha a terra de um jardim. Não procuravam os sintomas da doença, que são com frequência evidentes. Não, eles procuravam, sim, as falhas do terreno, o que estava faltando para que ele pudesse se defender da doença. Queriam compreender como aquele corpo, aquele terreno, deveria ser reforçado para poder enfrentar por si mesmo o problema que levara o paciente a se consultar.

Eu nunca tinha considerado a doença dessa maneira, e aquela visão me desconcertava por completo. E ainda mais que, para reforçar o corpo, meus colegas tibetanos falavam de remédios que me pareciam absolutamente esotéricos e provavelmente ineficazes. Falavam de acupuntura, de meditação, de plantas em infusão, e falavam muito de corrigir a alimentação. No meu sistema de referências, era evidente que nada daquilo era de fato eficaz. No máximo, poderiam funcionar um pouco como bálsamo para o coração do paciente, oferecendo-lhe algo com que se ocupar e levando-o a acreditar que estava se fazendo bem.

Eu me perguntei o que teria feito caso fosse tibetano e tivesse adoecido. Tendo a escolha entre esses dois sistemas de saúde, para qual eu teria me voltado? Fiz a pergunta a todas as pessoas com as quais eu trabalhava, ou que tive a oportunidade de encontrar em Dharamsala. Fiz a pergunta para o ministro da Saúde que me convidara para aquela missão, para o irmão do dalai-lama, em cuja casa eu estava hospedado, aos grandes lamas médicos aos quais eu era apresentado. Falei sobre isso também com gente simples com quem eventualmente cruzava durante meus deslocamentos a pé pela cidade. Estava certo de que os confrontava com um dilema: fariam a escolha da medicina ocidental — moderna e eficaz — ou da sua medicina ancestral por apego às tradições?

Eles me olhavam todos como se eu tivesse feito uma pergunta idiota. "Mas é evidente", respondiam em coro. "Se for uma doença aguda, como uma pneumonia, um infarto, uma apendicite, é preciso ver os médicos ocidentais. Eles têm tratamentos muito eficientes e rápidos para as crises ou os acidentes. Mas se for uma doença crônica, então é preciso ir a um médico tibetano. Os tratamentos são mais lentos, mas eles cuidam do terreno em profundidade, e no longo prazo é a única coisa que de fato funciona."

E o câncer? Estima-se que são necessários entre quatro e quarenta anos para que uma primeira célula cancerosa se torne um tumor perigoso. É uma doença aguda ou uma doença crônica? O que nós fazemos no Ocidente para tratar do terreno?

Cinquenta pesquisadores e "alicamentos"

O dr. Richard Béliveau, bioquímico e pesquisador da Universidade de Montreal, dirige um dos maiores laboratórios de medicina molecular especializado em biologia do câncer. Em vinte anos, ele colaborou com os maiores grupos farmacêuticos, como AstraZeneca, Novartis, Sandoz, Wyeth e Merck, para identificar os mecanismos de ação dos medicamentos anticancerígenos. Compreendendo como agem esses medicamentos, pode-se esperar encontrar outros que tenham menos efeitos colaterais. Em seu grande centro de pesquisa fundamental, sua equipe e ele focalizam questões de bioquímica, a mil léguas das preocupações dos que sofrem da doença. Mas então, um dia, seu laboratório foi se instalar em um novo local, dentro do hospital para crianças da Universidade de Montreal. E aí tudo iria mudar.

Seu novo vizinho, o chefe do serviço de hemato-oncologia, pediu que ele encontrasse abordagens complementares de acompanhamento capazes de tornar menos tóxicas e mais eficazes a quimioterapia e a radioterapia. "Estou aberto a tudo que você puder encontrar para nos ajudar a tratar de nossas crianças", ele afirmou. "Tudo que possa ser combinado com os tratamentos existentes. Mesmo que deva passar pela alimentação."

Alimentação? Era um conceito muito afastado da farmacologia médica que Richard Béliveau praticava há vinte anos. Mas, desde que se mudara, ele atravessava todos os dias o serviço das crianças leucêmicas para chegar ao seu laboratório. Os pais o paravam no corredor e lhe perguntavam: "Não existe nenhuma outra coisa que se possa fazer por nossa filha? Qualquer coisa que o senhor tenha encontrado recentemente e que poderia ser tentada. Estamos prontos para fazer o que quer que seja por nossa filha." O mais duro era ser parado pelas próprias crianças. Ele ficava profundamente emocionado e seu cérebro entrava em ebulição. Levantava-se durante a noite com a impressão de ter tido uma ideia, para se dar conta, tão logo despertava melhor, de que ela não era válida. No dia seguinte, mergulhava novamente na análise da literatura científica, em busca de uma pista a explorar. Foi assim que se deparou um dia com um artigo revolucionário publicado na importante revista *Nature*.

Há alguns anos, toda a indústria farmacêutica estava à procura de moléculas sintéticas inovadoras capazes de bloquear a formação de novos vasos sanguíneos necessários ao crescimento dos tumores (ver capítulo 4 sobre a angiogênese). Nesse artigo, Yihai Cao e Renhai Cao, dois pesquisadores do Instituto Karolinska de Estocolmo, demonstravam pela primeira vez que um alimento tão banal quanto o chá (a bebida mais consumida no mundo depois da água) era capaz de bloquear a angiogênese, servindo-se dos mesmos mecanismos que os medicamentos existentes. Duas a três xícaras de chá verde por dia bastavam.[1]

A ideia lhe pareceu brilhante. Era preciso procurar do lado da alimentação, claro! Todos os dados epidemiológicos confirmam, com efeito: a principal diferença entre as populações que têm as mais altas taxas de câncer de mama e as que têm as mais baixas é sua alimentação. Quando as mulheres asiáticas desenvolvem câncer de mama, ou os homens câncer de próstata, seus tumores são geralmente muito menos agressivos do que em um ocidental. Em toda parte em que se bebe chá verde em abundância há menos câncer. Pela primeira vez, Béliveau se perguntou se as moléculas químicas contidas em certos alimentos poderiam ser poderosos agentes anticâncer. E, além do mais, elas já teriam dado prova de sua inocuidade com 5 mil anos de experimentação humana. Ele tinha enfim alguma coisa que podia propor às crianças sem correr o menor risco: alimentos anticâncer ou, como Béliveau gosta de chamar, "alicamentos".

O laboratório de medicina molecular do hospital infantil Sainte-Justine em Montreal era um dos mais bem equipados do mundo para analisar o efeito das moléculas químicas sobre o crescimento das células cancerosas e sobre a angiogênese dos vasos sanguíneos que os alimentam. Se Béliveau decidisse botar sua equipe, com os cinquenta pesquisadores e os 20 milhões de dólares de equipamento, a serviço da pesquisa de alimentos anticâncer, progressos consideráveis poderiam rapidamente ser obtidos. Mas era uma decisão arriscada. Sabendo-se que não havia patente sobre os alimentos, e consequentemente nenhuma vantagem financeira, quem pagaria por toda aquela pesquisa? Sem mais provas tangíveis para a validade do procedimento, não parecia razoável lançar-se numa aventura daquelas. Foi a própria vida que levou Béliveau a realizar o salto no qual nenhum outro laboratório do mundo teria se arriscado.

Um câncer sem estar doente

Numa tarde de quinta-feira, Richard Béliveau recebeu um telefonema desesperado, a propósito de um amigo que sofria de um grave câncer de pâncreas. Lenny vivia em Nova York. No Hospital Memorial Sloan-Kettering — um dos melhores centros de oncologia dos Estados Unidos —, tinham-lhe anunciado que só lhe restavam poucos meses de vida. O câncer de pâncreas é de fato um dos mais virulentos que existem.

Mas Lenny era um personagem de romance. Alto, um riso tonitruante e cóleras célebres, sempre apreciara pôquer e jogatinas. Recebera cartas ruins, porém, mais uma vez, ia tentar a sorte até o fim. Béliveau tinha um método qualquer para lhe sugerir? Lenny estava pronto para ir até o fim do mundo e se submeter a fosse qual fosse o procedimento experimental.

No final da ligação, a mulher de Lenny mal conseguia falar. Ela murmurou sobre estarem juntos há 32 anos, sobre nunca terem se separado. Ela não podia acreditar que isso fosse acabar assim, tão brutalmente. Ela precisava só de um pouco de tempo.

Béliveau pediu que lhe enviassem o dossiê médico por fax, e logo na manhã seguinte começou a dissecar as bases de dados sobre as recomendações das pesquisas mais recentes. Mas, sobre câncer de pâncreas, elas eram muito pouco numerosas e as que existiam não se referiam a pacientes em um estágio tão avançado. Com o coração pesado, ligou para a mulher de Lenny naquela mesma tarde para lhe anunciar seu fracasso. Ela estava em lágrimas e disse que tinha ouvido falar do interesse dele pelos efeitos da alimentação sobre o câncer. Acrescentou que ia cuidar de Lenny "de A a Z, todos os dias, até o fim". Que ele faria tudo que ela lhe dissesse, e se Béliveau tivesse sugestões, eles tentariam todas. Não tinham nada a perder.

Não havia de fato nada a perder. Se as ideias estivessem corretas, era o momento de fazê-las servir para alguém que verdadeiramente estivesse precisando. Durante todo o fim de semana, Béliveau mergulhou na base de dados MedLine,* coletou artigos de todas as partes sobre os alimentos que tinham mostrado uma ação contra o câncer, calculou as concentrações de compostos fitoquímicos que se pode alcançar com as quantidades habituais utilizadas na cozinha, avaliou a biodisponibilidade e a assimilação pelo intestino. Ao cabo de dois dias de trabalho intenso, chegou à primeira lista de "alimentos contra o câncer", que serviria de base para um livro.[2, 3] Ela compreendia, notadamente, diferentes tipos de repolho, brócolis, alho, soja, chá verde, cúrcuma, framboesa, mirtilo e chocolate amargo. Naquela tarde de domingo, ele ligou para a mulher de Lenny para lhe passar a lista, acompanhada de uma explicação-chave: "O câncer é como o diabetes. É preciso cuidar dele todos os dias. Vocês têm alguns meses: vai ser preciso comer estes alimentos distribuídos por todas as refeições e nunca se desviar. Não se trata de comê-los ocasionalmente. Vocês não devem se afastar dessa lista." Ele também indicou o que devia ser proscrito: todas as gorduras, exceto o azeite e o óleo de canola e linhaça, para evitar os ômega-6 que ativam a inflamação. Deu a ela algumas receitas japonesas que ele conhecia bem e apreciava especialmente. A mulher de Lenny tomava notas e prometeu preparar esses alimentos para ele todos os dias. Era a única coisa à qual ela ainda podia se agarrar.

Nos primeiros dias ela ligou com frequência. Fazia escrupulosamente tudo que prometera, mas estava com medo. No telefone, ainda chorava: "Não

* Coletânea informatizada de todos os artigos médicos publicados no mundo, atualizados pela Biblioteca Nacional de Medicina (Washington, D.C.).

quero perdê-lo... não quero perdê-lo..." Ao final de algumas semanas, sua voz estava diferente: "É a primeira vez que ele se levanta depois de quatro meses", anunciou. "Hoje ele comeu com apetite." A cada dia a melhora se confirmava: "Ele está melhor... Andou... Saiu de casa..." Béliveau não acreditava no que ouvia. Afinal, era um câncer de pâncreas. O mais terrível, o mais agressivo, o mais fulminante. Mas ele não tinha dúvidas. Alguma coisa estava se transformando dentro do corpo esgotado de Lenny.

Lenny sobreviveu quatro anos e meio. Por muito tempo seu tumor se estabilizou, chegando mesmo a regredir cerca de um quarto. Ele chegou a retomar suas atividades habituais, suas viagens. Seu oncologista em Nova York dizia que jamais vira uma coisa daquelas. Tudo se passou durante um tempo como se ele tivesse o câncer sem estar doente, ainda que seu organismo tenha terminado sucumbindo. Quando Richard Béliveau relata a história, chega a corar. "Era a primeira vez que eu fazia esse tipo de recomendação. Evidentemente, tratava-se de um caso único. Não se pode chegar a nenhuma conclusão. Mas ainda assim... e se fosse possível?"

Para um pesquisador que tinha dedicado sua vida à biologia da quimioterapia, era um choque. Mas, no fundo, por que não comer melhor durante uma quimioterapia, ou depois? Afinal de contas, não há nenhuma contraindicação. Nos dias seguintes, Richard Béliveau continuou acordando no meio da noite. "O que é que eu faço com isso?", se perguntava. "Será que tenho o direito de passar ao largo de uma contribuição tão importante para a saúde pública? É aceitável *não* explorar essa abordagem através dos alimentos de maneira sistemática, de maneira científica?" Foi nesse momento que ele decidiu lançar seu laboratório no maior programa de pesquisa jamais empreendido sobre os efeitos bioquímicos dos alimentos anticâncer. E desde então, os resultados foram tamanhos que abalaram do começo ao fim as ideias sobre a melhor maneira de se proteger do câncer. Eis como.

O grão e a terra

O professor T. Colin Campbell, da Universidade de Cornell, autor de um dos maiores estudos realizados sobre a relação entre câncer e hábitos alimentares, passou a infância em uma fazenda. Talvez sua experiência da terra tenha lhe servido, pois soube melhor do que qualquer outro formular a relação entre o desenvolvimento do câncer e a alimentação.[4] Ele compara, com efeito, as três etapas do crescimento dos tumores (iniciação, promoção e progressão) com as do crescimento das ervas daninhas. A *iniciação* é a fase em que o grão se deposita no solo. A *promoção* é aquela em que ele se torna uma planta. A *progressão* é a fase em que o grão se prolifera de maneira descontrolada, invadindo os canteiros de flores, as alamedas do jardim e até a calçada na rua. Uma planta que não prolifera não é uma erva daninha.*

A iniciação — a presença de um grão potencialmente perigoso — depende grandemente de nossos genes ou das toxinas presentes no nosso meio ambiente (radiação, produtos químicos cancerígenos etc.). Mas seu crescimento (a promoção) depende da existência de condições indispensáveis à sua sobrevida: uma terra favorável, água e sol.

No livro que dedicou a seus 35 anos de experimentações sobre o papel dos fatores nutricionais no câncer, Campbell conclui: "A promoção pode ser reversível, dependendo do fato de o primeiro microtumor canceroso receber ou não as condições necessárias ao seu crescimento. É nesse nível que os fatores nutricionais desempenham um papel bastante importante. Alguns desses fatores (os 'promotores') alimentam o crescimento do câncer. Outros (os 'antipromotores') o desaceleram. O câncer prospera quando há mais promotores do que antipromotores. Ele desacelera ou para quando os antipromotores dominam. É um mecanismo de pêndulo. É impossível sublinhar suficientemente a importância capital dessa reversibilidade."[5]

Mesmo quando as condições nutricionais de promoção máxima do câncer estão reunidas — como é o caso da dieta ocidental —, estima-se que menos de uma célula cancerosa em 10 mil consegue virar um tumor capaz de invadir os tecidos.[6, 7] Agindo sobre o terreno em que são depositados esses grãos de câncer, é possível reduzir consideravelmente suas chances de se desenvolver. Provavelmente é o que acontece com os asiáticos, que têm tantos microtumores quanto os ocidentais no corpo, mas, neles, os tumores não se tornam cancerosos agressivos. Como em um jardim orgânico, pode-se aprender a controlar as ervas daninhas controlando a natureza do solo: limitar o que as alimentam — os "promotores" — e, ao contrário, fornecer em abundância os nutrientes que as impedem de crescer — os "antipromotores".

Foi exatamente o que compreendeu o grande cirurgião inglês Stephen Paget, que publicou no *Lancet* de 1889 um artigo retumbante, ainda lido 120

---

* Dá-se o mesmo com os tumores. As pintas, por exemplo, são tumores. Elas podem aparecer, crescer ou desaparecer, mas se comportam de maneira civilizada. Não invadem o tecido vizinho além de alguns milímetros e jamais se propagam na direção de outros órgãos ou regiões do corpo. Não são "ervas daninhas" e têm até valor estético, como as flores.

anos depois. Ele descreveu sua hipótese, à qual deu um nome digno de uma fábula de Esopo: "A hipótese do grão e da terra."[8]

Um século depois, na revista inglesa *Nature*, os pesquisadores do Instituto de Pesquisa do Câncer da Universidade da Califórnia em São Francisco demonstravam a atualidade dessa ideia, inclusive com células cancerosas muito agressivas. Se o meio ambiente do tumor é desprovido de fatores inflamatórios necessários a seu crescimento, ele não consegue se desenvolver.[9] Mas esses fatores inflamatórios — esses adubos para o câncer — são diretamente tributários de nossa alimentação: açúcares refinados que fazem aumentar a insulina e o IGF pró-inflamatórios, falta de ômega-3 e excesso de ômega-6, que se transformam em moléculas de inflamação, hormônios de crescimento presentes na carne ou em certos laticínios que também estimulam o IGF. Inversamente, a alimentação fornece também os "antipromotores": todos os compostos fitoquímicos de certos vegetais ou de certas frutas, que se fazem de contrapeso diretamente aos mecanismos inflamatórios (ver mais adiante).

Quando Richard Béliveau menciona hoje a dieta ocidental à luz desses resultados, ele fica consternado: "Com tudo o que aprendi ao longo desses anos de pesquisa, se me pedissem para conceber um regime alimentar que *favorecesse* ao máximo o desenvolvimento do câncer, eu não poderia imaginar nada melhor do que nossa dieta atual!"

Alimentos que funcionam como remédios

Se certos alimentos de nossa dieta podem servir de adubo para os tumores, outros, ao contrário, guardam preciosas moléculas anticâncer. Não se trata somente dos tradicionais minerais, vitaminas ou antioxidantes. As descobertas recentes vão bem além.

Na natureza, diante das agressões, os vegetais não podem nem fugir nem lutar. Para sobreviver, devem se armar de moléculas poderosas capazes de defendê-los contra bactérias, insetos e intempéries. Essas moléculas são compostos fitoquímicos de propriedades antimicrobianas, antifúngicas e inseticidas que agem sobre os mecanismos biológicos dos agressores potenciais. Os vegetais têm também propriedades antioxidantes para se proteger da umidade e dos raios do sol (os antioxidantes impedem a "ferrugem" celular de se formar quando os frágeis mecanismos da célula são expostos às propriedades corrosivas do oxigênio).

O chá verde bloqueia a invasão dos tecidos e a angiogênese

O chá verde, por exemplo, que cresce nos climas particularmente úmidos, contém múltiplos polifenóis, chamados catequinas. Dentre eles, a epigalocatequina-3-galato — ou EGCG — é uma das moléculas nutricionais mais poderosas contra os mecanismos necessários à invasão dos tecidos e à formação de novos vasos pelas células cancerosas. Ela é destruída durante a fermentação necessária à fabricação do chá preto, mas está presente em abundância no chá que permaneceu "verde" (não fermentado). Após duas ou três xícaras de chá verde, a EGCG está presente no sangue em grandes quantidades, espalhando-se por todo o organismo através dos pequenos vasos capilares que cercam e nutrem cada célula do corpo. Ela se coloca na superfície destas últimas e se encaixa nos interruptores (os "receptores"), cuja função é dar o sinal que permite a invasão dos tecidos por células estrangeiras, como as células cancerosas.[10] A EGCG é também capaz de bloquear os receptores que desencadeiam a criação de novos vasos.[11] Quando os receptores são bloqueados pelas moléculas EGCG, eles não respondem mais aos comandos que lhes são enviados pelas células cancerosas — via fatores de inflamação — para invadir os tecidos vizinhos e fabricar os novos vasos necessários ao crescimento dos tumores.

Richard Béliveau e seu grupo de trabalho testaram, em seu laboratório de medicina molecular de Montreal, os efeitos da EGCG do chá verde sobre diversas linhagens de células cancerosas. Eles observaram que ela desacelerava consideravelmente o crescimento das células de leucemia, do câncer de mama, da próstata, do rim, de pele e da boca.[12]

O chá verde age também para desintoxicar o organismo. Ele ativa os mecanismos do fígado que permitem eliminar mais rapidamente as toxinas cancerígenas do organismo. No camundongo, bloqueia até o efeito dos cancerígenos químicos responsáveis por tumores de mama, pulmão, esôfago, estômago e cólon.[13]

Enfim, seu efeito é ainda mais intenso quando é combinado com outras moléculas normalmente presentes na alimentação na Ásia. Por exemplo, quando o chá verde é combinado com a soja. O Laboratório de Nutrição e Metabolismo de Harvard mostrou, no camundongo, que a combinação chá verde e soja multiplicava os efeitos protetores de cada um ingerido separadamente e, no caso, tanto para os tumores de próstata quanto para os tumores de mama.[14, 15] Os pesquisadores concluem seu artigo: "Nosso estudo sugere que a combinação de compostos fitoquímicos da soja e do chá verde poderia ser utilizada como um regime alimentar potencialmente eficaz para inibir a progressão do câncer de mama estrógeno-positivo." Na linguagem extremamente prudente que caracteriza os artigos científicos sobre câncer (assim como o estilo dos pesquisadores da Universidade de Harvard), são palavras carregadas de sentido.

Quantas xícaras de chá verde por dia?

Essa pergunta é respondida por dois estudos feitos com pacientes no Japão, um país cheio de bebedores de chá verde. Em um grupo de japonesas com tumores da mama que ainda não tinham sofrido metástase, os pesquisadores descobriram que aquelas que consumiam três xícaras de chá verde por dia tinham 57% menos recaídas do que as que tomavam apenas uma xícara por dia.[16] Nos homens com tumores da próstata, os que consumiam diariamente cinco xícaras de chá verde reduziam o risco de que o câncer progredisse a um estágio avançado em 50%.[17] O efeito do chá verde é espantoso. Então, por que nos privar disso?

Seria o azeite de oliva o chá verde da dieta mediterrânea?

Todo mundo já ouviu falar dos efeitos benéficos da "dieta mediterrânea". Estudos epidemiológicos mostraram que as pessoas que seguem a dieta mediterrânea são em geral bem menos afetadas por doenças degenerativas, cardíacas e câncer, apesar da presença significativa de gordura nessa dieta.[18-20] Por muito tempo, os benefícios dessa dieta foram atribuídos à combinação de fibras, peixes, frutas, legumes e verduras, cujos potenciais antioxidantes e peso em agentes fotoquímicos anticâncer já foram demonstrados. Recentemente, pesquisadores perceberam que um fator determinante na etiologia de alguns cânceres não é só a quantidade, mas o *tipo* de gorduras consumidas. Agora é hora de prestar mais atenção a um ingrediente central na cozinha mediterrânea: as azeitonas e o óleo que se extrai delas.

Um estudo dirigido pelo dr. Robert Owen do Centro Alemão de Pesquisa do Câncer, em Heidelberg, demonstrou que as azeitonas contêm uma abundância de antioxidantes tais como o acteosídeo, o hidroxitirosol, o tirosol e os ácidos fenilpropiônicos.[21] O efeito direto de tais moléculas é limitar o desenvolvimento inicial do câncer.

Particularmente quando é do tipo *virgem*, o azeite de oliva também contém secoiridoides e lignanas, ambos conhecidos antioxidantes que foram relacionados com a diminuição da velocidade da progressão do câncer.

Como todos esses compostos são solúveis em gordura, eles são absorvidos pelos tecidos gordurosos, resultando em um efeito protetor conhecido contra o câncer de mama,[22] de cólon[23] e de útero.[24]

No Instituto de Oncologia Catalão, outro grupo de pesquisadores analisou os efeitos de agentes químicos contidos no azeite de oliva sobre certos genes.[25, 26] Esses pesquisadores espanhóis demonstraram que os polifenóis e o ácido oleico podem inibir expressões do gene HER2, que está relacionado a quase um quinto dos cânceres de mama. Porém os pesquisadores enfatizam que, para obter esse resultado, teríamos que ingerir azeite de oliva em quantidades difíceis de atingir pelo consumo normal. Não recomendo o uso de azeite de oliva para substituir o Herceptin, um remédio muito eficiente em inibir o gene HER2. Por outro lado, recomendo o azeite de oliva como parte da dieta diária porque o consumo contínuo ao longo de meses ou anos pode ter um pequeno efeito diário sobre esses genes. Em sinergia com todos os outros alimentos da dieta mediterrânea, o azeite de oliva pode contribuir para tornar a progressão do câncer mais lenta. Também é possível que o consumo de azeite de oliva por mulheres que tomam o Herceptin aumente a eficácia da medicação.

A soja bloqueia os hormônios perigosos

A soja também possui moléculas fitoquímicas poderosamente ativas contra os mecanismos necessários à sobrevida e à progressão do câncer. Trata-se das isoflavonas da soja, sobretudo a genisteína, a daidzeína e a gliciteína. São chamadas de "fitoestrógenos" porque essas moléculas são muito similares aos estrógenos da mulher. Sabe-se que a abundância de estrógenos (naturais ou químicos) entre os ocidentais é uma das principais causas da epidemia de câncer de mama.[27] É a razão pela qual hoje em dia não se prescreve mais, senão com muita prudência, um tratamento de reposição hormonal para as mulheres na menopausa.* Os fitoestrógenos da soja são mil vezes *menos* ativos biologicamente do que os estrógenos naturais da mulher. Agindo segundo o mesmo princípio do Tamoxifeno — normalmente utilizado para prevenir a recaída de câncer de mama —, sua presença no sangue reduz portanto, consideravelmen-

* Nos Estados Unidos, a taxa de câncer de mama diminuiu pela primeira vez após muitos anos, depois da redução drástica da prescrição do tratamento hormonal substitutivo.[28]

te, a superestimulação do corpo pelos estrógenos, e consequentemente *pode frear* o crescimento de todos os tumores estrógeno-positivos. É preciso notar, contudo, que a ação protetora da soja contra o câncer de mama não foi demonstrada de maneira formal senão para as mulheres que a consomem desde a adolescência. O efeito protetor contra o câncer não está provado se o consumo tiver começado na idade adulta. Como a genisteína se parece bastante com os hormônios masculinos que estimulam o crescimento dos cânceres de próstata, o mesmo mecanismo protetor provavelmente funciona também com os homens que consomem soja regularmente.

A soja e o câncer de mama

Algumas pacientes que sofrem de câncer de mama são aconselhadas a *não* consumir produtos à base de soja. Na verdade, o consenso na literatura científica sobre esse assunto é que a soja não atua negativamente nesse tipo de câncer; porém, certas experiências sugerem que complementos com alta dose de soja não são recomendados. Há evidências de que o consumo regular (diário) de soja possa reduzir os efeitos nocivos dos xenoestrogênios, especialmente numa alimentação rica em ingredientes anticâncer (chá verde, verduras como brócolis, couve-flor, repolho etc.), contanto que a quantidade consumida seja encontrada nos alimentos (evitando-se os suplementos de isoflavona). Enquanto esperamos resultados científicos mais precisos, a Agência Francesa de Segurança Sanitária dos Alimentos (AFSSA) recomenda que mulheres que já tiveram câncer de mama consumam apenas quantidades moderadas do alimento (não mais que um iogurte ou um copo de leite de soja por dia).[29] Por outro lado, *extratos concentrados* de isoflavonas vendidos como suplementos alimentares para uso durante a menopausa são suspeitos de promover o crescimento do tumor e devem ser evitados.

Além do mais, assim como a EGCG do chá verde, as isoflavonas da soja agem também bloqueando a angiogênese. Desempenham, pois, um papel importante em muitos outros cânceres além do câncer de mama e de próstata. A soja sob suas diferentes formas (tofu, *tempeh*, *miso*, grãos germinados etc.) é, portanto, parte importante de uma dieta anticâncer.

O cúrcuma é um poderoso anti-inflamatório

Um outro exemplo notável de composto culinário particularmente eficaz vem também da Ásia. Trata-se desta vez de um condimento de propriedades impressionantes: o cúrcuma.

Os indianos consomem em média 1,5 grama a 2 gramas por dia de cúrcuma (um quarto a meia colher de café). A raiz de cúrcuma origina um pó amarelo que é o principal condimento do curry. É também um dos ingredientes mais comumente utilizados na medicina aiurvédica por suas propriedades anti-inflamatórias. Nenhum outro ingrediente nutricional é tão poderosamente anti-inflamatório quanto o pó amarelo dessa raiz. A principal molécula responsável por esse efeito é a curcumina. Em laboratório, ela inibe o crescimento de um número muito grande de cânceres: cólon, próstata, pulmão, fígado, estômago, mama, ovário e leucemia, por exemplo. Age também sobre a angiogênese e força as células cancerosas a morrer (pelo processo de suicídio celular chamado "apoptose"). Entre os camundongos, a curcumina previne o surgimento de vários tipos de tumores induzidos por carcinogêneses químicas.[30] Além disso, a curcumina inibe o crescimento de tumores humanos quando implantados em camundongos.

Não é, portanto, surpreendente que em idade idêntica os indianos tenham oito vezes menos cânceres de pulmão do que os ocidentais, nove vezes menos cânceres de cólon, cinco vezes menos cânceres de mama, dez vezes menos cânceres de rim e cinquenta vezes menos câncer de próstata.[31] E isso apesar de uma exposição a múltiplos cancerígenos presentes no meio ambiente, numa escala provavelmente pior do que no Ocidente.

No M. D. Anderson Cancer Center de Houston, o professor Bharat Bhushan Aggarwal é considerado um brilhante iconoclasta. Um dos pesquisadores de oncologia mais citados no mundo,[32] é um dos chefes do laboratório de terapêutica experimental do câncer. Como o dr. Béliveau em Montreal, sua preeminência em bioquímica e farmacologia não o impediu de manter uma mente aberta a tudo que possa contribuir para a luta contra o câncer. Durante sua juventude em Batala, no Punjab, a medicina aiurvédica com base em plantas era "a única medicina que tínhamos", diz ele. Ele se lembra perfeitamente de sua eficácia.

Depois de seu ph.D. (doutorado em ciências) na Universidade da Califórnia em Berkeley, ele estava entre os primeiros biólogos contratados pela Genentech — célebre companhia de engenharia genética médica — para identificar novos tratamentos moleculares contra o câncer. Foi lá que ele descobriu nos anos 1980 o papel dos fatores inflamatórios no desenvolvimento de tumores, pela ativação do famoso NF-kappaB. Ele escreveu mais tarde que o controle dos efeitos nefastos do NF-kappaB no câncer é "uma questão de vida ou morte".[33] Desde então, não parou de procurar um meio de resistir a esses mecanismos que ele revelou.

O cúrcuma é mencionado nos tratados médicos da Índia, da China, do Tibete e do Oriente Médio há mais de 2 mil anos. Aggarwal se lembrou que esse pó amarelo era presença constante na cozinha de sua mãe, na Índia. Como pesquisador, ele achou que o poder do cúrcuma de reduzir a inflamação com poucos ou nenhum efeito colateral pudesse ser útil em controlar o crescimento de tumores. Ele decidiu estudar esse pó amarelo milenar com a mesma curiosidade científica e o mesmo rigor com que tinha aprendido a lidar com uma nova molécula saída da indústria farmacêutica.

Aggarwal demonstrou primeiramente que a curcumina é muito ativa nas células cancerosas em cultura.[34] Depois, em 2005, provou que ela era capaz de agir em tumores de mama implantados em camundongos que não reagiam mais à quimioterapia com Taxol.*

Nos camundongos, a adição de doses nutricionais de curcumina reduzia de maneira impressionante a progressão das metástases. Ainda se encontravam microtumores disseminados nos pulmões, mas, na maioria dos casos, eles não podiam mais aumentar e não apresentavam mais perigo real.[35]

Para os oncologistas do muito sério M. D. Anderson Cancer Center, esses resultados improváveis obtidos por remédios de vovós não mereciam ser levados em consideração. Quando Aggarwal, animado pelas descobertas, procurou-os para mostrar os resultados, ficou logo desapontado. Assim que mencionou que estava estudando a medicina aiurvédica tradicional da Índia, ele pôde ver que perdeu a atenção dos outros médicos. Os três primeiros com quem ele tentou compartilhar seus resultados o afastaram gentilmente antes mesmo que ele tivesse a chance de mostrar os dados sobre os profundos efeitos do cúrcuma na biologia celular do câncer. Então ele mudou o caminho. Foi ao escritório do chefe de pesquisas clínicas do M. D. Anderson e anunciou: "Estou estudando um novo composto farmacêutico que tem propriedades que nunca vi antes." Isso atraiu a atenção do médico. Ele em seguida mostrou-lhe a bateria de testes de laboratório que tinha feito com o novo composto e a larga variedade de efeitos anticâncer que tinha observado. Seu colega ficou muito animado. "Precisamos iniciar um experimento clínico com essa droga imediatamente, Bharat!"

---

* O Taxol é considerado um dos raros medicamentos eficazes no câncer de mama metastático, mas funciona apenas em menos da metade dos casos.

Porém, ao descobrir que a "droga" era um remédio tradicional da Índia, seu interesse desapareceu rapidamente. Até uma inesperada reviravolta.

Alguns meses depois, o dr. John Mendelsohn, presidente do centro e oncologista dos mais influentes nos Estados Unidos, se encontrava na mesma conferência que Aggarwal e ficou para ouvir sua apresentação até o fim. Impressionado, na mesma hora ele foi lhe falar: "Eu não tinha a mínima ideia de que as provas científicas do que o senhor apresentou pudessem ser tão sólidas!", declarou. Tão logo voltou a Houston, Mendelsohn deu sinal verde para o lançamento de vários ensaios clínicos com o cúrcuma. O primeiro trata de um dos cânceres de sangue mais frequentes (o mieloma múltiplo), o segundo envolve o câncer de pâncreas (um dos mais difíceis de se tratar), um terceiro investiga a prevenção do câncer de pulmão em pessoas de alto risco e um quarto envolve um protocolo para tornar o câncer de cólon mais responsivo ao tratamento com radioterapia. Ele já acumulou um grande número de experimentos com animais a fim de servir de base para estudos na clínica com câncer ginecológico, de mama e de bexiga, e a combinação da curcumina com quimioterapia no câncer de pâncreas. Esses estudos humanos estão atualmente em curso e os resultados ainda não são conhecidos.

Até 2008, alguns anos depois das publicações iniciais de Aggarwal, o *Journal of the National Cancer Institute* publicou um editorial intitulado "Compostos do curry lutam contra o câncer na clínica". O editorial enfatizava a entrada do cúrcuma na pesquisa do câncer e anunciava que até aquele momento mais de vinte experimentos clínicos estavam sendo realizados.[36]

O cúrcuma ilustra magnificamente o papel das grandes tradições culinárias comparado ao consumo de elementos isolados. Em Taiwan, os pesquisadores que tentaram tratar tumores cancerosos com o cúrcuma em cápsulas perceberam que ele era extremamente mal absorvido.[37] De fato, quando não é misturado à pimenta ou ao gengibre — como sempre esteve no curry —, o cúrcuma não passa a barreira intestinal. A pimenta multiplica *por 2.000* a absorção do cúrcuma pelo organismo.[38] A sabedoria indiana, portanto, adiantou-se bastante em relação à ciência na descoberta das sinergias naturais entre os alimentos.

Quando eu pesquisava sobre meu próprio câncer, fiquei perplexo ao descobrir que mesmo os tumores cerebrais tão agressivos quanto o temível glioblastoma se mostravam mais sensíveis à quimioterapia quando se prescrevia em paralelo o consumo do cúrcuma.[39]

De acordo com o grupo de trabalho de Aggarwal em Houston, essa ação prodigiosa do cúrcuma se devia em grande parte à sua capacidade de interferir diretamente no cavaleiro negro do câncer que vimos no capítulo 4: o NF-

-kappaB, que protege as células cancerosas contra os mecanismos de defesa do corpo. A indústria farmacêutica inteira procura novas moléculas não tóxicas capazes de lutar contra esse perigoso aliado dos tumores. Mas nós já sabemos agora que a curcumina é uma poderosa antagonista do NF-kappaB. E ela deu provas de sua inocuidade absoluta ao longo dos 2 mil anos de utilização cotidiana na cozinha indiana. Pode-se combinar o cúrcuma com produtos de soja que substituem as proteínas animais e contêm a genisteína mencionada anteriormente. O cúrcuma desintoxica as carcinogêneses e ajuda a controlar a angiogênese. Acrescentem uma xícara de chá verde e imaginem o poder do coquetel que vai enfrentar, sem efeito secundário, três dos principais mecanismos de crescimento do câncer.

Os cogumelos estimulantes do sistema imunológico

No Japão, os cogumelos *shitake*, *maitake*, *kawaratake* e *enokitake* fazem parte dos pratos mais comuns. Passaram a ser encontrados também nos hospitais, onde acompanham os tratamentos de quimioterapia.[40-42] O lentinano e os outros polissacarídios que eles contêm em abundância estimulam diretamente o sistema imunológico. Os camponeses japoneses que consomem bastante desses cogumelos têm até duas vezes menos cânceres de estômago do que os que não comem.[43] Em estudos universitários japoneses, os pacientes que recebem extratos de cogumelo veem o número e a atividade de seus glóbulos brancos aumentarem notavelmente, inclusive no próprio interior do tumor.[44-48] Os pesquisadores da Universidade de Kyushu no Japão mostraram que, quando o consumo desses cogumelos acompanha ou segue a quimioterapia em pacientes que sofrem de câncer de cólon, pode prolongar sua sobrevida.[49] Isso provavelmente acontece porque a ativação de seus sistemas imunológicos desacelera o crescimento dos tumores.

No laboratório de Béliveau, diferentes cogumelos foram testados contra as células do câncer de mama. Os benefícios não se limitam aos cogumelos asiáticos. Alguns, como os cogumelos ostras, permitem parar quase completamente o crescimento das células em cultura.

As frutas vermelhas: amora, framboesa, morango, mirtilo (blueberry)...

A outra pista mais ativamente explorada pela indústria farmacêutica na luta contra o câncer diz respeito aos remédios capazes de bloquear a angiogênese.

Richard Béliveau também trabalha desde a metade dos anos 1990 com os medicamentos contra a angiogênese que a indústria lhe pede para testar no seu laboratório. Seu trabalho consiste em fazer crescer in vitro células de vasos sanguíneos submetidas aos aceleradores de crescimento fabricados pelos tumores cancerosos. Aplicam-se em seguida, com a ajuda de uma micropipeta, fraquíssimas doses do medicamento a ser testado para medir sua capacidade de impedir a formação de novos vasos apesar da estimulação. É preciso esperar vários dias para observar efeitos com frequência sutis de se detectar.

Béliveau se lembra das manhãs em que chegava ao seu laboratório impaciente para saber se esta ou aquela nova molécula tinha passado no teste. Quando constatava a eficácia do medicamento, sentia a adrenalina subindo no seu corpo. Imediatamente apanhava o telefone, chamava seu contato na companhia farmacêutica e trombeteava: "Conseguimos um!" Logo em seguida passava os resultados por fax ao seu superexcitado interlocutor e às vezes recebia no mesmo dia uma subvenção que podia chegar a centenas de milhares de dólares, suficientes para lançar um programa de pesquisa de grande envergadura. Contudo, havia sempre uma sombra maior no quadro: 95% daquelas moléculas sintéticas promissoras terminavam nas masmorras da medicina ao serem avaliadas nos animais e depois nos humanos. Mesmo que fossem eficazes in vitro contra as células cancerosas, elas geralmente eram tóxicas demais para que pudessem ser prescritas. Mas, hoje, no laboratório de medicina molecular do hospital infantil Sainte-Justine, o clima já é inteiramente outro.

Recentemente, em vez de uma nova molécula química, Béliveau teve a ideia de avaliar o potencial antiangiogênico de um extrato de framboesa. O ácido elágico é um polifenol abundante na framboesa e no morango (é encontrado também nas nozes e nas avelãs). Em doses comparáveis às do consumo normal de framboesas ou morangos, esse ácido já tinha provado sua capacidade de desacelerar consideravelmente o crescimento de tumores cancerosos em camundongos submetidos a cancerígenos agressivos.

Testado com o mesmo rigor aplicado a um remédio, o ácido elágico da framboesa revelou-se potencialmente tão eficaz quanto os remédios conhecidos para desacelerar o crescimento dos vasos. Com efeito, ele é ativo contra os dois mecanismos de estimulação dos vasos mais comuns (fator de crescimento endotelial vascular, ou VEGF, e fator de crescimento derivado de plaquetas, ou PDGF).[50] Richard Béliveau sabia da importância dessa descoberta. Se se tratasse de uma molécula farmacêutica, seu aparelho de fax teria crepitado o dia inteiro, e as subvenções afluiriam de todas as partes. Além do mais, nesse caso, o risco de se descobrir em um segundo momento que a molécula mágica era tóxica demais estava excluído, dado que os hominídeos vêm consumindo framboesas desde a aurora dos tempos. Mas a quem telefonar? Não há patente possível para as framboesas. Não havia, portanto, ninguém do outro lado da linha com quem partilhar a excitação, nenhum fax, nem subvenções.

As frutinhas como o morango e a framboesa (ou as nozes, avelãs e nozes-pecã) são mais promissoras ainda. Contrariamente aos remédios antiangiogênicos clássicos, a ação delas não se limita apenas a esse mecanismo. O ácido elágico é também um desintoxicador para as células. Ele bloqueia a transformação de diversos cancerígenos do meio ambiente em substâncias tóxicas e estimula os mecanismos de eliminação das toxinas.[51] As toxinas às quais nos referimos aqui são perigosas porque interagem com o DNA e provocam mutações genéticas que oferecem riscos potenciais à vida. Portanto, o ácido elágico é uma espécie de supermolécula de ações múltiplas e sem nenhum efeito colateral.

Outro alimento anticâncer natural é a cereja, que contém ácido glucárico, uma substância que tem a capacidade de desintoxicar o organismo dos xenoestrógenos presentes no meio ambiente.[52] Os mirtilos possuem antocianidinas e proantocianidinas, que são capazes de forçar as células cancerosas ao suicídio celular (apoptose).[53] Em laboratório, essas moléculas agem sobre várias linhagens cancerosas, particularmente a do cólon. Outras fontes extremamente ricas de proantocianidinas são o oxicoco,* a canela e o chocolate (amargo).[54]

Estudos recentes feitos em animais confirmaram esses resultados de laboratório. Pesquisadores da Universidade Estadual de Ohio mostraram que camundongos que ingeriam framboesa preta do Canadá tiveram um efeito inibidor nos cânceres de esôfago, boca e cólon. Uma equipe liderada pelo professor Gary Stoner obteve resultados equivalentes com pó de framboesa com uma alta concentração de antocianinas. Em ambos os casos, os camundongos do grupo que ingeriu as framboesas desenvolveu metade dos tumores do que o grupo de controle.[55] Essa frutinha mágica já provou seus efeitos em um pequeno grupo de pacientes que sofriam geneticamente de um tipo específico de pólipo que já se sabe agravar o risco de câncer de mama. As pacientes que tomavam extrato de framboesa preta tiveram até 59% menos desses pólipos perigosos do que o grupo que recebeu placebo.[56]

---

* O oxicoco, também conhecido como uva-do-monte, é uma frutinha redonda, vermelha ou azul, de gosto ácido, natural do hemistério norte. O nome em inglês é *cranberry*. (N. das T.)

Ameixas, pêssegos e nectarinas: é hora de frutos com caroço

As frutas vermelhas agora têm concorrência: os pêssegos, as ameixas, as nectarinas etc. (conhecidas como frutas com caroço), cujas virtudes anticâncer não eram conhecidas. De acordo com um grupo de pesquisa no Texas que avaliou mais de cem espécies, essas frutas — em especial as ameixas — são pelo menos tão ricas em elementos anticâncer quanto as frutinhas vermelhas. Em tempos de recessão econômica, é bom saber que uma única ameixa contém tantos oxidantes quanto um punhado de frutas vermelhas e custa bem menos. Nos testes de laboratório, as frutas de caroço também demonstraram sua eficácia contra as células do câncer de mama e colesterol.[57]

Os condimentos e as ervas agindo pelo mesmo mecanismo que os remédios

Em 2001, a Food and Drug Administration dos Estados Unidos bateu todos os recordes de velocidade para aprovar um novo medicamento anticâncer: o Glivec. Este medicamento é eficaz em uma das formas comuns de leucemia (a leucemia mieloide crônica) e em um tipo raro de câncer intestinal até então invariavelmente fatal. Em uma entrevista entusiasmada ao *New York Times*, o dr. Larry Norton, antigo presidente da Sociedade Americana de Oncologia Clínica e um dos principais oncologistas do Hospital Memorial Sloan-Kettering de Nova York, não mediu palavras. Ele chamou os efeitos do Glivec de "milagre".[58]

Efetivamente, o Glivec inaugurou para os oncologistas um tratamento totalmente novo. Em vez de tentar envenenar as células cancerosas como faz a quimioterapia, o Glivec bloqueia dia após dia os mecanismos celulares que permitem ao câncer crescer. Ele age sobre um dos genes que estimulam o crescimento do câncer, mas pensa-se agora que sua ação principal consista possivelmente em bloquear um dos mecanismos que possibilitam a formação de novos vasos sanguíneos (o receptor do PDGF). Administrado diariamente, o Glivec permite "conter" o crescimento de um câncer, que então deixa de apresentar perigo. Chegamos à era do "câncer sem doença", como dizia o descobridor da angiogênese, Judah Folkman.[59]

Pois bem, numerosas ervas e condimentos agem segundo mecanismos similares. A família das lamiáceas, por exemplo, que compreende a hortelã, o tomilho, a manjerona, o orégano, o manjericão e o alecrim. A percentagem muito elevada de óleos essenciais da família dos terpenos que estes temperos têm torna-os particularmente aromatizados. Os terpenos são capazes de agir sobre uma grande variedade de tumores, reduzindo a proliferação das células cancerosas ou provocando sua morte.

Um desses terpenos — o carnosol do alecrim — age sobre a capacidade de as células cancerosas invadirem os tecidos vizinhos. Incapaz de se disseminar, o câncer perde a virulência. Além disso, os pesquisadores do Instituto Nacional do Câncer demonstraram que o extrato de alecrim favorece a penetração da quimioterapia no interior das células cancerosas. Em cultura, ele mina a resistência das células do câncer de mama à quimioterapia.[60]

Nas experiências de Richard Béliveau, a apigenina (presente em quantidade na salsa e no aipo) mostrou efeitos comparáveis aos do Glivec sobre a formação de vasos sanguíneos necessários aos tumores, mesmo em concentrações extremamente fracas, correspondendo às que são observadas no sangue após o consumo de salsa.[61]

A sinergia dos alimentos

A lista dos alimentos cujas moléculas agem contra o câncer é, felizmente, bem mais longa do que se imagina. Há uma seleção prática, porém forçosamente parcial, no apêndice deste capítulo (ver página 162).*

Eis o que é essencial guardar dessa pesquisa notável:

1. Certos alimentos são "promotores" de câncer e alimentam os mecanismos que impulsionam o crescimento do câncer. Nós os mencionamos no capítulo 6.
2. Outros alimentos são "antipromotores". Eles bloqueiam os fatores de crescimento do câncer ou forçam as células cancerosas ao suicídio.
3. A alimentação age todos os dias, três vezes por dia. Ela tem, portanto, uma influência considerável sobre os mecanismos biológicos que aceleram ou diminuem a marcha da progressão do câncer.

Os medicamentos agem geralmente sobre um só fator. A última geração de medicamentos anticâncer se vangloria até de propor tratamentos com alvo, ou seja, que intervêm sobre uma etapa molecular muito precisa, esperando assim limitar os efeitos colaterais. Os alimentos anticâncer, ao contrário, agem sobre vários mecanismos simultaneamente. Mas o fazem com delicadeza, sem

* Richard Béliveau e o bioquímico Denis Gingras, seu colaborador há vinte anos, publicaram um livro soberbamente ilustrado, todo dedicado a esses alimentos contra o câncer. Eu o recomendo a todos.[62]

provocar efeito colateral. Quanto à *combinação* de alimentos, tal como nós a praticamos em uma refeição, ela permite agir sobre um número ainda mais elevado de mecanismos em jogo no câncer. É o que torna tão complicada a sua pesquisa em laboratório (o número de combinações possíveis para testar é praticamente infinito), mas é também o que faz a riqueza de seu potencial.

No M. D. Anderson Cancer Center, o professor Isaiah Fidler, dirigente do setor de biologia do câncer, estuda as condições nas quais as células cancerosas conseguem — ou não — invadir outros tecidos. Ele mostra a seus colegas as imagens de um câncer de pâncreas no microscópio. Sua equipe conseguiu colorir as células em função dos diferentes fatores de crescimento — os "adubos" — aos quais elas reagem. Esses fatores permitem ao tumor se implantar, aumentar e resistir aos tratamentos aos quais é submetido. Alguns são verdes, outros vermelhos, ou amarelos quando se superpõem (com núcleos coloridos de azul). Um tumor de pâncreas é multicolorido, a maior parte das células servindo como vários fatores de crescimento. "O que se pode concluir?", pergunta Fidler ao auditório apontando seu laser para um slide. "Bloqueie o vermelho, e o verde vai matar você. Bloqueie o verde, e é o vermelho que vai pegá-lo. A única solução é atacar todos ao mesmo tempo."[63]

Pesquisadores do University College of Medical Sciences em Nova Delhi, decerto influenciados pela tradição médica aiurvédica, mostraram o quanto certas combinações de alimentos podem agir em sinergia para proteger o organismo dos cancerígenos.[64] Em camundongos fêmeas, a exposição crônica a um cancerígeno conhecido — o DMBA (dimetilbenzantraceno) — provoca 100% de cânceres de mama ao cabo de algumas semanas, salvo se lhes forem administrados elementos normalmente presentes em uma alimentação sadia. Trata-se do selênio (presente, sobretudo, nos legumes e nos cereais de agricultura orgânica, bem como nos peixes e crustáceos), do magnésio (presente no espinafre, em nozes, avelãs, amêndoas, cereais integrais e certas águas minerais), da vitamina C (presente na maior parte das frutas e legumes, sobretudo as cítricas e os legumes verdes, bem como nos repolhos e no morango), e da vitamina A (presente em todos os legumes e frutas de cores intensas, bem como nos ovos). Dentre os camundongos que recebiam em sua alimentação diária somente *um* desses compostos juntamente com a substância cancerígena, a metade desenvolvia câncer. Dentre os que recebiam *dois* ao mesmo tempo, apenas um terço desenvolveu um tumor. Para *três* juntos, a proporção caía para um em cada cinco. E somente um em cada dez dentre os que consumiam todos os *quatro* compostos. Esses camundongos passaram de 100% de risco de contrair câncer para 90% de chance de *escapar* dele simplesmente consumindo uma combinação de ingredientes que são facilmente encontrados na alimentação.[65] Sem dúvida é assim porque cada um desses elementos nutricionais age em sinergia com os outros para desacelerar os diferentes mecanismos que contribuem para a progressão do tumor. A sinergia é justamente o que recomendava o dr. Isaiah Fidler.

O professor John Erdman, autor de um estudo interessante de 2007 sobre as virtudes de certas combinações de alimentos,[66] também se interessa pela sinergia. "Quando tomates e brócolis são ingeridos juntos, podemos ver um efeito acumulativo", ele explica. "Isso provavelmente acontece porque ambos os alimentos contêm elementos anticâncer que agem de acordo com diferentes mecanismos." Junto com sua equipe da Universidade de Illinois, o professor Erdman estudou os efeitos de uma dieta que incluía tomates e brócolis (em quantidades equivalentes ao consumo humano) em camundongos com câncer de próstata. Os camundongos cuja alimentação era enriquecida com uma mistura de tomate e brócolis em pó tiveram o tumor diminuído em 52%, bem mais do que os que receberam apenas tomate em pó (redução de 34%) ou brócolis em pó (redução de 42%). Os que receberam apenas licopeno, que é amplamente considerado o componente protetor dos tomates, tiveram os tumores diminuídos em não mais que 18%. Alimentos "reais", portanto, são bem mais eficientes do que suplementos e agem com mais eficácia em combinação do que quando ingeridos separadamente.

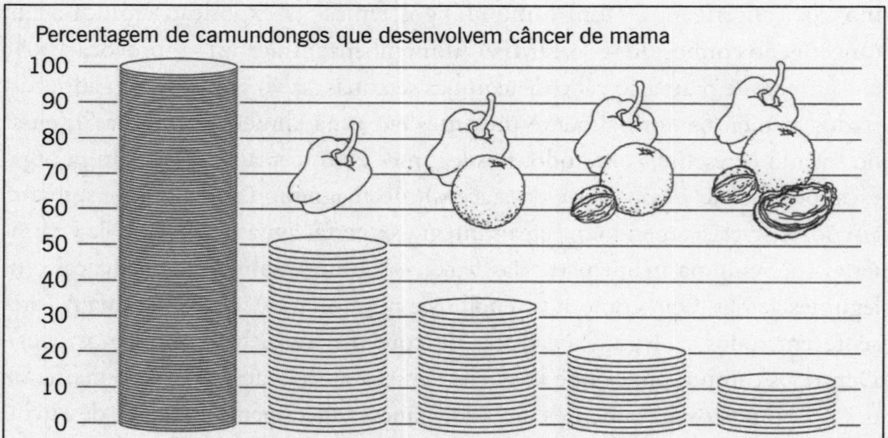

FIGURA 11 — Os compostos presentes nos alimentos têm uma ação combinada muito superior à sua ação individual. Somente um reduz o risco de câncer de mama em 50% nos camundongos submetidos a um cancerígeno poderoso. Os quatro juntos reduzem o risco em 90%.[67]

"Os tomates contêm uma série de elementos bioativos, tais como as vitaminas C, K e E; fibras; folatos; polifenóis como a quercetina; e carotenoides como o fitoeno e o fitoflueno. Todos esses elementos têm potencial anticâncer", explica o pesquisador. O mesmo acontece com o brócolis, cujo efeito não pode ser reduzido a nenhum de seus componentes. Ingerir uma comida completa significa que absorvemos uma combinação de diversos fitonutrientes, e ingerir uma refeição variada multiplica ainda mais esse efeito.

O professor Erdman chama de "reducionista" o estudo desses elementos específicos um de cada vez isoladamente, na esperança de se achar *o* componente ativo. Ele insiste que precisamos fazer muito mais pesquisas sobre a *sinergia* dos alimentos. Até a publicação da 2ª edição deste livro, nenhum estudo avaliou o efeito de uma alimentação que combine todas as variáveis — o chá verde, um baixo índice glicêmico, a redução dos óleos ricos em ômega-6 e o aumento do consumo dos ricos em ômega-3, o cúrcuma, os temperos, o consumo de brócolis três vezes por semana, o azeite, a cebola, o alho, o alho-poró, as frutas vermelhas, as frutas com caroço etc. Além do mais, estudos já realizados indicam que não há razão para temer nenhuma interação negativa entre esses alimentos, enquanto ingerir apenas um reduziria o benefício dos outros. Podemos portanto concluir com segurança que uma alimentação que combina numerosos princípios bioativos e reúne uma ampla escala de mecanismos anticâncer provavelmente leva a uma sinergia especialmente forte contra uma variedade de fatores do crescimento do câncer.

Cozinhar preserva as propriedades anticâncer dos alimentos? Eles podem ser congelados?

Cozinhar não faz com que os preciosos componentes bioativos dos alimentos anticâncer e dos temperos sumam na fumaça? Uma pesquisadora da Universidade Kingston do Reino Unido estudou exatamente essa questão.[68] As conclusões dela são claras: a maioria dos métodos de cozimento preserva as propriedades benéficas (pelo menos o poder antioxidante) dos alimentos. No caso dos tomates, eles *precisam* ser cozidos em óleo para liberar os preciosos fitoquímicos anticâncer, como o licopeno. Chás/infusões, sopas e caldos são os métodos mais eficientes de preparação para se obter o máximo das ervas, e apesar de grelhar ou saltear os alimentos reduzir ligeiramente suas propriedades nutricionais, a maioria permanece. No entanto, cozinhar o brócolis e outras verduras como a couve-flor, o repolho e a couve-de-bruxelas em água fervente destrói seus ingredientes preciosos. Quanto ao armazenamento dos alimentos, as propriedades benéficas dos agentes anticâncer são preservadas quando eles são congelados a -20°C. Uma notável exceção trata dos ácidos graxos ômega-3 de frutos do mar. Grelhar, saltear e congelar peixes e frutos do mar destroem cerca de 30% do ômega-3. O método de cozimento mais adequado para peixes é no vapor e o cozimento lento no forno em fogo baixo. E é sempre melhor comer frutos do mar frescos em vez de congelados.

Um coquetel de legumes contra o câncer

Se a hipótese de Béliveau estiver correta, a sinergia entre os alimentos anticâncer diariamente consumidos deve frear consideravelmente o desenvolvimento de cânceres. Então a melhor maneira de combinar todos esses alimentos seria fazer um coquetel de legumes.

No seu laboratório do Hospital Sainte-Justine, a equipe do professor avaliou então o efeito de uma espécie de sopa nos camundongos gravemente doentes. Os camundongos “pelados” tinham um defeito genético que os privava ao mesmo tempo de seu sistema imunológico e de sua pelagem. Eles não podiam se defender eficazmente contra uma infecção, e ainda menos contra as células cancerosas humanas. Quando recebiam uma injeção de células de câncer de pulmão humano sob a pele, desenvolviam em alguns dias um tumor enorme, que podia alcançar até 5% de seu peso — o equivalente a um tumor de 3 quilos ou 4 quilos em um ser humano.

Os colaboradores de Béliveau se lembram de que cozinhar o coquetel servido aos ratos do laboratório desprendia um aroma apetitoso que contrastava agradavelmente com o odor dos compostos químicos e outros detergentes aos quais eles estavam habituados. A famosa mistura continha couve-de-bruxelas, brócolis, alho, cebolinha, cúrcuma, pimenta-do-reino, airela (um primo do mirtilo ou blueberry), grapefruit (pomelo) e até um pouco de chá verde. As proporções foram estudadas para que correspondessem ao que um ser humano poderia absorver durante um dia sem dificuldade (100 gramas de couve, 50 gramas de mirtilos, uma infusão de 2 gramas de chá etc.).

Equipados com máscaras estéreis e luvas, a fim de não infectar aqueles camundongos ultrafrágeis, os pesquisadores os alimentavam e os pesavam diariamente. Nos ratos que não recebiam a poção, mal se passava uma semana e tumores disformes e inquietantes apareciam sob a pele. Os que eram alimentados com legumes anticâncer pareciam muito mais saudáveis. Eles se moviam mais, eram mais curiosos, comiam melhor. E, principalmente, apesar de desprovidos de sistema imunológico, os tumores que desenvolviam levavam muito mais tempo para aparecer e progrediam bem mais lentamente.

Teria sido assim que Lenny sobrevivera por tantos anos com um câncer tão tipicamente agressivo? Bloqueando simultaneamente, graças à combinação de pratos preparados três vezes por dia por sua mulher, os diferentes fatores de crescimento de seu câncer de pâncreas? Não se pode ter certeza, mas o certo é que, por outro lado, ele não botou em risco em momento algum sua saúde alimentando-se desse jeito.

Todos os dias, em cada refeição, nós podemos escolher os alimentos que, juntos, irão defender nossos corpos contra a invasão do câncer, ao:

- desintoxicar os carcinógenos;
- dar uma chicotada no nosso sistema imunológico;
- bloquear o desenvolvimento de novos vasos necessários ao crescimento de tumores;
- impedi-los de criar a inflamação que lhes serve de adubo;
- bloquear os mecanismos que lhes permitem invadir os tecidos vizinhos; e
- induzir o suicídio das células cancerosas.

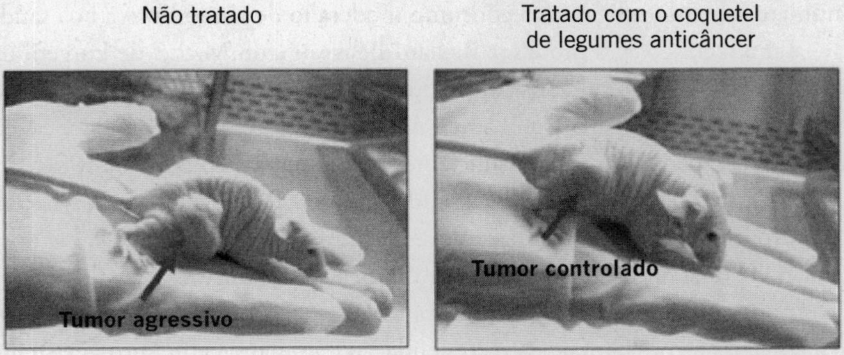

FIGURA 12 — Os camundongos desprovidos de sistema imunológico que consomem um coquetel de verduras "anticâncer" todos os dias (além de sua dieta normal) estão mais saudáveis e desenvolvem tumores menos graves (à direita) que aqueles que consomem apenas a dieta habitual (à esquerda).[69]

Os alimentos: mais importantes do que os contaminadores

O fato de os alimentos anticâncer serem capazes de desintoxicar o corpo de numerosos cancerígenos reveste-se de uma importância especial. Disso decorre que, por exemplo, mesmo que certos legumes ou frutas não orgânicos estejam contaminados de pesticidas, *o efeito positivo das moléculas anticâncer pode superar o efeito negativo dos cancerígenos.* Como afirma T. Colin Campbell, de Cornell, a respeito de câncer, "os alimentos ganham todas as lutas contra os contaminadores".[70]

E o vinho?

No começo de 2009, um em seguida do outro, uma grande pesquisa realizada pela Universidade de Oxford, no Reino Unido, e um relatório feito pelo Instituto Nacional do Câncer da França concluíram que o álcool é cancerígeno, inclusive apenas uma taça de álcool, *mesmo que seja uma taça de vinho tinto.*

Alguns dias depois de esses dois documentos serem publicados, outro grande estudo — o estudo COLOR, que acompanhou quase 100 mil pessoas na França ao longo de 25 anos — concluiu que, apesar de o álcool em geral ser um fator de risco para muitos cânceres, o consumo moderado de vinho tinto na verdade *protege* contra alguns cânceres.[71] De fato, séculos de conhecimento geral e numerosos estudos ligaram o consumo moderado de vinho tinto à boa saúde.

Eu e meus colegas professor Richard Béliveau e dr. Michel de Lorgeril decidimos avaliar esses resultados contraditórios.[72] Embora alguns estudos já feitos realmente indiquem que o álcool aumenta significativamente o risco de se desenvolver câncer, não temos dados suficientes para dizer se isso permanece verdade quando se trata de vinho tinto, consumido em moderação e durante as refeições. Por outro lado, o benefício cardíaco desse consumo é bem conhecido e, em nossa opinião, há uma probabilidade de haver um benefício similar contra o câncer.

Eu gostaria de tentar explicar a confusão atual sobre os riscos e benefícios do álcool e as razões para nossa recomendação com base na literatura existente. Para começar, é fato que o consumo excessivo de álcool oferece sérios riscos à saúde. Isso é particularmente verdade para o padrão mais perigoso de consumo: bebedeiras de final de semana — e todos os estudos concordam nesse ponto. Além do mais, eu certamente não considero beber vinho uma parte essencial de uma dieta anticâncer eficiente e não quero que pareça que encorajo quem não bebe a adquirir o hábito de beber vinho.

Entretanto, está claro que o contexto alimentar no qual o álcool é consumido pode modificar consideravelmente as respostas do corpo. Por exemplo, já foi documentado que um déficit em ácidos graxos ômega-3 e um excesso de ômega-6 — um padrão típico da alimentação americana e britânica contemporânea — aumenta entre cinco a dez vezes a quantidade de radicais livres cancerígenos produzidos com o consumo do álcool.[73] De forma similar, vários estudos mostraram que só as mulheres cujas dietas são pobres em verduras (menos de 400 microgramas de folatos por dia) têm o risco de câncer de mama aumentado com o consumo de álcool — o mesmo não acontece com mulheres cujas dietas são ricas em folatos.[74-76]

O documentado efeito protetor do vinho tinto em particular é significativamente aumentado quando consumido em um contexto específico: durante as refeições, principalmente como parte da dieta mediterrânea. Essa dieta inclui numerosos vegetais ricos em polifenóis, flavonoides, betacarotenos e folatos (dentre outros compostos fitoquímicos benéficos à saúde) e fornece um equilíbrio favorável entre os ácidos graxos ômega-3 e ômega-6.

No Reino Unido, grandes proporções da população não se alimentam de uma quantidade saudável de legumes e verduras, ingerem entre 15 e trinta vezes mais ômega-6 do que ômega-3, são sedentários e estão acima do peso. O estudo da Universidade de Oxford, citado anteriormente, foi conduzido nessa população — em outras palavras, com mulheres cujos estilos de vida já as colocam em alto risco de desenvolver câncer.

Em um contexto diferente, os estudos provavelmente mostrariam resultados bastante distintos, como foi demonstrado em um grande estudo americano publicado em 2008.[77] Essa análise de 84.170 homens californianos mostrou que o número de cânceres de pulmão era significativamente menor entre os que ingeriam vinho tinto de modo regular em comparação aos que preferiam beber cerveja ou destilados. Esse efeito protetor era ainda maior nos fumantes — um fato que indica claramente uma necessidade de mais pesquisas sobre formas de bloquear os efeitos perigosos do tabaco. Na Califórnia, o consumo de vinho também está relacionado a um estilo de vida mais saudável: menos cigarros, menos carne, menor ingestão de gordura e mais de frutas, legumes e verduras.

Embora não se deva ignorar a pesquisa, podemos facilmente compreender o ponto principal só de olhar para os números: o potencial para se prevenir câncer por meio de algumas modificações no estilo de vida é bem maior (48%) do que a diminuição de risco observada pelo estudo de Oxford (11%).

SEGUNDA PARTE: POR QUE AS RECOMENDAÇÕES NUTRICIONAIS AINDA NÃO FAZEM PARTE DO TRATAMENTO CONVENCIONAL DO CÂNCER?

Há 5 mil anos, todas as grandes tradições médicas vêm utilizando a alimentação para influir sobre o curso das doenças. A nossa não é uma exceção, uma vez que, quinhentos anos antes de nossa era, Hipócrates dizia: "Que sua alimentação seja seu tratamento, e seu tratamento, sua alimentação."[78] Em 2003, a revista *Nature* publicou um grande artigo que chegou à mesma conclusão — em um estilo claramente menos poético: "A quimioprevenção por intermédio de ingredientes fitoquímicos comestíveis é doravante considerada um enfoque simultaneamente adotável, facilmente aplicável, aceitável e acessível para o controle e a gestão do câncer."[79]

Contudo, mesmo que a alimentação continue sendo um pilar das medicinas aiurvédica, chinesa ou norte-africana, que médico ocidental se refere a ela hoje em dia em sua prática?

Ao consultar novamente o oncologista depois da segunda operação a que tive que me submeter devido ao ressurgimento de meu tumor cerebral, eu estava em vias de começar um ano de quimioterapia. Perguntei a ele se devia mudar minha alimentação para me beneficiar ao máximo do tratamento e evitar uma outra recaída. Apesar de seus generosos e atenciosos cuidados, apesar de sua paciência e gentileza adquiridas ao longo de anos à cabeceira de pessoas confrontadas com as maiores agonias, sua resposta foi totalmente estereotipada: "Coma o que você gosta. De uma maneira ou de outra, isso não vai fazer grande diferença. Mas, o que quer que faça, não deixe de prestar atenção para não perder peso."

Passei então a consultar os manuais de oncologia que serviram de base para a formação de numerosos colegas meus. O melhor exemplo é o indispensável *Câncer: Princípios e Prática da Oncologia,*[80] elaborado sob a direção do professor Vincent T. DeVita, antigo diretor do Instituto Nacional do Câncer, célebre por ter descoberto como curar a doença de Hodgkin pela quimioterapia combinada. Na última edição dessa obra notável que dá o tom a toda oncologia no mundo, não há um único capítulo sobre o papel da nutrição no tratamento de um câncer já estabelecido ou na prevenção das recaídas.

Como todos os pacientes que tiveram câncer, submeto-me a um ritual obrigatório a cada seis meses: verificar se as defesas naturais do meu corpo continuam derrotando as células cancerosas que fatalmente escaparam da cirurgia e da quimioterapia. Na sala de espera daquele grande centro médico universitário em que faço meus exames, folhetos de todos os tipos estão à disposição dos pacientes. Na ocasião de meu último exame, dei com os olhos em um intitulado "A nutrição durante o tratamento de pessoas que sofrem de câncer — um guia para os pacientes e suas famílias".[81] Nele encontrei uma série de coisas sensatas, como a recomendação de comer mais legumes e frutas, de fazer "algumas refeições sem carne a cada semana", assim como reduzir o consumo de alimentos gordurosos e de álcool. E em seguida, na seção sobre "a nutrição depois do fim do tratamento", uma frase lapidar: "Existem muito poucas pesquisas que permitam concluir que as comidas que você consome podem prevenir o retorno do câncer."*

Meus colegas oncologistas me salvaram a vida, e eu tenho profunda estima por seu empenho diário junto a pacientes que sofrem de uma doença particularmente penosa. Contudo, preciso perguntar: como é possível que esses médicos excepcionais continuem a promover uma ideia tão falsa? Discutindo com alguns deles, que incluo entre meus amigos, consegui encontrar a resposta para esta pergunta. Trata-se de fato de diversas respostas.

"Se fosse verdade, se saberia"

Como todos os médicos, os oncologistas estão constantemente atentos aos avanços que podem ajudar seus pacientes. Participam todos os anos de congressos, a fim de se manterem informados sobre novos tratamentos. São assinantes de revistas científicas nas quais as novas pesquisas são publicadas, assim como de revistas profissionais, de natureza mais comercial, que num tom jornalístico comentam as pesquisas e as recomendações dos formadores de opinião. Muitas vezes por mês, recebem a visita de representantes da indústria farmacêutica que lhes apresentam os últimos medicamentos disponíveis no mercado. Eles têm o sentimento de estar a par de tudo que é importante na sua área. E, grosso modo, eles estão.

* No mesmo volume, encontrei uma lista de "lanches nutritivos", supostamente capazes de me sustentar durante a quimioterapia. Essa lista recomendava, sem nenhuma ordem precisa: biscoitos, sorvete, pão branco, *pretzels*, bolinhos, milk-shakes e até gemada — em outras palavras, alimentos de índice glicêmico elevado e repletos de desequilíbrio de gorduras animais, que estimulam diretamente os processos inflamatórios. Ao longo das 97 páginas, não havia nenhuma palavra sobre o cúrcuma, o chá verde, a soja, os mirtilos ou os cogumelos imunoestimulantes.

Mas na cultura médica não se cogita de mudar as recomendações feitas aos pacientes a não ser em um único caso: quando existe uma série de pesquisas, feitas "em duplo cego", demonstrando a eficácia de um tratamento no homem. É o que se chama, legitimamente, "de medicina fundada em provas".

Em relação a esses estudos experimentais no homem, a epidemiologia é considerada somente uma fonte de hipóteses. Além disso, para um oncologista que passa seus dias em contato com pacientes, os estudos realizados em laboratório sobre células cancerosas ou sobre camundongos não são levados em consideração enquanto não tiverem sido confirmados por estudos humanos em grande escala. Eles ainda não constituem "provas". Mas, mesmo publicados na *Nature* ou na *Science*, geralmente não viram alvo de interesse desses especialistas, que não têm muito tempo para explorar o trabalho, mesmo que colossal, realizado em laboratório. E como não ouviram falar deles em suas fontes habituais, têm o sentimento de que "isso não pode ser verdade, caso contrário eu saberia".

A validação de um remédio anticâncer até o estágio de experiências com o ser humano em número suficiente custa hoje entre 500 milhões e um bilhão de dólares. Esse tipo de investimento parece justificado quando se sabe que um remédio relativamente restrito como o Taxol rende à empresa que detém sua patente um bilhão de dólares por *ano*. Em compensação, é completamente impossível investir somas dessa ordem para demonstrar a utilidade do brócolis, da framboesa ou do chá verde, uma vez que eles não podem ser patenteados nem sua comercialização reembolsará o investimento inicial. Jamais teremos, para os benefícios anticâncer dos alimentos, estudos humanos do mesmo calibre que os dos remédios. Os estudos em animais são mais comuns e financeiramente viáveis e podem ajudar a nos direcionar corretamente. Infelizmente, a noção geral de que pesquisas com camundongos nada provam em relação aos homens está correta.

É por isso que é fundamental encorajar o foro público a financiar a pesquisa sobre os benefícios anticâncer dos alimentos com os humanos. Entretanto, estou convencido de que não é necessário aguardar os resultados para começar a introduzir esses alimentos na nossa dieta. Está perfeitamente estabelecido que o tipo de alimentação que eu mesmo adotei e que recomendo aqui não traz nenhum perigo para os que a adotam e oferece, ao contrário, benefícios para a saúde que ultrapassam de muito o âmbito do câncer. Esse tipo de alimentação tem efeitos benéficos sobre a artrite, as doenças cardiovasculares, o mal de Alzheimer etc.[82-88]

"Não nos amole com esta sua dieta!"

Mais grave talvez seja o fato de a nutrição ser uma disciplina muito pouco ensinada na faculdade de medicina. Em numerosas faculdades, os conceitos de nutrição são espalhados no meio do ensino de outras disciplinas, como a bioquímica e a epidemiologia. Meus conhecimentos de nutrição antes de os médicos tibetanos terem despertado meu interesse por esse ramo fascinante da medicina eram muito inferiores aos de um leitor médio da revista *Cosmopolitan*. Caricaturando pouquíssimo, eu aprendera na faculdade que:

- os alimentos são compostos de glicídios, lipídios e proteínas, vitaminas e minerais;
- quem sofre de obesidade precisa absorver menos calorias;
- quem sofre de diabetes precisa comer menos açúcar;
- quem sofre de hipertensão, menos sal;
- quem sofre de uma doença cardíaca, menos colesterol.

Minha ignorância em matéria de nutrição durante muito tempo me levou a adotar uma atitude desdenhosa vis-à-vis o papel terapêutico dos alimentos. Preferia, também eu, tratamentos saídos do ramo nobre da medicina: os remédios. Eu me lembro muito bem de um jantar de cardiologistas, nos anos 1990, para o qual eu tinha sido convidado a dar um curso sobre a relação entre depressão e doenças cardíacas. Para persuadir os médicos muito ocupados a assistir à noitada, a empresa farmacêutica que organizava o evento nos reuniu em um dos melhores restaurantes de Pittsburgh — um restaurante inteiramente especializado na melhor carne bovina dos Estados Unidos. Uma das cardiologistas recusou a sugestão do maître de pedir uma soberba peça de chateaubriand (de 700 gramas). Ela lhe disse gentilmente que se preocupava com o colesterol e perguntou se era possível conseguir um prato de peixe. Na mesma hora foi ridicularizada pelo resto da mesa: "Tome o seu Lipitor e não venha nos amolar com a sua dieta."*

Essa reação nem chegou a me tocar particularmente na época. Ela traduz perfeitamente o estado de espírito no qual nós, médicos, nos encontramos em geral: se há um problema, há um remédio. Mesmo no caso dos cardiologistas, que admitem de boa vontade que se pode reduzir o risco de doença cardíaca

* O Lipitor é o remédio que mais gerou dinheiro para a indústria farmacêutica em toda sua história. No ponto máximo de suas vendas, arrecadou mais de um milhão de dólares por hora, 365 dias por ano (9 bilhões de dólares por ano).

modificando os hábitos alimentares, nossa cultura médica nos leva a negligenciar essa abordagem e a preferir no fundo uma intervenção farmacêutica.

"Os especialistas não estão de acordo entre si"

Em 1977, acompanhei meu pai na ocasião de seu encontro com o senador George McGovern no seu escritório do Senado em Washington. Eu me lembro que o escritório me pareceu muito pequeno para um senador que fora candidato democrata à presidência dos Estados Unidos. Lembro-me também do estranho mapa de Dakota do Sul — por onde ele era eleito — que forrava a parede atrás de sua cadeira. Era um grande retângulo quase vazio, com um punhado de cidadezinhas dispersas cujos nomes eu sequer conhecia. McGovern se mostrava abatido e preocupado. Estava enfrentando uma insurreição considerável, bem mais temível do que o assalto de Nixon a seu antigo quartel-general no edifício Watergate durante a campanha perdida de 1972. "Eu acabo de cometer o maior erro de minha carreira política", ele nos declarou. Ele tinha aceitado presidir a comissão parlamentar encarregada de prescrever recomendações nutricionais de saúde pública. Os especialistas que fizeram depoimentos diante da comissão tinham apresentado resultados límpidos: a taxa de doenças coronarianas decolara depois da Segunda Guerra Mundial, enquanto nos países onde a dieta era mais rica em vegetais do que em produtos animais essas doenças eram praticamente inexistentes. Os epidemiologistas tinham também observado que, na ocasião do racionamento de carne e laticínios durante a guerra, a taxa de doenças cardíacas caíra consideravelmente.

Acreditando agir corretamente, a comissão mandara publicar um documento que lhe parecia de bom-senso. Nesses "Objetivos alimentares para os Estados Unidos", ingenuamente recomendara "reduzir o consumo de carne e laticínios".

Desde esse anúncio, McGovern se debatia no meio de uma tempestade política que ele não conseguia mais dominar. Desencadeara o furor da indústria de carne e laticínios dos Estados Unidos. Em seus grandes prados vazios, Dakota do Sul não tinha muito mais habitantes do que cabeças de gado. McGovern nos explicou naquele dia que há coisas nas quais é melhor não mexer.

Três anos mais tarde, as subvenções dos poderosos produtores iam se dirigir para seu adversário político, dando fim à sua carreira de senador. A triste expressão de McGovern sugeria que ele já compreendera o que ia lhe acontecer. Financiados pelos produtores, especialistas de todo tipo declaravam que era preciso antes de tudo não incriminar um alimento específico. As "gorduras saturadas" que estavam em causa não eram encontradas apenas na carne e nos produtos leiteiros, explicavam com toda sabedoria, mas igualmente no peixe (o que é verdade, mas em quantidades muito inferiores). A indústria conseguiu, portanto, modificar as recomendações de maneira que em nenhum lugar se aconselhasse explicitamente reduzir o consumo de um alimento específico. Com isso, lançou a confusão no meio público, possivelmente por décadas. O que deveria ter sido uma mensagem simples e evidente se tornara uma barafunda ininteligível que acabou não tendo nenhum impacto. Como chama a atenção no *New York Times* Michael Pollan, professor de jornalismo na Universidade de Berkeley, a única mensagem transmitida ao público foi a que sempre é apresentada quando se quer ter certeza de que nada vai mudar: "Os especialistas não estão de acordo entre si."[89]

Como os pacientes, os médicos se veem esmagados entre duas indústrias muito poderosas. De um lado, a indústria farmacêutica: sua lógica natural consiste em propor soluções farmacológicas, em vez de encorajar os pacientes a se defender. De outro, a indústria agroalimentar: ela protege avidamente os próprios interesses, impedindo a difusão de recomendações excessivamente explícitas sobre as relações entre alimentos e doenças. Seu mais vívido desejo é que nada mude.

Mas para aqueles que, como eu, querem se proteger contra o câncer, é inaceitável continuar a ser vítima passiva dessas forças econômicas. Não há outra escolha a não ser se armar de todas as informações disponíveis a respeito de tudo que possa contribuir para dominar a doença sem prejudicar o corpo. Os dados disponíveis sobre os efeitos anticâncer da alimentação são amplamente suficientes para que cada um comece a aplicá-los em si mesmo.

"As pessoas não querem mudar"

Mas estamos realmente prontos para ajudar a nós mesmos? Eu me lembro da conversa com um colega médico em um congresso no qual eu apresentara dados sobre a degradação dos hábitos alimentares no Ocidente depois da Segunda Guerra Mundial. Eu insistira sobre a urgência de corrigir nossos hábitos. "Talvez você tenha razão, David, mas não adianta nada lhes dizer tudo isso. Tudo o que eles querem é tomar um remédio e não pensar mais no assunto", ele disse.

Não sei se ele tinha razão. Sei que não é verdade no meu caso. E prefiro acreditar que não sou o único a pensar desta maneira.

O certo é que as instituições têm de fato dificuldade em mudar. Depois da minha última tomografia no centro de oncologia da universidade, parei no bar agradavelmente situado sob um janelão de vidro perto da entrada do prédio. Encontrei lá oito tipos de chá e infusões diferentes: Darjeeling, Earl Grey, camomila e diversos chás com sabores de frutas. Decididamente, bastante chá para um bar de hospital. Mas não tinha chá verde.

APÊNDICE: OS ALIMENTOS ANTICÂNCER NO DIA A DIA

Um novo prato-padrão

A alimentação anticâncer é constituída sobretudo de verduras, legumes e leguminosas acompanhados de azeite de oliva (ou de óleo de linhaça ou canola, ou de manteiga orgânica), alho, ervas e condimentos. Em vez de constituir o centro do prato, a carne e os ovos são opcionais e servem de acompanhamento para o sabor.* É exatamente o contrário do prato ocidental típico (um pedaço de carne no centro com alguns legumes em volta).

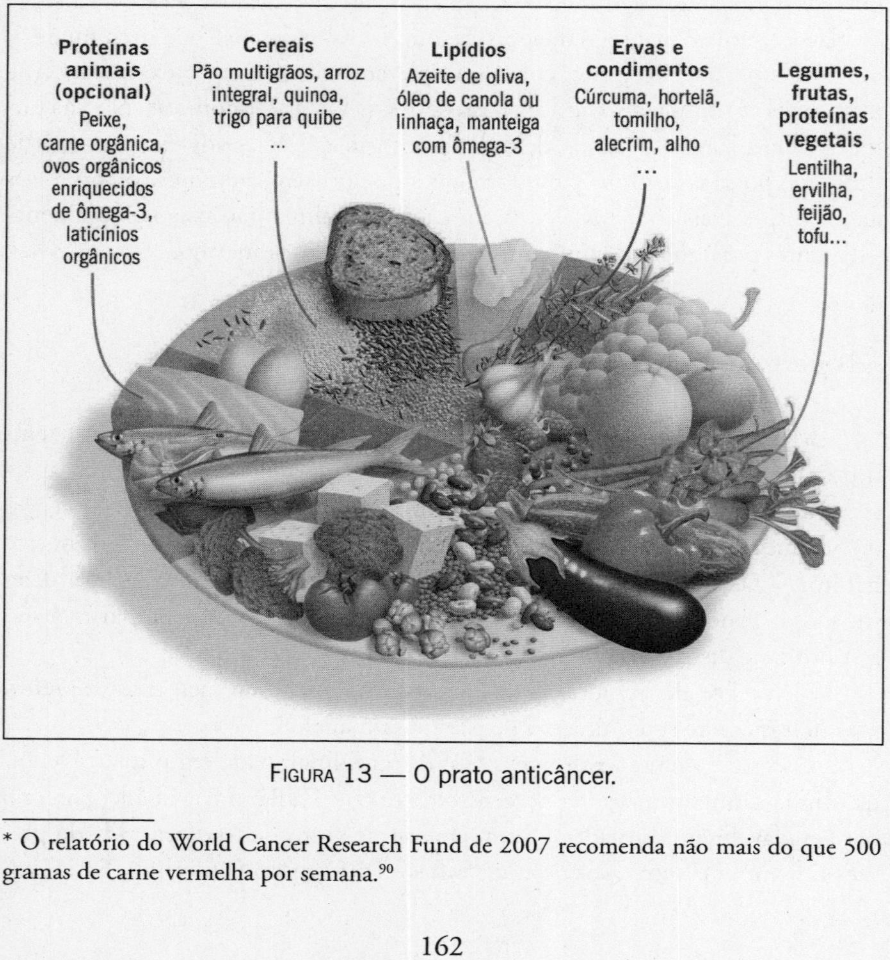

FIGURA 13 — O prato anticâncer.

* O relatório do World Cancer Research Fund de 2007 recomenda não mais do que 500 gramas de carne vermelha por semana.[90]

Uma lista de alimentos recomendados

Chá verde

Rico em polifenóis como as catequinas, particularmente a epigalocatequina-3-galato (EGCG), que reduz o crescimento de novos vasos necessários ao crescimento dos tumores e das metástases. É também um poderoso antioxidante, desintoxicador (ativa as enzimas do fígado que eliminam as toxinas do organismo) e um facilitador da morte das células cancerosas por apoptose. Em laboratório, ele aumenta os efeitos da radioterapia sobre as células cancerosas.

Atenção: o chá preto é fermentado. Este procedimento destrói em grande parte os polifenóis. O chá Oolong é de uma fermentação intermediária entre o chá verde e o chá preto. O chá verde descafeinado contém ainda todos os seus polifenóis.

O chá verde japonês (Sencha, Gyokuro, Matcha etc.) é ainda mais rico em EGCG do que o chá verde chinês.

A liberação das catequinas necessita de uma infusão prolongada, pelo menos cinco a oito minutos, de preferência dez minutos.

Utilização recomendada: macerar 2 gramas de chá verde durante dez minutos em um bule de chá e consumir na próxima hora (se passar deste tempo, os polifenóis desaparecem). É recomendável consumir seis xícaras por dia. Não guarde o chá verde depois de macerar, pois ele perde os polifenóis benéficos depois de uma hora ou duas.

Atenção: algumas pessoas são sensíveis à cafeína do chá verde e podem sofrer de insônia se o consumirem depois das 16 horas. Utilizar, neste caso, o chá verde descafeinado.

Azeitonas e azeite de oliva

As azeitonas e o azeite de oliva contêm concentrações particularmente altas de antioxidantes fenólicos. São alimentos ideais para a saúde. As azeitonas pretas são mais ricas em antioxidantes do que as verdes, principalmente se não passaram pelo método espanhol de salmoura. Por sua vez, o azeite de oliva deve ser preferencialmente prensado a frio, ou seja, extravirgem, sendo assim um produto com concentrações consideravelmente maiores de componentes bioativos do que o óleo refinado.

O consumo recomendado fica entre meia e uma colher de sopa por dia, com uso no cozimento (de peixe, tofu, carnes, legumes), em tempero de salada ou como acompanhamento para massas, arroz ou quinoa.

No entanto, tenha cuidado. O azeite de oliva é muito bom para a saúde, mas ainda é um óleo. Quantidades excessivas levam ao ganho de peso.

Cúrcuma e curry

O cúrcuma (pó amarelo que entra na composição do curry) é o anti-inflamatório natural mais poderoso identificado até hoje. Ele contribui também para induzir a apoptose das células cancerosas e para inibir a angiogênese. Em laboratório, ele aumenta a eficácia da quimioterapia e reduz a progressão dos tumores.

Atenção: para ser absorvido pelo organismo, o cúrcuma deve ser misturado à pimenta-do-reino (não simplesmente à pimenta). Idealmente, ele deve ser diluído em óleo (azeite de oliva ou óleo de linhaça ou canola, de preferência). As diferentes misturas de curry contêm 1/5 ou menos de cúrcuma. É preferível utilizar diretamente o pó de cúrcuma.

Uso típico: um quarto de colher de chá de pó de cúrcuma misturada com meia colher de sopa de azeite de oliva e uma generosa pitada de pimenta-do-reino. Pode ser acrescentado aos legumes, às sopas e aos molhos de salada. Algumas gotas de xarope de agave podem neutralizam o sabor ligeiramente amargo.

Gengibre

A raiz de gengibre age também como poderoso anti-inflamatório e antioxidante (mais eficaz, por exemplo, do que a vitamina E) e contra certas células cancerosas. Ela contribui também para reduzir a formação de novos vasos sanguíneos. Uma infusão de gengibre pode ser utilizada para reduzir a náusea que acompanha a quimioterapia ou a radioterapia.[91-93]

Uso típico: ralar um pedaço de gengibre dentro de uma mistura de legumes que estão sendo cozidos na panela *wok* ou na frigideira. Ou deixar marinar frutas com suco de limão verde e gengibre ralado (pode ser acompanhado de xarope de agave para aqueles que preferem um gosto mais adocicado). Em infusão: deixar macerar dez a 15 minutos um pedacinho de gengibre cortado em fatias em água fervendo. Pode ser consumido quente ou frio.

Legumes crucíferos

As couves (de bruxelas, chinesa, brócolis, couve-flor etc.) contêm sulforafane e indole-3-carbinol (I3C), que são poderosas moléculas anticâncer. O sulforafane e os I3C têm a capacidade de desintoxicar certos cancerígenos. Eles impedem a evolução de células pré-cancerosas em tumores malignos. Agem também favorecendo o suicídio das células cancerosas e bloqueando a angiogênese.[94-96] Em 2009, no Centro de Pesquisa de Câncer da Universidade de Pittsburgh, o biólogo Shivendra Singh e sua equipe estudaram o impacto do sulforafane — um antioxidante presente nos legumes crucíferos — no câncer de próstata de camundongos. Fizeram duas novas descobertas radicais. Primeiro, a ingestão de sulforafane três vezes por semana aumenta consideravelmente a ação das células NK contra os tumores (mais de 50%). Segundo, camundongos portadores de tumor que ingeriam sulforafane tiveram *metade* do risco de desenvolver metástases em comparação com os que não ingeriam.*[97]

Atenção: é preciso evitar ferver os repolhos e brócolis, pois isso pode destruir o sulforafane e os I3C.

Utilização típica: cozimento rápido no vapor, no próprio caldo, ou refogados rapidamente em uma panela *wok* com um pouco de azeite de oliva.

Alho, cebola, alho-poró, cebolinha, cebolinha francesa

O alho é uma das ervas medicinais mais antigas (encontram-se receitas de alho em tabuletas sumerianas de 3000 a.C.). Louis Pasteur observou seus efeitos antibacterianos em 1858. Durante a Primeira Guerra Mundial, era amplamente utilizado em curativos de feridas e na prevenção de infecções, depois novamente pelos soldados russos da Segunda Guerra Mundial. Quando não tinham antibióticos, usavam o alho a ponto de ser chamado de "a penicilina russa".

Os compostos sulfúreos dessa família (os "aliáceos") reduzem em parte os efeitos cancerígenos das nitrosaminas e compostos N-nitroso que se formam sobre as carnes excessivamente grelhadas, ou durante a combustão do tabaco. Induzem a apoptose das células do câncer de cólon, de mama, de pulmão, de próstata e da leucemia.

---

* A equipe do dr. Singh usou um extrato concentrado de sulforafane que correspondia a um consumo de brócolis que seria impossível de se atingir em uma alimentação normal — vinte tigelas de brócolis três vezes por semana. No entanto, como discutido anteriormente, sabemos que um elemento sozinho é menos poderoso do que quando o alimento todo é ingerido.[98] Além disso, também sabemos que os efeitos anticâncer dos alimentos são multiplicados quando eles são combinados. Portanto, é provável que, quando ingeridos em porções vinte vezes menores do que no estudo de Pittsburgh, o brócolis pode ainda ter um poderoso efeito imunoestimulante e antimetástase se combinado com outros alimentos anticâncer como o alho, a cebola, o tomate e o azeite de oliva. Infelizmente, os estudos científicos exigem simplicidade e pureza experimental, e raramente tratam dos benefícios de tais combinações. Estudos que fizeram isso quase invariavelmente observam que, na nutrição, assim como no estilo de vida, o efeito da combinação de fatores é muito superior ao efeito do elemento sozinho.[99-107]

Os estudos epidemiológicos sugerem uma redução dos cânceres de rim e próstata nas pessoas que mais o consomem.[108]

Além disso, todos os legumes dessa família ajudam a controlar a taxa de açúcar do sangue, o que reduz a secreção de insulina e de IGF e, portanto, o crescimento das células cancerosas.

Atenção: as moléculas ativas do alho são liberadas durante o esmagamento dos dentes e são mais bem absorvidas se forem diluídas em um pouco de óleo.

Utilização típica: alho e cebolas picados e refogados em um pouco de azeite, misturados aos legumes cozidos no vapor ou na panela *wok*, combinados com curry ou cúrcuma. Podem também ser consumidos crus, misturados em saladas, ou em um sanduíche feito com pão multigrãos e manteiga orgânica (ou azeite de oliva).

Legumes e frutas ricos em caroteno

Cenoura, inhame, batata-doce, diferentes tipos de abóbora e abobrinha, tomate, caqui, damasco, beterraba e todos os legumes ou frutas de cores vivas (laranja, vermelha, amarela, verde) possuem vitamina A e licopeno, que têm capacidade comprovada de inibir a progressão de células cancerosas de diversas linhagens, inclusive os gliomas do cérebro.

A luteína, o licopeno, o fitoeno e a cantaxantina estimulam a multiplicação das células do sistema imunológico e aumentam sua capacidade de atacar as células tumorais. Eles tornam as células NK mais agressivas.

Uma pesquisa que acompanhou durante seis anos mulheres acometidas de câncer de mama mostrou que as que consumiam mais alimentos ricos em caroteno tinham uma duração de vida mais longa do que as que consumiam menos.[109]

Tomate e molho de tomate

Já se concluiu que o licopeno do tomate está associado a um aumento da sobrevida ao câncer de próstata (os homens que participaram do estudo ingeriam molho de tomate em pelo menos duas refeições por semana).[110] O tomate também contém uma série de nutrientes anticâncer cuja ação combinada é mais eficiente do que a do licopeno sozinho.[111] Atenção: é preciso que os tomates sejam cozidos para liberar esses nutrientes, sendo que sua absorção melhora com o azeite de oliva.

Utilização típica: molho de tomate em conserva (com azeite de oliva e sem açúcar adicionado). Pode-se fazer em casa: cozinhar tomates em uma frigideira com um pouco de azeite de oliva em fogo baixo. Pode-se acrescentar cebola e alho, tofu, ou ovos orgânicos ricos em ômega-3, com cominho, cúrcuma, pimenta e temperos. Se você usar molho de tomate em conserva, tome o cuidado de evitar marcas que têm revestimento plástico nas latas, pois eles são uma fonte de bisfenol A. Ou, para maior segurança, escolha uma marca que seja vendida em pote de vidro.

Soja

As isoflavonas da soja (como a genisteína, a daidzeína e a gliciteína) bloqueiam a estimulação das células cancerosas pelos hormônios sexuais (como os estrógenos e a testosterona). Elas agem também bloqueando a angiogênese. As mulheres asiáticas que consomem soja desde a adolescência têm muito menos câncer de mama. E quando têm, trata-se em geral de tumores menos agressivos com taxas de sobrevida mais elevadas.

Atenção: os suplementos de isoflavona (em pílulas) foram associados a um *agravamento* de certos cânceres de mama, mas isso não acontece com a soja utilizada na alimentação.

Interação entre a soja e o Taxol

Acredita-se que a genisteína da soja pode interferir no Taxol. Enquanto se espera a confirmação dessa interação nas pesquisas sobre o homem, é mais aconselhável não consumir produtos à base de soja durante a quimioterapia com Taxol (parar alguns dias antes e só retomar alguns dias depois).

Utilização típica: leite de soja, iogurtes de soja no café da manhã em substituição aos derivados de leite convencionais. Use também tofu, *tempeh*, *miso*. O tofu pode ser consumido cru ou cozido; ele adquire o sabor dos outros ingredientes — da cebola, do alho, do curry etc. — e dos molhos com os quais é cozido na frigideira ou na panela *wok*. Ele pode também facilmente ser acrescentado às sopas. É uma excelente fonte de proteínas completas que pode ser utilizada para substituir a carne.

Cogumelos

Os cogumelos *shitake*, *maitake*, *enokitake*, *cremini*, *portobello*, champignon de Paris e pleurotes (ou cogumelos ostras) possuem os polissacarídeos e o lentinano, que estimulam a multiplicação e a atividade das células imunológicas. São frequentemente utilizados no Japão como acompanhamento da quimioterapia para apoiar o sistema imunológico (o *maitake* é o que exerce provavelmente a influência mais importante sobre o sistema imunológico). Sob condições laboratoriais, os pleurotes foram os mais eficientes contra as células de câncer de mama.

Em um estudo de 2009, pesquisadores australianos demonstraram que mulheres chinesas que consumiam 10 gramas de cogumelos por dia tinham o risco de desenvolver câncer de mama reduzido em 64%. Se também bebessem chá verde (1 grama de folhas em infusão por dia — uma medida mais precisa do que qualquer número de xícaras), o risco era reduzido em surpreendentes 89%. Isso representa um grau de redução de risco não observado em qualquer outro fator alimentar ou de estilo de vida que seja do meu conhecimento.[112]

Utilização típica: numa sopa de legumes ou num caldo de galinha, assados no forno, cozidos na *wok* com outros legumes.

Ervas e condimentos

As ervas de cozinha, como o alecrim, o tomilho, o orégano, o manjericão e a hortelã, são muito ricas em óleos essenciais (aos quais elas devem o sabor) da família dos terpenos. Elas aumentam a apoptose das células cancerosas e reduzem sua proliferação, bloqueando as enzimas necessárias à invasão dos tecidos vizinhos. O carnosol do alecrim é também um poderoso antioxidante e anti-inflamatório. Sua capacidade de aumentar a eficácia de certas quimioterapias está demonstrada, inclusive em linhagens de células cancerosas que se tornaram resistentes ao tratamento.

A salsa e o aipo contêm epigenina, que é anti-inflamatória, promove a apoptose e bloqueia a angiogênese.

Algas

Diversas algas marinhas consumidas habitualmente na Ásia contêm moléculas que retardam o crescimento do câncer, em especial de mama, próstata, pele e cólon. As algas marrons também prolongam a duração do ciclo menstrual por um efeito antiestrógeno. O *fucoidan*, encontrado no *kombu* e no *wakame*, ajuda a provocar a morte das células por apoptose e estimula as células do sistema imunológico, como as células NK.[113-114] A fucoxantina dá a cor marrom a certas algas. É um carotenoide (da mesma família do licopeno do tomate) ainda mais eficaz do que seu primo licopeno na inibição do crescimento das células de câncer de próstata.

As principais algas alimentares são: *nori*, *kombu*, *wakame*, *arame* e *dulse*.

O *nori* é uma das muito raras espécies vegetais que contêm ácidos graxos ômega-3 de longas cadeias — os mais eficazes contra a inflamação e indispensáveis ao funcionamento dos neurônios.

Utilização comum: as algas podem ser utilizadas nas sopas, nas saladas, ou acrescentadas ao cozimento das leguminosas como feijões e lentilhas (note-se que o *kombu* tem a reputação de abreviar o tempo de cozimento das leguminosas e de torná-las mais digestivas).

Frutas vermelhas

Morango, framboesa, mirtilo, amora e airela contêm ácido elágico e múltiplos polifenóis. Eles estimulam os mecanismos de eliminação dos cancerígenos e inibem a angiogênese. As antiocianidinas e proantocianidinas facilitam também a apoptose das células cancerosas.

Utilização típica: no café da manhã, misturadas com leite de soja e cereais multigrãos que, ao contrário dos cereais comerciais tipo cornflakes, não fazem subir a taxa de açúcar, insulina e IGF no sangue (os melhores cereais são o müsli, ou as combinações de aveia, farelo, linhaça, centeio, cevada, espelta ou trigo vermelho etc.).

Em saladas de frutas ou como lanche, por seu gosto fresco, adocicado e que, ainda assim, não desencadeia pico glicêmico no sangue. No inverno, pode-se continuar a consumir as frutas vermelhas congeladas, que conservam as moléculas anticâncer.

Ameixas, pêssegos e nectarinas

Pesquisadores descobriram recentemente que o pêssego, a nectarina e outras frutas de caroço (principalmente a ameixa) possuem tantos agentes anticâncer quanto as frutas vermelhas e custam muito menos. Um estudo em particular, da Universidade do Texas, observou que extratos de ameixa tinham um efeito poderoso contra o crescimento do câncer de mama.[115]

Cítricos

Laranja, tangerina, limão, grapefruit ou pomelo contêm flavonoides anti-inflamatórios. Eles estimulam também a desintoxicação dos cancerígenos pelo fígado.

Já se chegou a mostrar que os flavonoides da casca das tangerinas — a tangeritina e a nobiletina — penetram nas células do câncer de cérebro, facilitam sua morte por apoptose e reduzem seu potencial de invasão dos tecidos vizinhos. (Atenção: prefiram tangerinas orgânicas caso comam a casca.)[116,117]

Utilização típica: a casca dos cítricos orgânicos ralada pode ser polvilhada nos molhos de salada, nos cereais matinais, na salada de fruta, ou ainda pode ser utilizada em infusão na água quente ou no chá.

Suco de romã

O suco de romã é utilizado na medicina persa há milênios. Suas propriedades anti-inflamatórias e antioxidantes já foram provadas, assim como sua capacidade de reduzir consideravelmente o crescimento do câncer de próstata (entre outros), inclusive nas suas formas mais agressivas. No homem, o consumo diário de suco de romã dividiria por três a velocidade de propagação de cânceres de próstata estabelecidos.[118]

Utilização habitual: um copo (225 ml) por dia de suco de romã (à venda em lojas especializadas), no café da manhã.

Vinho tinto

O vinho tinto contém numerosos polifenóis, dentre os quais o famoso resveratrol. Como esses polifenóis são extraídos por fermentação, sua concentração é mais importante no vinho do que no suco de uva. Como provêm da casca e das sementes da uva, eles estão muito menos presentes no vinho branco. A conservação do vinho — que é protegido do oxigênio — permite evitar sua oxidação rápida (o que não é o caso nas uvas-passas, que perderam seus polifenóis).

O resveratrol age sobre os genes conhecidos por proteger as células sadias do envelhecimento (sirtuins). Tem também a capacidade de retardar as três etapas da progressão do câncer — iniciação, promoção e progressão — bloqueando a ação do NF-kappaB.[119, 120]

Como o resveratrol também age como antiangiogênico, assim como a talidomida, ele pode interferir no desenvolvimento fetal. Essa é mais uma razão para se evitar o álcool (até mesmo o vinho tinto) durante a gravidez. Suplementos de resveratrol também devem ser evitados por mulheres que podem engravidar.

Utilização habitual: esses resultados são observados com concentrações comparáveis às obtidas pelo consumo de um copo de vinho tinto por dia (um consumo diário superior deve ser evitado, pois provoca, de acordo com algumas pesquisas, um aumento dos cânceres). O *pinot noir*, vinho francês da Borgonha, onde o clima é mais úmido, é particularmente rico em resveratrol.

O chocolate amargo

O chocolate amargo (com mais de 70% de cacau) contém numerosos antioxidantes, proantocianidinas e muitos polifenóis (um pedaço de chocolate contém duas vezes mais destas substâncias do que um copo de vinho tinto e quase a mesma quantidade do que uma xícara de chá verde em infusão).

Essas moléculas retardam o crescimento das células cancerosas e limitam a angiogênese.

Um consumo de até 20 gramas por dia (um quinto de uma barra) não é um aporte calórico excessivo. A satisfação experimentada é frequentemente mais forte do que com um doce ou uma sobremesa, além de também matar a fome com mais eficácia. Seu índice glicêmico (capacidade de fazer subir a taxa de glicose do sangue e induzir picos nefastos de insulina e de IGF) é moderado, claramente inferior ao do pão branco comum.

Atenção: a mistura do chocolate com o leite anula os efeitos benéficos das moléculas contidas no cacau. Evite chocolate ao leite.

Utilização habitual: alguns pedaços de chocolate no lugar de uma sobremesa ao final de uma refeição (com chá verde). Derreter chocolate amargo em banho-maria para jogá-lo em cima de peras ou qualquer salada de frutas. Também fica delicioso com gengibre ralado ou casca de tangerina ralada.

A vitamina D

A vitamina D é fabricada pela pele durante a exposição ao sol. As populações que vivem longe do equador a fabricam menos e por vezes têm deficiência dela. É por esta razão que durante muito tempo se recomendou às crianças dos países do Norte tomar uma colher de óleo de fígado de bacalhau todos os dias para evitar o raquitismo. Sabe-se hoje em dia que um aporte suficiente de vitamina D reduz consideravelmente o risco de desenvolver diversos cânceres diferentes (em mais de 75%, de acordo com um trabalho da Universidade de Creighton publicado em 2007, para um aporte de mil unidades internacionais (UI) por dia da forma 25 Hidroxivitamina D).[121] Em um estudo-piloto canadense de 15 pacientes com câncer de próstata, os pesquisadores registraram os efeitos de se tomarem apenas 2 mil UI de vitamina D3 diariamente em uma média de oito meses (chegando a 65 meses no caso de um dos pacientes). Quatorze deles passaram por uma desaceleração da progressão dos níveis de PSA (o medidor mais comum do câncer de próstata, usado para se acompanhar o crescimento ao longo do tempo). E esses níveis caíram significativamente em nove dos pacientes em comparação aos níveis no começo do tratamento.[122]

Outros estudos publicados recentemente mostraram os efeitos positivos da vitamina D3 no câncer de mama, no câncer de pulmão de células não pequenas, no câncer de cólon e no câncer de próstata. Muitos pesquisadores agora acreditam que a vitamina D3 contribui para diminuir o ritmo de *todas* as formas de câncer, pelo menos nos estágios iniciais. Além do mais, sabemos que a vitamina D3 muito provavelmente nos protege de resfriados e gripes e contribui para manter uma percepção mental positiva — um antídoto precioso para diminuir os níveis de energia durante os meses frios e escuros de inverno.[123]

A Canadian Cancer Association agora recomenda uma ingestão diária de mil UI de vitamina D durante o outono e inverno (por causa do acesso limitado à luz do sol no Canadá), bem como o ano todo para pessoas com mais de 65 anos de idade e que se expõem muito pouco ao sol por causa de estilo de vida ou motivos religiosos.[124] O primeiro passo é perguntar ao seu médico se pode ser benéfico para você avaliar o nível de vitamina D3 no seu sangue (alguns médicos fazem isso regularmente, e outros não) e para acrescentar suplementos à sua alimentação se necessário. Os especialistas recomendam ou uma ingestão diária de mil a 5 mil UI ou uma dosagem única de 100 mil UI duas vezes por mês. Tome cuidado: a vitamina D2, ou ergocalciferol, deve ser evitada, já que alguns especialistas observaram uma toxicidade em potencial por hipercalcemia.

Lembre-se de que vinte minutos de exposição ao sol de meio-dia sobre o corpo inteiro contribuem, sozinhos, com 8 mil a 10 mil unidades. (Mas atenção aos perigos da superexposição, que está comprovadamente ligada ao câncer de pele. A pele nunca deve ser exposta a ponto de queimar.)

Os alimentos que contêm mais vitamina D são: óleo de fígado de bacalhau (1.460 UI em uma colher de sopa), salmão (360 UI por 100 gramas), cavala (345 UI por 100 gramas), sardinha (270 UI por 100 gramas) e as enguias (200 UI por 100 gramas). O leite enriquecido com vitamina D não contém senão 98 UI por copo, um ovo tem 25 UI e o fígado de vitela, 20 UI por 100 gramas.

Embora raros, há possíveis riscos associados à ingestão excessiva de vitamina D3. Podem-se desenvolver pedras nos rins devido ao cálcio excessivo na urina e hipercalcemia (níveis excessivos de cálcio na corrente sanguínea), o que, em alguns casos bem raros, pode ser letal para pessoas com câncer. Portanto, recomendo que você faça exames de sangue para avaliar os níveis de vitamina D3 e de cálcio no sangue e na urina, com a supervisão do seu médico, antes de começar a tomar suplementos, e que continue a fazer isso a cada três meses.

Ômega-3

Os ômega-3 de longa cadeia presentes nos peixes gordos (ou nos óleos de peixe de boa qualidade) reduzem a inflamação. Em cultura, retardam o crescimento das células cancerosas de um amplo leque de tumores (pulmão, mama, cólon, próstata, rim etc.). Agem também reduzindo a disseminação de tumores sob forma de metástases. Numerosos estudos em seres humanos mostram que o risco de diversos cânceres é consideravelmente reduzido em pessoas que comem peixe pelo menos duas vezes por semana.[125-132]*

Atenção: quanto maiores são os peixes (por exemplo, atum, mas sobretudo cação, tubarão ou peixe-espada), mais alto se situam na cadeia alimentar e mais estão contaminados por mercúrio, pelos PCB e pela dioxina, abundantes no fundo dos oceanos. As melhores fontes de peixes gordos são os pequenos peixes, como as sardinhas (inclusive as sardinhas em lata, com a condição de que sejam conservadas em azeite e não em óleo de girassol, excessivamente rico em ômega-6), as enchovas inteiras ou as pequenas cavalas. O salmão é também uma boa fonte de ômega-3, e seu nível de contaminação continua ainda aceitável. Os peixes congelados perdem progressivamente seus ômega-3 com o tempo de conservação.

As sementes de linhaça são ricas em ômega-3 vegetais (de "cadeia curta") e em lignanas. Esses fitoestrógenos reduzem a atividade nefasta dos hormônios sobre o crescimento do câncer. Também foram associados à diminuição do colesterol e à atenuação dos picos de nível de açúcar no sangue. Por exemplo, 50 gramas de pão enriquecido com semente de linhaça produzem um aumento no nível de açúcar do sangue 30% menor do que é observado em resposta à mesma quantidade de pão branco. Em um estudo recente da Universidade de Duke, o consumo diário de 30 gramas de sementes de linhaça moídas retarda o crescimento dos tumores de próstata de 30% a 40%.[136] Na França, pesquisadores que trabalham com o professor Philippe Bougnoux, um oncologista especializado em pesquisa sobre o ômega-3, registraram que mulheres com câncer de mama cujas amostras de tecido eram mais ricas em ácidos graxos ômega-3 provenientes de plantas (como as sementes de linhaça, frutas secas e óleo de canola) tinham um risco significativamente mais baixo de desenvolver metástases.[137]

As sementes de linhaça podem levar a problemas digestivos comparáveis àqueles observados com outros alimentos ricos em fibras, principalmente em pessoas cujo cólon é particularmente sensível. Nesse caso, o consumo diário não deve passar de 45 gramas.

Utilização típica: moer a linhaça (em um moedor de café) e misturar o pó com leite orgânico ou leite de soja (ou com iogurte orgânico ou de soja). Esse

* Dois artigos importantes em 2006 puseram em dúvida a redução do risco de câncer relacionada ao consumo de peixe.[133, 134] Contudo, tais análises foram contestadas notadamente por não levarem em conta os resultados dos estudos mais recentes, como os do imenso estudo europeu EPIC, que envolveu 475 mil pessoas e confirmou a proteção muito importante associada ao consumo de peixe — com uma redução de até 54% no risco de câncer de cólon, por exemplo.[135]

pó pode também ser misturado aos cereais matinais ou a uma salada de frutas, à qual ele dá um gosto de frutas secas. A semente de linhaça moída pode ser substituída pelo óleo de linhaça, que é mais fácil de usar (embora não contenha tantas lignanas). Mas atenção: conservar esse óleo em geladeira, dentro de uma garrafa opaca, a fim de evitar a oxidação (bem como o cheiro de ranço). É preferível não conservá-lo por mais do que três meses.

Probióticos

O intestino contém normalmente bactérias "amigas" que participam de forma útil da digestão e da regularidade do trânsito intestinal. Também desempenham um papel importante no equilíbrio do sistema imunológico. Dentre as mais comuns, encontram-se o *Lactobacillus acidophillus* e o *Lactobacillus bifidus*.

Foi demonstrado que os probióticos inibem o crescimento das células cancerosas do cólon. A aceleração do trânsito intestinal reduz também o risco de câncer de cólon ao limitar o tempo de exposição do intestino aos cancerígenos trazidos pela alimentação. Os probióticos desempenhariam ainda um papel de desintoxicação.[138] Além disso, de acordo com um estudo coreano de 2006, os probióticos melhoram o desempenho do sistema imunológico e aumentam o número de células NK.[139]

Os iogurtes orgânicos e o *kefir* são boas fontes de probióticos. Os iogurtes de soja são geralmente enriquecidos com probióticos. Essas preciosas bactérias estão também presentes no chucrute e no *kim chee.*[*]

Enfim, certos alimentos são *pré*-bióticos, ou seja, eles contêm polímeros de frutose que estimulam o crescimento das bactérias probióticas. Alguns exemplos são o alho, a cebola, o tomate, o aspargo, a banana e o trigo.

Alimentos ricos em selênio

O selênio é um oligoelemento encontrado na terra. Os legumes, as verduras e os cereais cultivados em agricultura orgânica contêm grandes quantidades de selênio. (A agricultura intensiva esvaziou o solo de seu selênio, que passou a ser muito raro nos países europeus.)[140] É encontrado também nos peixes, nos frutos do mar ou ainda nos miúdos. O selênio estimula a atividade das células imunológicas, particularmente das células NK (até mais de 80% de aumento de atividade segundo uma pesquisa).[141] O selênio é ainda estimulante da atividade dos mecanismos antioxidantes do organismo.

---

* Prato tradicional coreano feito à base de uma mistura bastante condimentada de couve e outros vegetais fermentados. (N. das T.)

Tipo de peixe	Quantidade necessária para fornecer a dose recomendada de 1g de EPA + DHA* (em g)
Cápsulas	
Óleo de bacalhau	5,0
Óleo de peixe padronizado	3,0
Concentrado de ácidos graxos ômega-3	1,0-2,0
Bagre	
Criado em cativeiro	565
Selvagem	425
Amêijoas	350
Bacalhau	
Do Pacífico	650
Do Atlântico	350
Caranguejo gigante do Alaska	250
Linguado	200
Hadoque	425
Halibute	85-220
Arenque	
Do Pacífico	45
Do Atlântico	60
Lagosta	220-1.200
Carapau	60-250
Salmão, do Atlântico	
Criado em cativeiro**	45-70
Selvagem**	60-100
Sardinha	60-85
Vieiras	500
Camarão, várias espécies	300
Truta rosada	
Criada em cativeiro	85
Selvagem	100
Atum	
Em lata, light, na água	340
Em lata, carne branca, na água	115
Fresco	70-340

Tabela 8 — A quantidade de ômega-3 em peixes e frutos do mar.

* EPA = ácido eicosapentaenoico e DHA = ácido docosahexaenoico. Peixes e frutos do mar representam a principal fonte de ácidos graxos ômega-3 de cadeia longa (EPA e DHA). Os níveis variam dependendo do tipo de peixe, a fonte, a criação e o tempo em que são pescados.

** O salmão criado em cativeiro, que não é tão ativo quanto o selvagem, é mais gorduroso e, portanto, contém mais ômega-3.

9

Estado de espírito anticâncer*

PRIMEIRA PARTE: O ELO CORPO-MENTE

A ligação entre corpo e mente

Nos anos 1980, uma plateia de médicos de um hospital universitário americano tinha se juntado para ouvir um proeminente psicólogo falar sobre sua pesquisa que tratava da ligação entre o câncer e o estresse. O psicólogo estava falando com empolgação de seus resultados recentes, que sugeriam que os fatores psicológicos têm um efeito inquestionável na progressão de tumores. Mas ele mal tinha começado a falar do assunto quando um cirurgião um tanto nervoso sentado na primeira fila soltou: "Você não acredita de verdade nessa baboseira, acredita?" O comentário do cirurgião ilustra perfeitamente a atitude geral naquela época. Até recentemente, ninguém entendia o quanto fatores puramente psicológicos podiam ter o menor impacto sequer na biologia do corpo e, em consequência, na doença.

Hoje, mais de vinte anos depois desse incidente, a existência de tal efeito continua a ser contestada por alguns cientistas, inclusive psiquiatras que se especializam em psicologia do câncer. Para alguns, a simples ideia de que a mente pode influenciar o câncer representa uma esperança, uma fantasia, até mesmo uma crença mística. Uma análise recente dessa linha de pensamento reconheceu

---

* Agradeço particularmente a Michael Lerner, Rachel Naomi Remen, David Spiegel, Francine Shapiro e Jon Kabat-Zinn pelas ideias apresentadas neste capítulo, grandemente inspiradas nos meus encontros com eles e no que escreveram.

que a qualidade de vida de um paciente se beneficia da psicoterapia, mas mesmo assim afirmou que "não temos provas hoje em dia de que exista uma ligação entre os processos psíquicos, o trabalho psicoterapêutico e a progressão de tumores".[1]

É verdade que a relação entre psicologia e câncer sempre deu espaço para interpretações que, apesar de frequentemente baseadas em observação sólida, dependiam mais de intuição do que de provas rigorosas. Há 2 mil anos, o médico grego Galeno de Pérgamo notava que as pessoas deprimidas tinham mais tendências a desenvolver doenças. Em 1759, um cirurgião inglês escreveu que o câncer acompanhava "os desastres da vida, os que ocasionam muito desgosto e sofrimento".[2] Em 1846, as autoridades médicas inglesas consideravam que "a infelicidade mental, as viradas repentinas da sorte, os temperamentos de disposição taciturna [...] constituem a causa mais poderosa da doença". O autor desse artigo, o dr. Walter Hyle Walshe, um grande cirurgião e a maior autoridade em câncer em meados do século XIX, acrescentou sua observação pessoal: "Eu mesmo encontrei casos em que a relação parecia tão clara que continuar discutindo seria desafiar a razão."[3]

Estudos mostram que uma grande proporção de mulheres com câncer de mama está convencida de que sua doença é a consequência de um estresse que elas não souberam administrar — um aborto, um divórcio, a doença de um filho ou a perda de um emprego ao qual eram apegadas.[4]

Em que devemos acreditar? Há alguma ligação entre os dramas inevitáveis da vida e o começo de uma doença? Podemos mesmo "nos fazer ter um câncer"?

Já pensei muito sobre isso, principalmente no contexto do meu caso. Depois de muito refletir, ler e debater com especialistas, cheguei a conclusões que gostaria de compartilhar aqui, porque acredito que podem nos ajudar a evitar doenças ou estar mais bem equipados para confrontá-las.

Primeiro temos que saber que em geral é preciso de cinco a quarenta anos para que a anomalia em uma célula — o "grão ruim" — se torne um tumor canceroso detectável. Durante esse processo, células que eram inicialmente sadias se desregulam gravemente, seja por efeito de seus genes anormais, seja, o que é mais comum, porque elas foram expostas a radiações, a toxinas do meio ambiente ou a outros cancerígenos como o benzo-[A]-pireno da fumaça do cigarro. Devo chamar atenção para um aspecto: *não se conhece nenhum fator psicológico capaz de fabricar esse grão ruim de câncer.* Em outras palavras, nada nos permite afirmar que o trauma psicológico pode ser a única causa do câncer.

Por outro lado, assim como a alimentação, a falta de exercício e a qualidade do ar e da água, certos estresses psicológicos podem influenciar profundamente o *terreno no qual o grão se desenvolve*. A maior parte dos pacientes que eu conheci se lembra de uma fase especial de estresse nos meses ou nos anos que precederam o diagnóstico de câncer. Não se trata contudo de um estresse qualquer. O mais das vezes, é uma provação que nos deixou com um sentimento terrível de *impotência*. Muitos de nós se viram confrontados com um conflito crônico que parecia sem solução ou com obrigações tão pesadas que provocavam uma sensação de asfixia. Devo insistir que essas situações não desencadeiam um câncer, mas, como constata um artigo publicado em *Nature Reviews Cancer* em 2006, hoje em dia se sabe que podem permitir que ele se desenvolva mais rápido.[5] Os fatores que contribuem para o câncer são tão numerosos e variados que ninguém deveria se culpar por ter desenvolvido a doença. Em compensação, qualquer pessoa diagnosticada com câncer tem a oportunidade de aprender a viver de forma diferente, com o provável benefício de ajudar na recuperação. Pessoalmente, tive também que fazer este caminho.

As emoções reprimidas

Eu nasci primogênito de um primogênito. Mal saído do ventre da minha mãe, me retiraram de seus braços e de seu seio, julgados insuficientes, para me confiar ao berçário, às puericultoras e ao leite artificial, que eram considerados "mais modernos". Tudo isso parecia mais apto a proteger aquela criança que ia garantir a perenidade da linhagem familiar. Eu chorava muito, em parte, imagino, porque, como todos os bebês do mundo, teria adorado ficar nos braços da minha mãe e não dentro daquela espécie de incubadora, por trás de um vidro à prova de som. Minha mãe tinha 22 anos. Apesar de sua inteligência e de seu temperamento, não passava de uma criança, casada com um homem de 37 anos que dirigia a revista mais relevante do país. Bem depressa, minha avó paterna julgou minha mãe insuficientemente competente para cuidar de um tesouro tão importante quanto o filho de seu filho. Fui, portanto, confiado a uma babá que morava na casa. Minha mãe sofreu terrivelmente com essa separação. Ela se lembra que o leite lhe subia à noite, mas que a impediam de chegar até mim. Nos anos que se seguiram, nunca chegamos a reparar essa relação de sofrimento e privação.

Logo em seguida tive três irmãos, e ela se voltou para eles. Durante minha infância inteira vivi mal essa ausência de mãe. Ainda hoje, quando ouço uma pessoa falar com emoção de tudo o que a mãe foi para ela, sinto que não posso compreendê-la completamente. Meu corpo só guardou a lembrança do vazio doloroso que vivi quando bebê. Se ainda assim consegui crescer e encontrar um equilíbrio emocional, foi graças à babá que cuidou de mim a partir da idade de 3 meses. Seu amor, por vezes desajeitado — afinal, ela só tinha 18 anos! —, mas constante e sincero, me deu o oxigênio de que eu tinha necessidade no grande vazio emocional que me habitava. Mas nunca esqueci que, para me fazer obedecer, ela me lembrava frequentemente de que se eu não me comportasse bem ela iria embora. Essas ameaças me punham em um estado terrível de impotência e desespero. Criança, aprendi muito cedo a dar o que se esperava de um primogênito. Nenhum acesso de raiva, nenhuma explosão. E, sim, aplicação, disciplina e a preocupação com as aparências. Creio ter desempenhado bem meu papel, reprimindo as emoções para garantir meu lugar.

Quando conheci Anna, trinta anos mais tarde, não tinha até então conseguido confiar plenamente em uma mulher. Certamente não confiava na sua capacidade de tolerar meus defeitos sem ameaçar ir embora. Quando Anna não foi embora depois de ficarmos sabendo que eu trazia em mim uma doença provavelmente mortal, tive a impressão de ver no rosto dela, tão calmo e tão bonito, aquele amor maternal, total, incondicional que eu nunca conhecera. Ela se tornou a rocha sobre a qual eu construí minha vida de jovem adulto. Quando eu estava sozinho e fechava os olhos, via sua imagem aparecer diante de mim e sentia sua presença. Uma parte dela tinha entrado em mim e vivia no meu corpo. Para dizer "eu amo você", os índios ianomâmi da Amazônia dizem: "Ya pihi irakema", que significa "fui contaminado pelo seu ser" — uma parte de você entrou em mim, vive em mim e cresce em mim. É exatamente o que eu sentia. Alguma coisa de Anna vivia em mim. Mal tinha saído da primeira operação, com meu crânio raspado e uma grande cicatriz aparente em forma de L, quando lhe perguntei, timidamente, se ela aceitaria se casar comigo. Sua resposta, direta, sem hesitação, emocionada, foi um dos mais belos momentos da minha vida. Meu espírito racional não compreendia como aquela mulher tão brilhante, tão forte, tão cheia de alegria podia aceitar se ligar ao ser frágil e pouco atraente que eu era naquele momento. Mas meu coração sabia que ela dizia sim de todo o coração. Que nós estávamos ligados por alguma coisa mais forte do que a própria morte. O amor, nosso amor, varria todos os medos.

Eu me lembro de nossa viagem de núpcias dentro de um barco de rio no estuário de Cape Fear, na Carolina do Norte. Eu não era muito habilidoso marinheiro e nós passamos boa parte dos dias com falta de eletricidade, de água e de combustível. Mas Anna estava tão contente e nós tão apaixonados que cada um desses contratempos era uma oportunidade a mais para partilhar ataques de risos, cozinhar, fazer amor ou olhar as estrelas à noite quando encalhávamos longe de tudo e aguardávamos o socorro que só viria no dia seguinte. Depois, tudo na nossa vida pareceu se impregnar dessa mesma leveza diante das inevitáveis dificuldades, e nós vivemos dois anos de lua de mel. Eu me sentia invencível. Enquanto estivéssemos juntos, poderíamos enfrentar qualquer coisa. Eu tinha a impressão de experimentar a doçura da vida pela primeira vez.

E depois Anna quis ter um filho. De minha parte, eu jamais teria ousado lhe pedir. Não queria que ela acabasse tendo de criá-lo sozinha, que a criança crescesse com a imagem de um pai que mal conhecera. Por isso, fiquei profundamente emocionado quando ela me disse que estava preparada, que não tinha medo e que queria um filho meu, não importava o que me acontecesse. Anna não era impulsiva. Eu sabia que ela refletira de forma madura e sabia também que tinha forças para criar sozinha uma criança. Ela engravidou imediatamente.

O nascimento do meu filho foi o segundo dia mais bonito da minha vida. Anna queria dar à luz o mais naturalmente possível, e eu fiquei olhando para ela como quem vê um atleta olímpico ganhar uma maratona. Ela estava perfeitamente concentrada na tarefa imensa e triunfal de dar a vida. Às vezes, entre as contrações, ela me olhava brevemente ou apertava minha mão. Sacha nasceu naquela noite, bem no começo da primavera, quando as pereiras que margeiam as ruas de Pittsburgh desabrochavam suas primeiras flores brancas. Ela o apertou contra o peito a noite inteira. Eu ainda não sabia que aquele amor que eu achava tão bonito anunciava o fim do nosso.

Sacha dormia muito mal. Nós o instalamos na nossa cama para a noite e Anna não quis mais que ele fosse embora. Durante o dia, ele só dormia nos braços dela. Ela não queria que ele fosse cuidado por uma babá, e nós nunca mais — em cinco anos de vida em comum — passamos um único fim de semana a dois. Uma parte de mim admirava a inacreditável dedicação de Anna àquele amor maternal. Mas uma outra parte de mim tinha dificuldade em aceitar a intensidade dessa relação que nos afastava um do outro. Bem depressa me vi tão sozinho quanto me sentia antes de conhecê-la. Esgotada no final do dia, ela esperava que eu chegasse à noite para descarregar um pouco sobre mim; mas ela pedia que eu desse uma atenção a Sacha que ultrapassava minhas possibilidades. Eu me sentia desconectado dela, e me fazia falta a energia que a nossa relação me dera. Eu começava também a atrasar seriamente meu trabalho de pesquisador. Cada vez com mais frequência, acontecia de eu dormir sozinho no meu escritório, ao lado do cachorro. Era uma situação impossível. Eu estava perdendo ao mesmo tempo tudo que havia dado um sentido à minha vida: o sucesso no trabalho, o amor da minha mulher e o elo com meu próprio filho. Durante vários anos, eu me esforcei para fazer o que era esperado de mim, embora não tivesse mais satisfação nisso. E eu perdera qualquer esperança de melhoria do nosso casamento. De uma certa maneira, minha vida tinha finalmente se realinhado segundo o modelo da minha infância: um amor minimamente suficiente para sobreviver e obrigações a cumprir da melhor maneira possível para manter as aparências. Foi no momento em que não aguentava mais, duas semanas somente depois de ter decidido sair de casa e de um casamento que não era mais um casamento, que fiquei sabendo que meu câncer voltara. Quase não chegava a ser uma surpresa.

Uma personalidade propícia ao câncer?

Na Universidade da Califórnia em São Francisco, os pesquisadores do departamento de psicologia Lydia Temoshok e Andrew Kneier compararam as reações emocionais de pacientes acometidos de doenças cardíacas com as dos doentes que sofrem de câncer. Eles os submeteram a pequenos choques elétricos, avaliaram suas reações psicológicas e depois lhes pediram para contar como tinham vivido a experiência. Fisicamente, os pacientes que sofriam de câncer reagiram aos choques de modo mais forte do que os que tinham doenças cardíacas, mas em seguida tenderam a minimizá-los quando responderam às perguntas dos pesquisadores.[6] Temoshok propôs o conceito de "personalidade de tipo C" para os pacientes acometidos de câncer (por contraste com a personalidade de tipo A, característica das tendências agressivas e impacientes frequentemente encontradas nos cardíacos).[7] A maior parte dos psicoterapeutas que trabalharam com pessoas que sofrem de câncer — como os drs. O. Carl e Stephanie Simonton, o dr. Lawrence LeShan, e Ian Gawler — encontrou elementos psicológicos comuns, não em todas, mas em um bom número delas.[8-10]

Os que demonstram ter personalidade do tipo C costumam ser pessoas que, sem ou com razão, não se sentiram plenamente acolhidas na infância. Seus pais podem ter sido violentos ou irascíveis, ou então simplesmente frios, distantes e exigentes. Frequentemente, essas crianças receberam pouco encorajamento e desenvolveram um sentimento de vulnerabilidade ou de fraqueza. Mais tarde, para se sentirem amadas, decidiram se conformar ao máximo com o que se esperava delas em vez de seguir suas próprias inclinações. Raramente enfurecidas (por vezes jamais!), tornam-se adultos "extremamente amáveis", "sempre prontos a ajudar os outros", "um anjo, uma santa!". Evitam os conflitos e colocam suas necessidades e aspirações profundas em segundo plano, por vezes pelo resto de seus dias. A fim de garantir a segurança emocional que lhes é tão importante, podem superinvestir em um único aspecto de suas vidas: a profissão, o casamento ou os filhos. Quando esse aspecto fica repentinamente ameaçado ou perdido — por um fracasso profissional, divórcio, aposentadoria ou simplesmente a partida dos filhos de casa —, a dor vivida na infância ressurge. Muitas vezes é mais devastadora ainda, pois vem acompanhada da impressão de que, o que quer que se faça, não se pode escapar dela.

Por mais sedutor que possa parecer, na verdade o conceito de personalidade do tipo C não possui rigor científico e já foi abandonado. No entanto, eu o apresento aqui porque ele chamou atenção para o papel de um fator importante no desenvolvimento do câncer — a sensação de impotência, que há tempos atrai muito interesse e já foi objeto de vários estudos científicos.

Seja qual for o tipo de personalidade, certas provações são vivenciadas como um "segundo trauma" que reabre feridas mal cicatrizadas e inspira sentimentos de impotência, desespero e abandono. Sabemos hoje em dia que esses sentimentos — principalmente a impotência — podem pesar muito no equilíbrio psicológico e biológico. Um de meus colegas terapeutas chama esse fenômeno de "acertou-afundou", em referência ao jogo batalha naval de nossa infância. A primeira ferida, a da infância, é ainda suportável mesmo que seja permanentemente sentida. Quando um segundo golpe vem cair exatamente no mesmo lugar, é todo o edifício psicológico, mas também físico, que pode desabar.* Na Universidade de Emory, em Atlanta, o laboratório do professor Charles B. Nemeroff publicou um estudo recente que vem confirmar esse modelo do "acertou-afundou". Pacientes deprimidos na idade adulta com uma história de trauma na primeira infância veem seus fatores de inflamação (que favorecem o desenvolvimento do câncer) reagir de uma maneira particularmente violenta a um estresse de laboratório.[12] De fato, uma equipe liderada pelo professor Spiegel na Universidade de Stanford observou que mulheres que sofriam de um estágio avançado de câncer de mama e que relataram terem passado por traumas severos na vida mostraram menos resistência à doença na forma de períodos menores de sobrevivência livres da doença depois do tratamento.[13]

O sentimento de impotência alimenta o câncer

Nos humanos, não é simples e objetivo investigar se o sentimento de impotência — nunca expressar as emoções e quase *nunca* vivenciar uma calma

* Freud, pioneiro que foi, já tinha descrito um fenômeno similar em relação a traumas psicológicos, que ele chamou de fenômeno do "pós-golpe" (*machträglich*).[11]

profunda interior — pode afetar o crescimento de um tumor ou os benefícios ganhos com a quimioterapia. Está obviamente fora de questão sujeitar pacientes a situações arrasadoras para que se possam examinar as consequências no câncer delas. Entretanto, podemos observar como a fisiologia dos animais de laboratório responde a situações de impotência. Um experimento muito inteligente mediu precisamente como a impotência gerada pela manipulação experimental modificou o crescimento e a propagação do câncer em ratos.

Na Universidade da Pensilvânia, no laboratório do professor Martin Seligman, ratos receberam o transplante de uma quantidade precisa de células cancerosas conhecidas por induzir um câncer mortal em 50% dos casos. Nesse experimento, os ratos foram divididos em três grupos. Os animais do primeiro grupo, o grupo de controle, foram deixados por conta própria, sem sofrer qualquer tipo de manipulação. Um segundo grupo foi submetido, adicionalmente, a pequenos choques elétricos aleatórios sobre os quais não tinham controle algum. Finalmente, um terceiro grupo recebeu o mesmo número de choques aleatórios, mas tinham em seu ambiente uma alavanca que rapidamente aprenderam a acionar para evitar que recebessem choques *extras*.

Os resultados, publicados na revista *Science*, não podem ser mais claros: um mês após o implante, 54% dos ratos do grupo de controle tinham rejeitado o tumor. Os ratos submetidos a choques sem ter como escapar ficaram deprimidos. Não lutavam contra invasões na gaiola deles e perderam o apetite alimentar e sexual. Somente 23% desses ratos conseguiram superar o câncer. O grupo mais interessante foi o terceiro. Embora tivessem sido submetidos ao estresse intenso do mesmo número de choques elétricos frequentes, ter aprendido que podiam evitar os choques extras ao acionar uma alavanca fez com que não ficassem deprimidos. Eles continuaram agressivos quando seu espaço era invadido, se alimentavam bem e copulavam com tanta frequência quanto os ratos fazem em ambientes normais. E nesse grupo, 63% rejeitaram o tumor com sucesso, mais do que os ratos que não sofreram choques. Parece que a impotência foi capaz de apressar a propagação do tumor, e não os choques em si.[14]

A lição desta pesquisa é crucial. Não é o estresse em si — os "choques elétricos" que a vida nos apresenta — que favorece a progressão do câncer. É a percepção persistente de impotência que um indivíduo tem que afeta as reações do corpo à doença.* Talvez possa até existir o "estresse bom", do tipo

* Três outros estudos feitos com roedores publicados desde então confirmaram os efeitos do estresse que foge ao controle do sujeito — que induz sentimentos de impotência — sobre a progressão de tumores.[15-17]

que nos desafia a buscar nossas fontes interiores e que podem estimular nossas defesas naturais a fazer seu trabalho com mais eficiência. Mas muitos de nós sentem que não temos uma alavanca que nos permite recuperar algo que se assemelhe ao controle — pelo menos sobre nós mesmos, se não sempre sobre a situação. Recuperar esse controle é o assunto do restante desse capítulo.

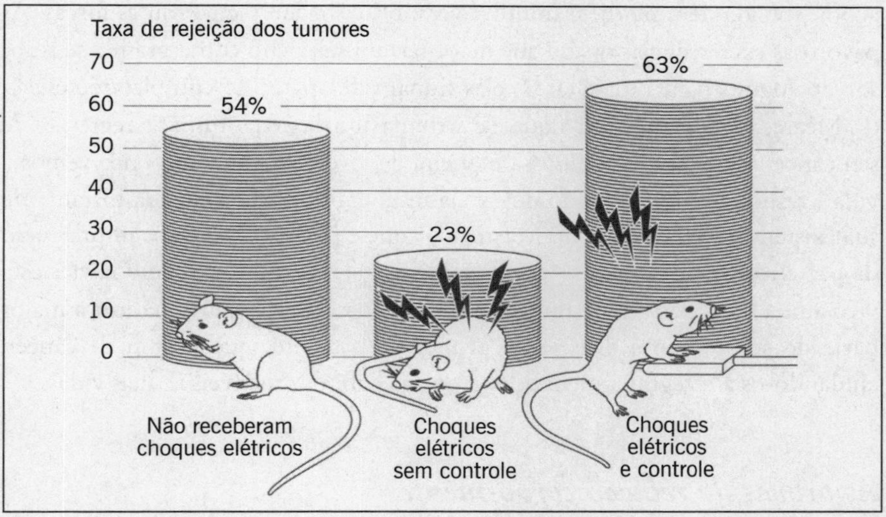

FIGURA 14 — Os ratos submetidos a choques elétricos que eles não podem controlar desenvolvem tumores agressivos. Os que aprendem a evitar os choques rejeitam os tumores de forma muito mais eficaz.[18]

A grande calma de Ian Gawler

Se o sentimento de impotência e desespero alimenta o crescimento do câncer, podemos concluir que, ao contrário, a serenidade o freia? Certos casos excepcionais sugerem isso. Em Melbourne, na Austrália, Ian Gawler, um jovem veterinário que acabara de concluir seus estudos, soube que tinha um osteossarcoma (um câncer dos ossos) muito grave que já atingira sua perna. Uma amputação seguida de um ano de tratamentos convencionais não tinha conseguido bloquear o tumor, que agora se espalhava pelo quadril e tórax, onde se manifestava por saliências disformes. O oncologista não lhe dava mais do que algumas semanas para viver, talvez menos de um mês. Nada mais tendo a perder, Ian mergulhou, com o apoio da mulher, em uma prática intensiva de meditação, a fim de experimentar a calma que ele havia descoberto ao praticar yoga. Seu médico, o dr. Meares, ele próprio iniciado na meditação na Índia, onde havia entrado em contato com grandes místicos, ficou particularmente impressionado com a calma que o jovem paciente conseguia alcançar. Atribuía isso à serenidade característica dos moribundos nos dias que precedem o último suspiro. Porém, no fim de algumas semanas, para a estupefação geral, ele parecia estar melhor. No fim de alguns meses de meditação intensiva (uma hora, três vezes por dia!), acompanhada de uma dieta muito severa, o jovem Ian recuperou as forças. As pavorosas excrescências ósseas que deformavam seu peito começaram a se reabsorver. Alguns meses mais tarde, elas tinham desaparecido completamente. O dr. Meares perguntou a Ian a que ele atribuía aquela extraordinária regressão de seu câncer. "Eu acho que é nossa maneira de viver, a forma como nós vemos a vida", respondeu Ian, falando dele e da mulher. Como se em cada instante de sua existência — explica o dr. Meares — aquele paciente tivesse se impregnado da paz encontrada nos seus períodos intensos de meditação.[19] Ian Gawler está vivo ainda hoje, passados trinta anos. Depois da cura, passou a dedicar a maior parte do seu tempo à direção de grupos de pacientes que sofrem de câncer, ajudando-os a integrar a meditação e outros hábitos saudáveis às suas vidas.*

As provas da relação corpo-mente

Céticos dirão que a história de Ian Gawler, por mais inspiradora que seja, pode apenas ser a exceção que prova a regra. Até termos estudado os efeitos de um estado de calma psicológica em um ambiente de estudo rigoroso e científico, nunca poderemos abandonar essa dúvida. Entretanto, esse tipo de evidência indiscutível está começando a surgir.

Foi um psiquiatra da Universidade de Stanford que — quase sem querer — abalou as ideias preconcebidas sobre a relação entre o estresse e as chances de sobrevivência nos cânceres mais graves. O dr. David Spiegel tinha começado por estudar filosofia na Universidade de Yale. Uma ideia-chave o orientou ao longo de toda sua carreira: para sermos plenamente humanos, devemos estabelecer com o outro uma relação o mais autêntica possível. Devemos saber, no mais íntimo de nós, que somos intrinsecamente livres para nos reconstruir, para nos transformar e aprender a atribuir aos outros este mesmo poder.

* Ian Gawler relata sua extraordinária cura em um livro muito bonito, *You Can Conquer Cancer* (Você pode vencer o câncer). Ele não ficou curado apenas com a meditação e uma alimentação estritamente natural. Também apelou para múltiplas formas de tratamento naturais, psicológicas e psicoespirituais. Contudo, ele atribui a cura principalmente à sua calma interior.

Depois dos estudos de medicina e psiquiatria em Harvard, David Spiegel voltou suas pesquisas para as condições que permitiam realizar essa poderosa autenticidade do ser e da abertura ao outro. Ele acreditava firmemente, como Sartre, que, ao enfrentar a angústia da morte, o ser humano se torna plenamente ele mesmo. Ainda jovem, o psiquiatra decidiu se juntar ao grande psicoterapeuta Irvin Yalom, na Universidade de Stanford, para testar esta ideia. Juntos, dirigiram grupos semanais de mulheres gravemente doentes às quais não eram dados senão uns poucos anos ou uns poucos meses de vida. Se suas hipóteses estavam corretas, essas mulheres seriam as mais ideais para aprender a se tornar plenamente elas mesmas.

Nesse estudo, grupos de oito a dez mulheres se encontravam toda semana. Elas falavam dos seus medos, da solidão, da raiva, de seus desejos também, e da maneira de fazer face à doença. Elas aprendiam bem depressa uma das lições mais essenciais da vida: de uma forma ou de outra, todos fomos feridos, e todos aprendemos a sentir vergonha disso. Nesses grupos, todo mundo estava gravemente acometido pela doença, e não havia mais nada a esconder. Aquelas mulheres podiam se abrir com confiança à troca íntima.

Para algumas, era a primeira vez em suas vidas que experimentavam o conforto dessa confiança. Muito naturalmente, alguma coisa um tanto milagrosa então se produzia. A maioria dessas reuniões não era nem trágica nem patética. Ao contrário, ria-se muito. Como se o simples fato de se sentirem aceitas com suas feridas também abrisse caminho para as emoções positivas, para a alegria, para o desejo de estar com vida, para o prazer de estar junto, aqui e agora.

Acontecia, evidentemente, de uma delas ser levada pela doença. Então as mulheres falavam de tudo que haviam perdido com a partida daquela amiga, do seu riso profundo ao mencionar as lorotas do marido, dos seus olhos tão atentos quando escutava uma outra relatar as dificuldades da última operação, ou da graça com a qual ela sempre se apresentava, até quando estava sofrendo. Elas se permitiam sentir toda a tristeza daquela perda. Tais momentos eram muito duros. Mas todas sentiam que a ausente continuaria vivendo em cada coração, através dessas lembranças. Implicitamente, sentiam que quando chegasse sua própria hora, também elas seriam honradas com essa rememoração e não deixariam de habitar o coração das companheiras.

Durante um ano, as mulheres se reuniam regularmente, depois cada uma retomava seu caminho. David Spiegel inicialmente comparou o estado psicológico das participantes com o de pacientes caracterizadas pelos mesmos diagnósticos e que recebiam os mesmos tratamentos médicos mas que não tinham participado de encontros daquele tipo. As mulheres que haviam aprendido graças ao grupo de apoio a encarar o próprio medo, a expressar as emoções íntimas e a viver as relações de modo autêntico eram menos sujeitas à depressão, à ansiedade e mesmo à dor física.[20, 21]

Uma vez liberadas do sentimento de impotência, todo seu estado emocional melhorava. Era exatamente o que David Spiegel esperava. Mas ele jamais teria ousado imaginar um efeito possível sobre a evolução da doença, e ainda menos sobre as chances de sobrevida. Spiegel estava até persuadido do contrário: de que não havia nenhuma relação entre o estado mental e a progressão do câncer. Enfurecia-se contra os que atribuíam o câncer a conflitos psicológicos, por provocarem nos doentes de câncer o sentimento penoso de que era em parte culpa deles. Para provar de uma vez por todas que eles estavam errados, Spiegel procurava mostrar que as mulheres que participaram do grupo de apoio e cujo estado mental tinha claramente melhorado *não* viveram mais tempo do que as do grupo de controle. Mas, ao esmiuçar os dossiês, uma surpresa maior o aguardava.

Para começar, quando ele telefonou para as famílias, três das participantes (do total de cinquenta) responderam pessoalmente ao telefone, dez anos depois do anúncio da doença. Considerando a gravidade do estado delas, era simplesmente inacreditável. Nenhuma das mulheres do grupo de controle (36) sobrevivera tanto tempo. Em seguida, ao questionar as famílias sobre a duração da sobrevida dessas pessoas, teve que constatar que as mulheres do grupo de apoio tinham sobrevivido duas vezes mais tempo do que as outras. Podia-se até mesmo notar uma diferença entre as que vinham regularmente e as que não participavam senão esporadicamente. Quanto mais tinham sido assíduas, mais tempo tinham vivido.* Publicados com grande alvoroço em *The Lancet*, esses resultados puseram no contrapé todo o establishment médico mundial.[22] Graças a essa pesquisa, a relação entre o estado mental e a evolução da doença passou de repente do status de conceito *new age* sem fundamento para o de hipótese científica perfeitamente respeitável.**

---

* É importante frisar que, no começo da pesquisa, todas as pacientes tinham diagnósticos similares e que a escolha das que fizeram parte do grupo de terapia ou do grupo de controle foi feita ao acaso. Isso assegura que a sobrevida mais longa dos membros do grupo de terapia não se deve ao fato de estarem em melhor estado no princípio, ou que sua disposição psicológica fosse diferente.

** Desde então, várias outras pesquisas avaliaram esta hipótese. Quatro encontraram resultados comparáveis aos de Stanford.[23-26] Seis não notaram efeito algum. Mas, para três destas últimas, não houve melhora psicológica dos pacientes, não se podendo, portanto, esperar que ocorresse um efeito na sobrevida. No total, há, portanto, cinco pesquisas que observaram uma melhora da sobrevida e três que não encontraram efeito.[27-32] Em uma reiteração

O que é a sensação de impotência?

Desde a publicação do estudo de Spiegel, os pesquisadores tentam medir mais precisamente o impacto da psicologia, e mais precisamente da sensação de impotência, no câncer. Um dos estudos mais esclarecedores sobre esse tópico foi publicado em 2006. Pesquisadores da Universidade da Califórnia em Berkeley analisaram os resultados de um estudo longitudinal feito na Finlândia, em uma região caracterizada por um nível anormal de mortalidade em homens relativamente jovens. Ao procurar pelas causas psicossociais dessa patologia, os pesquisadores descobriram a particular importância da sensação de impotência, não só em doentes cardíacos mas em todas as causas de mortalidade, e notadamente no câncer.[34] Como aquele era um estudo prospectivo — em outras palavras, um estudo com pessoas que *estavam inicialmente saudáveis*, os resultados são particularmente impressionantes.

Os autores procuraram avaliar precisamente a intensidade ou extensão dos sentimentos de impotência. Cada participante teve que responder verdadeiro ou falso para duas afirmativas:

1. "Sinto que é impossível alcançar os objetivos pelos quais eu gostaria de lutar."
2. "O futuro parece não trazer perspectiva nenhuma para mim, e não consigo acreditar que as coisas vão mudar para melhor."

Seis anos depois, e com todos os outros fatores sendo semelhantes, as pessoas que tinham marcado as duas afirmativas como verdadeiras tinham uma taxa de mortalidade (de várias causas combinadas) *três vezes maior* do que a das pessoas caracterizadas pelo nível mais baixo de impotência (que não acharam que nenhuma das duas afirmativas se aplicou a elas). Elas também desenvolveram 160% mais cânceres fatais.

Esses números são ainda mais significativos porque medem o impacto específico da impotência independente de todas as outras variáveis — estado biológico, uso de tabaco ou álcool, status socioeconômico, depressão ou iso-

recente de seu trabalho — com 125 pacientes —, David Spiegel e sua equipe de pesquisa observaram uma *triplicação* do tempo de sobrevida das mulheres participantes do grupo, mas somente entre as que tinham câncer negativo para os receptores de estrógenos.[33] As que tomavam Tamoxifeno ou um outro antagonista de estrógenos não mostraram aumento de sobrevida (ligada à participação no grupo), como se tais remédios já lhes tivessem conferido a proteção que se podia esperar do tratamento psicológico. (Os antagonistas aos receptores de estrógenos não existiam no momento do trabalho publicado em 1989.)

lamento social. Impressionados pela força da correlação, os autores repararam que, embora estivessem relatando provas definitivas de que o sentimento de impotência tem um grande impacto na saúde, ainda precisamos entender as condições individuais, sociais e ambientais que sustentam esse sentimento e encontrar a melhor abordagem para anulá-la.

Os resultados deles foram confirmados recentemente por uma meta-análise impressionantemente ampla de 165 estudos publicados em 2008 por psicobiólogos da University College London.[35] Os autores concluíram que fatores psicossociais ligados ao estresse estão correlacionados com um aumento do risco de câncer em pessoas saudáveis e com a redução dos níveis de sobrevivência em pessoas com câncer. Os autores definiram "estresse psicossocial" como uma categoria híbrida que incluía tanto eventos estressantes (tais como a morte de familiares próximos, divórcio, trabalho exaustivo etc.) e reações individuais a esses eventos, especialmente sentimentos de impotência. Quanto mais longo era o estudo, mais claro era o efeito na mortalidade, o que implica que os fatores psicossociais têm um efeito lento porém cumulativo no câncer.

O impacto desses fatores psicossociais na mortalidade por câncer é, obviamente, bem menor do que o dos fatores "pesos pesados" como o tabaco ou a obesidade. Mas não é negligenciável. Na verdade, pode ser comparado ao risco associado com a terapia de reposição hormonal em mulheres na pós-menopausa. Embora os perigos desse tratamento terem sido amplamente divulgados, nossas autoridades médicas permanecem modestamente silenciosas quanto às consequências igualmente prejudiciais à saúde de estados mentais negativos prolongados. Talvez isso aconteça porque elas não têm certeza sobre como ajudar aqueles que lutam contra tais sentimentos. Para tratar desse assunto, vou detalhar mais adiante neste capítulo alguns métodos práticos que cada um de nós pode aprender para evitar se afundar em tamanho desespero.

A fisiologia da sensação de impotência

Existe algum mecanismo identificável pelo qual estados mentais negativos influenciam o modo como o corpo funciona, facilitam a propagação do câncer ou aumentam a velocidade de progressão?

É possível que o efeito fisiológico não derive diretamente das emoções negativas, mas dos comportamentos de alto risco que costumam acompanhá-

-las. Por exemplo, uma pessoa deprimida ou desencorajada provavelmente não vai ter a força de vontade necessária para parar de fumar, se alimentar de uma maneira mais saudável ou se exercitar com regularidade. Seu sono pode ser ruim, ela pode negligenciar o cuidado com o peso, beber demais ou até se esquecer de tomar medicação.

No entanto, pesquisadores da University College London observaram que os efeitos dos fatores psicossociais persistem até em pessoas que não demonstram nenhum desses comportamentos. A conclusão lógica é que existe um mecanismo fisiológico direto que une o corpo à mente. Hoje em dia se compreende melhor como a biologia do estresse pode pesar sobre a evolução do câncer. Sabemos que sentimentos de impotência desencadeiam a liberação de hormônios que ativam as funções de "urgência" do organismo — como os mecanismos da inflamação —, que podem facilitar o crescimento e a propagação de tumores. Paralelamente, o estresse reduz a atividade de todas as funções que podem ser colocadas em "modo de espera", como a digestão, a reparação dos tecidos e o sistema imunológico.

Nos últimos vinte anos, um novo domínio científico surgiu para estudar explicitamente o elo entre os fatores psicológicos e a atividade do sistema imunológico. Trata-se da psiconeuroimunologia. Detalhemos as três dimensões que compõem esta nova abordagem: a psicologia, a neurologia e a imunologia. O aspecto psicológico se refere à resposta emocional a experiências de vida difíceis. Quando temos a sensação de que nossa vida não está mais administrável, ou está nos trazendo mais sofrimento do que alegria (é o aspecto "psico"), nosso cérebro libera hormônios do estresse como a adrenalina e o cortisol. Eles ativam o sistema nervoso, aceleram o ritmo cardíaco, fazem subir a pressão arterial e tensionam os músculos para que estejam prontos para o esforço ou para aparar os golpes (aspecto "neuro"). Essa resposta neurológica é comumente chamada de reação de lutar ou fugir. Ora, sabe-se hoje que seu efeito se faz sentir bem além. Essas mesmas substâncias químicas que ativam os reflexos neurológicos e viscerais do estresse agem também sobre as células do sistema imunológico. Com efeito, os glóbulos brancos têm receptores na sua superfície que detectam o que se passa dentro do cérebro emocional e reagem em função dessas oscilações. Algumas dessas células começam a liberar citocinas e quemocinas inflamatórias. Por outro lado, as células NK são bloqueadas pela noradrenalina e pelo cortisol. Elas permanecem passivamente coladas na parede dos vasos, em vez de atacar os vírus que penetraram no organismo ou as células cancerosas que proliferam nas proximidades.

O desejo de viver e as células imunológicas

Nós vimos no capítulo 4 que os camundongos descendentes de "Super-Mouse", capazes de mobilizar totalmente suas células imunológicas, são resistentes ao câncer, inclusive quando lhes injetam doses maciças de células extremamente agressivas. Dentro do mesmo espírito, no Instituto Nacional do Câncer (dos Estados Unidos), o laboratório do professor Ron Herberman (que dirige agora o Instituto de Oncologia da Universidade de Pittsburgh) mostrou, em mulheres que foram operadas de câncer de mama, que quanto mais as células NK estiverem ativas nas semanas que se seguem à operação, melhores serão as chances de sobrevida a longo prazo.[36-37]

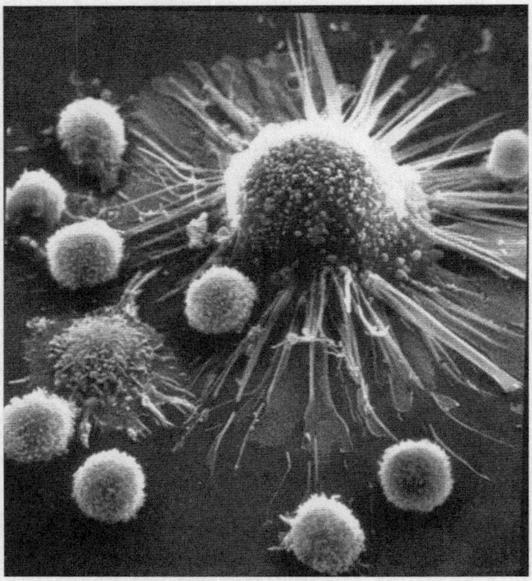

FIGURA 15 — As células brancas do sistema imunológico atacam uma célula cancerosa (no centro). Elas recebem sinais do cérebro e enviam para ele sinais de volta. As células do sistema imunológico fazem parte, portanto, de um "cérebro circulante".

O professor Herberman também demonstrou que as mulheres com câncer de mama que conseguem enfrentar melhor a doença psicologicamente tinham muito *mais* células NK do que as que se afundavam na depressão e na impotência.[38] Em 2005, a dra. Susan Lutgendorf, da Universidade de Iowa, confirmou esses resultados em mulheres com câncer de ovário. As que se sentiam amadas e apoiadas e que mantiveram o estado de espírito otimista tinham mais células combativas NK do que as que se sentiam solitárias, impotentes e emocionalmente abaladas.[39]

Tudo se passa como se os glóbulos brancos do sistema imunológico — como as células NK e os linfócitos T e B — fossem sensíveis ao sentimento de impotência (uma convicção de que nada pode ser feito para se superar a doença) e à perda do desejo de viver decorrente dele. Nos ratos de Martin Seligman submetidos a choques elétricos de que eles não podiam se esquivar, a impotência se manifestava por sintomas muito próximos dos que se obser-

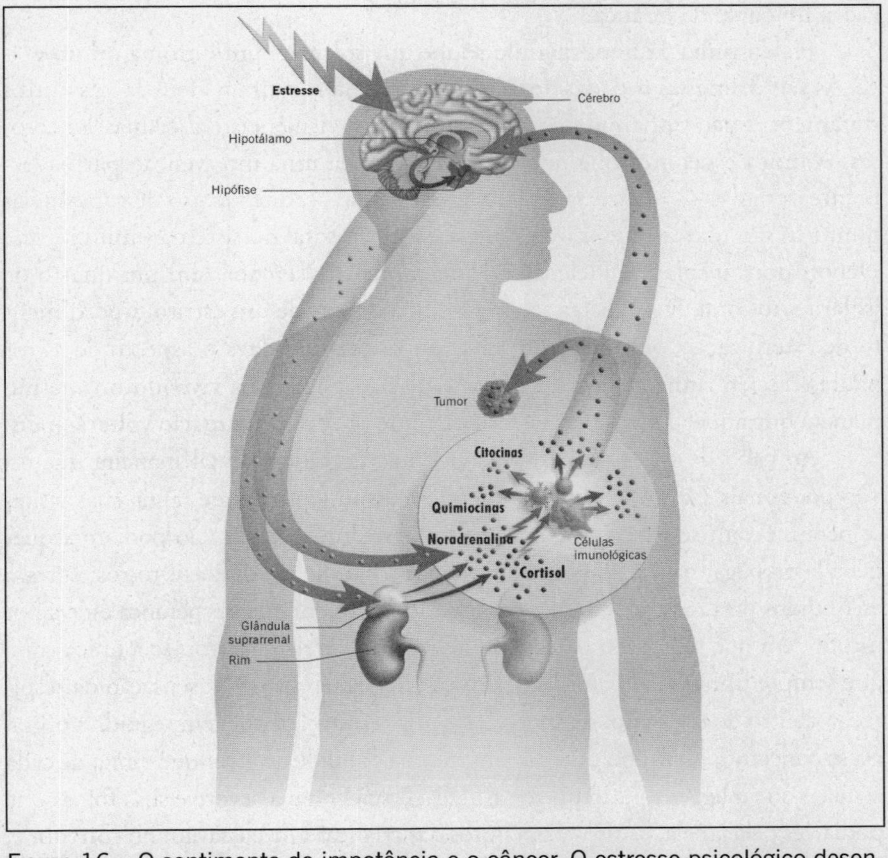

FIGURA 16 – O sentimento de impotência e o câncer. O estresse psicológico desencadeia a liberação de noradrenalina e cortisol, que atrapalha o equilíbrio das células imunes, causando uma superprodução de citocinas e quimiocinas e a inibição da reação normal à presença de células anormais. As células imunes, por sua vez, também liberam citocinas e quimiocinas que afetam o cérebro e influenciam o comportamento.

vam em humanos traumatizados: parecem perder toda confiança em si e ficam inertes diante de todas as outras situações difíceis; em situação de competição, mostram-se submissos e passivos, não mais se defendendo sequer quando são agredidos. É precisamente nessas circunstâncias que seu sistema imunológico abaixa a guarda. Tudo se passa como se o estado emocional que pode ser observado externamente, por meio do comportamento do indivíduo, se refletisse identicamente no comportamento interno das células imunológicas. Quando o rato — ou a pessoa — desiste, com a sensação de que a vida não vale mais a pena ser vivida, o sistema imunológico entrega os pontos também.

Inversamente, encontrar em si o desejo de viver assinala uma virada decisiva no curso da doença.

Helen tinha 52 anos quando soube que sofria de um linfoma muito grave. As seis primeiras rodadas de quimioterapia não surtiram efeito. Dois outros tratamentos não tinham feito senão aumentar a virulência das células cancerosas. A única esperança que restou foi o recurso a uma intervenção particularmente perigosa — o autotransplante de medula —, que faz uso de substâncias químicas tão tóxicas que provocam a destruição total do sistema imunológico. Depois do transplante, Helen teve que passar três semanas em um quarto de isolamento total. Suas visitas só entravam lá depois de um estrito procedimento de esterilização, vestidas com uma roupa que lhes dava o aspecto de astronautas. Helen tinha a sensação penosa de não estar mais vivendo no mesmo planeta que aquelas estranhas visitas, e de que provavelmente não voltaria mais.

Ao cabo de três semanas, seu estado se degradou de tal maneira que ela não pôde mais sair do isolamento. Vendo-a assim tão magra e frágil, suas visitas se perguntavam se não a estariam vendo pela última vez. E não podiam sequer beijá-la ou pegar na sua mão, nem mesmo sorrir, uma vez que seus rostos estavam escondidos pela máscara estéril. Mas, no momento em que a esperança estava por um fio, em que seu corpo parecia prestes a ceder, Helen agarrou-se à única coisa que sempre tinha estado ali, como um cão fiel e afetuoso — a sensação da respiração dentro do seu peito. Agarrada à própria respiração, uma em seguida à outra, ela se conectou, no fundo de si mesma, a uma vontade de viver que vinha de cada célula e que a ligava a tudo que estava vivo à sua volta: a árvore e suas folhas que podia ver pela janela, os risos e os choros das crianças que passavam no corredor e, às vezes, as estrelas quando a noite caía. Obtinha daquilo uma estranha sensação de paz. Como se nada pudesse verdadeiramente afetá-la, uma vez que, o que quer que tivesse de acontecer, a vida que passava através dela iria continuar.

Os psicoterapeutas que trabalham hoje com pacientes com câncer perceberam a importância de reativar nessas pessoas o desejo de viver. Existem muitas maneiras de cultivar essa força, essa chama que sempre brilha dentro de nós. Algumas das que experimentei me inspiraram muito respeito e gratidão, tanto como terapeuta quanto como paciente. Gostaria de falar a vocês sobre as que me parecem ser as mais importantes.

SEGUNDA PARTE: RECONECTANDO-SE COM A FORÇA VITAL

Ao encarar as crises da vida diária, sua programação complexa e às vezes eventos apavorantes, frequentemente nos permitimos ser dominados por sentimentos de impotência e medo. Isso é compreensível e costuma ser inevitável. No entanto, se esses sentimentos se tornam um estado mental constante, são acompanhados de mudanças na fisiologia que podem danificar as defesas contra o câncer. Evitar o estresse a qualquer preço seria impossível. Mas o que pode ser feito é aprender a relaxar as tensões regularmente e, com a ajuda da experiência, deixá-las escorrer o máximo possível sobre nós — como a água sobre as penas de um pato, pelo menos para se ter uma trégua por um tempo.

Nos primeiros minutos depois que eu soube que meu tumor tinha voltado exatamente no mesmo lugar, me senti derrotado. Logo meu corpo iria se rebelar. A ansiedade sempre teve um jeito particular de me afetar por dentro, fazendo meu coração bater mais rápido, colocando uma pressão no meu peito e fazendo minha garganta se fechar, o que dificultava a respiração. Minha mente estava começando a disparar, pensando em todas as consequências. Eu podia ver o tormento de passar pelo tratamento todo de novo e achei que não teria forças para suportar mais uma vez. Eu tinha acabado de deixar minha esposa, meu filho e meu lar, e não teria apoio algum. Me vi com a cabeça raspada, magro, exausto e sozinho. Olhando para a tela do computador com o relatório do neurorradiologista que eu tinha acabado de abrir no sistema de informação do hospital, pensei que pudesse perder o controle do meu corpo. Talvez até desmaiasse. Então me lembrei de uma coisa que ouvi o dalai-lama dizer. Um repórter tinha perguntado a ele se a invasão chinesa ao país dele, a destruição dos templos, a prisão e a tortura sofridas por tantos dos amigos dele não eram razões suficientes para perturbar sua serenidade. Ele respondeu: "Os chineses tiraram tudo de mim. Não vou deixar que tirem minha alma também." Me lembrei de alguns exercícios simples de relaxamento que eu tinha aprendido em uma aula de yoga particularmente agradável. Eu os praticava em casa de vez em quando e me sentia melhor depois. Achei que podia ser o momento de descobrir se funcionavam quando realmente precisávamos deles.

Eu me sentei ereto, respirei fundo algumas vezes e me concentrei na sensação suave do ar passando pelo meu peito. Falei para minha mente que daria toda a atenção que a situação merecia e procuraria toda ajuda que precisasse, mas que, naquele momento, não ajudaria visualizar um filme com todos os piores resultados possíveis. E, gradualmente, meu corpo se acalmou, minha mente lentamente retornou ao estado normal. Em cerca de 15 minutos, eu podia sentir meu coração voltando ao normal e ver a cor voltando ao meu rosto. Me resignei a ir dar uma aula para um grupo de residentes, como estava planejado, pois eu sabia que eles estavam ansiosos por ela. E deu certo. A aula foi uma boa oportunidade para me sentir útil e pensar em outra coisa. A impotência tinha tirado suas garras de cima de mim, pelo menos naquele momento.

Voltar a si no presente

Pode-se aprender a cultivar a força interior. Há 5 mil anos, todas as grandes tradições médicas e espirituais do Oriente — como a yoga, a meditação, o tai chi chuan ou o *qigong* — ensinam que é possível retomar as rédeas do ser interior, e de toda sua fisiologia, simplesmente concentrando a mente e prestando atenção na respiração. Sabe-se hoje, por numerosos estudos, que esse domínio é uma das melhores maneiras de reduzir o impacto do estresse.* Também é uma das melhores maneiras de se restabelecer a harmonia em nossa fisiologia e, consequentemente, de estimular as defesas naturais do corpo.

A primeira etapa de todo processo de domínio da fisiologia consiste em aprender a focalizar a atenção e a voltá-la para dentro de si. É pouco dizer que a maioria de nós não tem treino. Tudo nos nossos modos de vida habituais nos desvia desse caminho.

Joel e a "mente de macaco"

Quando conheci Joel, tive sobretudo a impressão de que não tinha conseguido conhecê-lo. Viera para o Center for Integrative Medicine em Pittsburgh para obter tratamento complementar para um câncer metastático de

---

* Tratei desse assunto com mais detalhe em meu livro anterior, *The Instinct to Heal* (O instinto da cura), também conhecido como *Healing without Freud or Prozac* (Curar o Estresse, a Ansiedade e a Depressão sem Medicamento nem Psicanálise) fora dos Estados Unidos e do Canadá.[40-41]

próstata que se espalhara pela coluna vertebral. Alto, magro, um tanto elegante demais para uma consulta médica, seu fluxo de palavras era de tal ordem que eu mal conseguia lhe fazer uma pergunta. Tinha dificuldade em se manter em um assunto e saltava de um para o outro em um ritmo desenfreado. Sua vida de produtor de cinema em Los Angeles parecia acometida da mesma descontinuidade que a nossa entrevista. Em vez de me falar do câncer, ele me explicou como tirava proveito das técnicas de comunicação a fim de reduzir seu estresse. Graças ao seu telefone celular Blackberry (um dos primeiros), ele vivia "hiperconectado" e podia "trabalhar em qualquer lugar". O que mais o agradava era poder receber suas chamadas e e-mails fingindo estar no escritório, embora estivesse já em casa. Podia jogar xadrez com o filho ao mesmo tempo em que lia as mensagens. E quando deixava o filho em uma posição difícil e ele necessitava de um tempo de reflexão, aproveitava para responder às mensagens. Eu me perguntava onde ele estava de verdade, pois ele não estava nem no escritório nem em casa. Nem com seus interlocutores, nem com o filho. Sem atenção verdadeira nem a um nem aos outros, a experiência real daquela atividade vibrante devia se parecer com uma terra de ninguém sem substância. Todos nós passamos muito tempo nessa terra de ninguém. As tradições orientais se referem a isso como "mente de macaco". Nesse estado, nossos pensamentos saltam em todas as direções, como um macaco que se agita dentro da jaula.

Quando falei sobre as dificuldades que eu tivera durante o exame de Joel a um colega que o conhecia, ele sorriu: "Eu sei. Antes de conseguirmos ajudá-lo, para ele se centrar, precisaria começar passando duas semanas inteiramente sozinho sentado em cima de um rochedo no meio do deserto, para aprender a se concentrar. No *mínimo* duas semanas..." Era só uma meia-brincadeira. Como Joel, muitos de nós nos tornamos estranhos ao nosso mundo interior, perdidos no meio de tudo que nos parece urgente e mais importante: os e-mails, os programas de televisão, as ligações telefônicas. Como Joel, temos necessidade de começar a nos encontrar.*

A atenção positiva é uma força que faz o bem a tudo que toca. As crianças, os cachorros e os gatos costumam saber disso mais do que nós. Eles vêm até nós sem precisar de uma razão concreta; para nos mostrar um desenho que fizeram, um osso que encontraram ou um rato que capturaram no jardim. Ou, às vezes, só para receber um simples carinho. Sabemos o quanto é importante

---

* No seu último livro, *Coming to Our Senses* (Chegando aos sentidos), Jon Kabat-Zinn explica que quanto mais se está conectado ao mundo exterior (pelo celular, e-mail, internet), menos se está conectado à própria interioridade.[42]

para eles, então oferecemos o carinho com prazer. Mas quanto a nós, quando nos gratificamos com uma atenção tão benevolente?

No Centro Commonweal, onde fiquei depois da minha recaída, e atualmente na maior parte dos workshops residenciais para pacientes portadores de câncer, é a primeira coisa que se aprende: durante uma semana, nada de telefone, e-mail ou televisão; em vez disso, diariamente, duas sessões de uma hora de yoga ou de meditação. Jon Kabat-Zinn, que foi biólogo no MIT, ensina meditação a doentes há trinta anos. Seu programa agora funciona em mais de 250 clínicas e hospitais dos Estados Unidos e do Canadá, a maior parte em grandes centros universitários (Duke, Pittsburgh, Stanford, Universidade da Califórnia em São Francisco, Universidade de Washington, Sloan-Kettering, Wisconsin e Toronto), e também na Europa.*

Kabat-Zinn insiste sempre que passar um tempo, todos os dias, sozinho consigo mesmo é um "ato radical de amor". Como na grande tradição dos xamãs que prescrevem sempre um ritual de purificação para ser praticado sozinho, essa solidão meditativa é a condição essencial para começar a harmonizar as forças de cura internas do corpo.

A respiração: uma porta para a biologia

Na yoga, na meditação, no *qigong* ou em métodos ocidentais modernos, a porta de entrada para a interioridade é a respiração.

Começamos por nos sentar confortavelmente, com as costas eretas, no que o mestre tibetano Sogyal Rinpoche chama de uma posição "digna".[43] Ela dá total liberdade de movimento à coluna de ar que desliza das narinas para a garganta, depois pelos brônquios, depois até o fundo dos pulmões antes de fazer o caminho inverso. Com concentração, fazemos duas grandes respirações lentas e profundas para começar o relaxamento. Uma espécie de conforto, de leveza, de suavidade se instaura no peito, nos ombros. Aprendemos então, no decorrer das sessões, a deixar ao mesmo tempo a respiração ser guiada pela atenção e a atenção repousar sobre a respiração. Enquanto relaxamos, sentimos a mente se tornar como uma folha pousada sobre uma superfície de água, subindo e descendo ao longo das ondas que passam. A atenção acompanha a *sensação* de cada inspiração e se permite levar pela longa expiração do ar que deixa o corpo

* Hospitais na Alemanha, Holanda, Suécia, Noruega, Reino Unido, Bélgica e Suíça oferecem este programa de "redução do estresse baseado na atenção plena".

com suavidade, lentidão, graça, até o final de seu trajeto, até que não haja mais do que um mínimo filete de ar, muito pouco perceptível. Depois, uma pausa. Aprendemos a nos deixar fluir nessa pausa, cada vez mais profundamente. Com frequência, é aí que nos sentimos mais próximos de nosso corpo íntimo. Com um pouco de prática, sente-se o coração batendo para sustentar a vida, como ele faz incansavelmente há tantos anos. E depois, no final dessa pausa, sem que tenhamos que fazer o menor esforço — salvo prestar atenção —, uma pequena centelha se acende sozinha e desencadeia uma nova inspiração. É a própria centelha da vida, que está sempre em nós e que descobrimos às vezes pela primeira vez.

Inevitavelmente, nossa mente se deixa distrair dessa tarefa ao final de alguns minutos e nos atrai para o mundo exterior: as preocupações do passado ou as obrigações do futuro. A arte desse "ato radical de amor" consiste em fazer o que nós faríamos por uma criança que tem necessidade de toda nossa atenção: reconhecer a importância dos outros pensamentos, prometer-lhes com benevolência nossa atenção ao chegar o momento e voltar àquele que precisa de nós no instante presente — no momento, nós mesmos. Quando se ensina essa prática bastante simples e despojada a um grupo de pacientes, não é raro ver lágrimas correndo sobre alguns rostos. Como se as pessoas estivessem descobrindo pela primeira vez a benevolência e a calma. Elas descobrem uma imensa sensação de simples bem-estar, da qual foram durante muito tempo privadas. Em seguida aprende-se que se pode ter acesso, a qualquer momento, à suavidade e à calma descobertas durante a meditação. Com um pouco de prática, vamos utilizá-la quando estivermos numa fila de supermercado, no engarrafamento ou sob as críticas de um colega de escritório. Basta voltar a atenção para uma longa expiração e para a pausa que vem no final a fim de que nos reconectemos com essa fonte de paz.

A respiração é a única função visceral que é ao mesmo tempo totalmente autônoma vis-à-vis o espírito consciente (como a digestão ou os batimentos do coração, a respiração ocorre mesmo que não pensemos nela) e facilmente controlável pela vontade. O centro da respiração, situado na base do cérebro, é sensível a todas as moléculas que são permutadas permanentemente entre o cérebro emocional e todos os órgãos do corpo, sistema imunológico inclusive. Ao nos conectarmos com a respiração, nós nos aproximamos da pulsação das funções corporais vitais e as interligamos com o pensamento. Felizmente, não é indispensável acreditar nisso para obter o benefício. Existe hoje uma maneira perfeitamente objetiva de avaliar o elo entre os exercícios, como a yoga e a meditação, e o que se passa na fisiologia.

O rosário e o mantra

Há mais de 15 anos, o dr. Luciano Bernardi, da Universidade de Pavia, na Itália, interessa-se pelos ritmos autônomos do corpo que formam a base da fisiologia: o ritmo da respiração, as variações do ritmo cardíaco, os aumentos e as diminuições da pressão arterial etc. Ele sabia que um bom equilíbrio desses diferentes biorritmos é o melhor indicador de boa saúde que se conhece, capaz de prever a sobrevida a quarenta anos de distância segundo certos estudos.[44, 45]

O dr. Bernardi procurava as condições que podiam desencadear uma desorganização temporária desses ritmos e estudava a maneira pela qual o organismo restabelecia em seguida seu equilíbrio. Para isso, dava às suas cobaias exercícios como cálculo mental ou leitura em voz alta, enquanto media as microvariações dos batimentos do coração, da pressão arterial, do fluxo sanguíneo em direção ao cérebro e da respiração. Pôde assim notar que o menor exercício mental repercutia imediatamente nos ritmos, que reagiam se adaptando a esse esforço, mesmo que mínimo. Mas a grande surpresa veio do que se chama de condição "de controle".

Para medir as modificações fisiológicas desencadeadas pelos exercícios mentais, era preciso compará-las a uma condição dita neutra — ou seja, na qual as cobaias falassem, mas sem esforço mental. Nessa experiência, a condição neutra consistia em fazer as cobaias recitarem um texto conhecido de cor cuja articulação não exigisse nenhuma atenção. Como eles estavam na Lombardia, uma região profundamente católica da Itália, ele naturalmente pensou em fazê-los recitar o rosário.

Quando as cobaias do dr. Bernardi começaram a recitar uma litania da Ave-Maria em latim, os aparelhos registraram um fenômeno totalmente inesperado: todos os ritmos biológicos medidos entraram em ressonância. Alinhavam-se todos uns sobre os outros, amplificavam-se mutuamente e terminavam se harmonizando! Longe de acreditar em um milagre, o dr. Bernardi descobriu uma explicação tão simples quanto essencial: na Itália, a assembleia recita o rosário em alternância com o padre. Cada enunciado se faz com uma única expiração, e a inspiração seguinte se faz durante a vez do padre.* As cobaias tinham, com toda naturalidade, adotado o ritmo que lhes era habitual. Procedendo desse modo, elas se fixavam mecanicamente — e sem ter consciência — em uma frequência de seis respirações por minuto. Pois bem, tratava-se precisa-

* A Ave-Maria em latim é recitada assim: o padre diz "Ave Maria, gratia plena, Dominus tecum, benedicta tu in mulieribus, et benedictus fructus ventris tui, Jesus" e depois a assembleia responde "Sancta Maria, Mater Dei, ora pro nobis peccatoribus, nunc e in hora mortis nostræ. Amen".

mente do ritmo natural de flutuação das outras funções que ele se propunha a medir (coração, pressão arterial, fluxo sanguíneo no cérebro), e por isso tinham entrado todas em ressonância. Chegavam mesmo a se esforçar mutuamente, da mesma maneira que, sentados em um balanço, nós projetamos as pernas para a frente em cadência, a fim de aumentar a amplitude das oscilações.

Movido pela curiosidade, o dr. Bernardi pensou que, se a Ave-Maria tinha essa capacidade de modular a fisiologia em profundidade, outras práticas religiosas deviam ter um efeito comparável. Ele supôs que o efeito seria ainda mais intenso com as que colocavam a consciência do corpo no centro da busca espiritual, como o hinduísmo e o budismo. Bernardi prolongou, portanto, a experiência inicial, ensinando a pessoas que jamais tinham praticado disciplina oriental o mantra mais conhecido de todo o budismo: *Om Mani Padme Hum*. Como na yoga, as novas cobaias aprenderam a recitá-lo fazendo vibrar cada sílaba e estendendo a voz para sentir as vibrações, depois acompanhando a expiração até que tivessem de novo vontade de inspirar para a repetição seguinte. Bernardi observou exatamente os mesmos resultados obtidos com a Ave-Maria: a respiração fixava-se por si mesma em um ritmo de seis por minuto, e a harmonização — a coerência — dos outros ritmos biológicos se operava da mesma maneira. Intrigado, Bernardi se perguntou se aquela correspondência inesperada entre práticas religiosas tão distantes não se deveria a raízes históricas comuns. De fato, ao que parece, a prática do rosário foi introduzida na Europa pelos cruzados, que a copiaram dos árabes, que por sua vez a aprenderam com os monges tibetanos e os mestres de yoga na Índia.[46] A descoberta da harmonização dos ritmos biológicos para o bem-estar e a saúde remonta, pois, aos tempos mais distantes.

Em 2006, Julian Thayer e Esther Sternberg, pesquisadores da Universidade de Ohio e do Instituto Nacional de Saúde americano, publicaram em *Annals of the New York Academy of Sciences* um resumo de todos os trabalhos realizados a respeito da amplitude dos ritmos biológicos. Eles concluíram que tudo o que os amplifica — como acontece com os estados de ressonância ou "coerência" descritos por Bernardi — está associado a numerosos benefícios para a saúde.[47]* Em particular:

- melhor funcionamento do sistema imunológico;

---

* O parâmetro mais comumente utilizado como índice dos ritmos biológicos é a "variabilidade do ritmo cardíaco", que é o objeto desse artigo. É também o que é medido pelos métodos de "biofeedback" centrados na "coerência cardíaca" (ver *Curar o Estresse, a Ansiedade e a Depressão sem Medicamento nem Psicanálise*). Atenção, é importante notar que o estado de coerência está associado a uma *maior variabilidade* (amplitude de variações) do ritmo cardíaco. O que é regular na coerência não é o ritmo cardíaco propriamente dito, mas sua variação.

- redução da inflamação;
- melhor controle da taxa de açúcar no sangue.

São, justamente, os três principais fatores que agem contra o desenvolvimento do câncer.

Entre o nascimento, quando a amplitude dos ritmos é a mais forte, e a proximidade da morte, quando é a mais baixa, nós perdemos cerca de 3% de variabilidade por ano.[48] É o sinal de que nossa fisiologia perde progressivamente sua maleabilidade, de que tem cada vez mais dificuldade para encontrar o equilíbrio diante das imprevisibilidades de nosso meio ambiente físico e emocional.

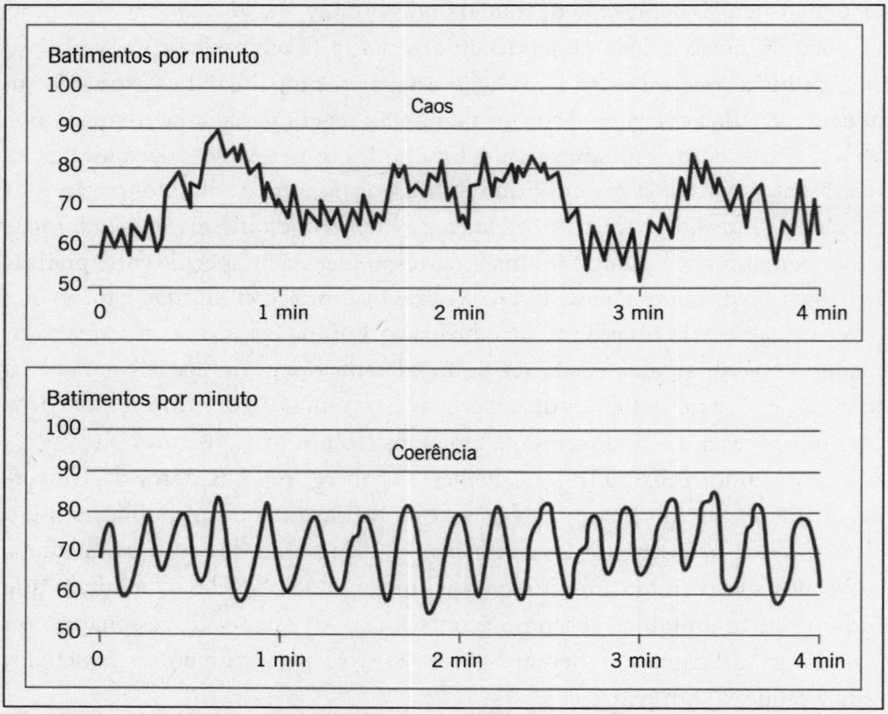

FIGURA 17 — Caos e coerência. Em estados de estresse, ansiedade, depressão ou raiva, a variação natural no ritmo do coração se torna irregular ou "caótica". Em estados de bem-estar, compaixão ou gratidão, ou quando a atenção está voltada para a respiração, essa variabilidade aumenta e se torna "coerente": a alternância entre os aumentos e as diminuições no ritmo cardíaco é regular, se alinhando com outros ritmos biológicos. O mesmo estado pode ser atingido recitando o mantra budista *Om Mani Padme Hum* ou o rosário em latim.[49] (Crédito de imagem: © HeartMath®, do aparelho emWave® PC Stress Relief System desenvolvido por Quantum Tech, Inc., em Boulder Creek, na Califórnia, Estados Unidos.)

O enfraquecimento desse equilíbrio das funções do corpo está associado ao conjunto dos problemas de saúde ligados ao envelhecimento: a hipertensão, a insuficiência cardíaca, as complicações do diabetes, o infarto, a morte súbita e, evidentemente, o câncer. Mas ocorre que esse equilíbrio — que podemos avaliar facilmente medindo a amplitude das variações dos batimentos do coração — é também uma das funções biológicas que melhor respondem ao treinamento mental ligado à respiração e à concentração (figura 17). É exatamente o que o dr. Bernardi descobriu quando mostrou o impacto de práticas tão antigas como um mantra budista ou o rosário mariano.[50]

Como as cobaias do dr. Bernardi, todos nós temos a possibilidade de influir no equilíbrio dos ritmos autônomos do corpo, que são estados centrais de boa saúde. Alguns o farão pela recitação de um mantra ou de uma prece. Para a maioria, é possível fazê-lo simplesmente orientando a atenção para dentro de si.

A meditação no laboratório

Em seu laboratório na Universidade de Wisconsin, o dr. Richard Davidson estuda as alterações que afetam o cérebro das pessoas que vêm praticando meditação há anos. Vários monges tibetanos participaram da experiência — como o dr. Matthieu Ricard, um biólogo celular que virou monge budista e filósofo, e que contribuiu para que fosse empreendida. Durante a meditação, seus ritmos cerebrais registram forte aumento da amplitude das oscilações habituais. Sobre os traçados, vê-se também que as diferentes regiões do cérebro começam a oscilar em harmonia quando os monges entram nesse estado interior particular — diz-se que elas se "sincronizam". É um fenômeno comparável, na escala do cérebro, ao estabelecimento da coerência na biologia do corpo. Melhor ainda, Davidson e seus colaboradores descobriram que essa sincronização se prolonga durante um bom tempo entre os períodos de meditação.[51]

Felizmente, os benefícios de tais estados para a saúde podem aparecer até em principiantes. O mesmo laboratório fez a prova com executivos estressados de uma grande empresa de biotecnologia da região. Dois grupos foram estudados. Os membros do primeiro grupo nada mudaram de seus hábitos, os outros aprenderam a meditação dita "de plena consciência", tal como é ensinada no programa posto em prática nos hospitais por Jon Kabat-Zinn. Em apenas oito semanas, constataram-se, nos que tinham integrado a meditação à vida corrente, mudanças significativas da atividade elétrica do cérebro quando medida pelo EEG. As regiões associadas ao bom humor e ao otimismo (regiões frontais esquerdas) estavam claramente mais ativas, comparadas ao seu estado anterior, ou com as do grupo de controle. Mas esses efeitos não se resumiam ao cérebro ou ao humor: seus sistemas imunológicos reagiam também mais fortemente do que os do grupo de controle à vacina da gripe. E tudo isso com apenas dois meses de prática.[52]

Em Calgary, no Canadá, o grupo de pesquisa da professora Linda Carlson no centro de oncologia da universidade estudou pacientes em tratamento de câncer de mama ou câncer de próstata que praticavam esse mesmo programa de meditação. No final de umas oito semanas, eles dormiam melhor, se sentiam claramente menos estressados e tinham a sensação de que suas vidas estavam mais ricas. Para eles também a meditação trouxe benefícios ao sistema imunológico: os glóbulos brancos, inclusive as células NK, recuperavam um perfil normal, muito mais propício à luta contra o câncer.*

Bob, por exemplo, tinha 60 anos e trabalhava no Ministério da Educação em 1999 quando soube que tinha câncer de próstata.

Depois de um tratamento de radioterapia local, ele entrou no programa de meditação em plena consciência do hospital de Calgary. No princípio, não meditava mais do que cinco ou dez minutos por dia, mas depois, ao cabo de algumas semanas, de tanto experimentar sozinho diferentes maneiras de meditar, descobriu como fazer o exercício durar trinta minutos sem dificuldade. De acordo com Bob, "a meditação me dá um domínio sobre minha mente e meu corpo que eu nunca tive antes. Ela me acalma o suficiente para que eu possa recuar e ver o que se passa não somente em torno de mim, como também no meu interior. Pode parecer loucura, mas devo confessar com toda honestidade que agradeço por ter tido câncer, porque a meditação me levou para um caminho de vida diferente. Ela transformou a maneira como vivo com minha família, com as pessoas à minha volta. Ela me deu uma direção que eu não tinha antes".

---

* Estes resultados são compatíveis com outros estudos do laboratório de Richard Davidson. Eles mostraram que uma maior atividade do hemisfério esquerdo, tal como observada depois da prática da meditação, está também associada a uma maior atividade das células NK e a uma resposta mais forte às vacinas.[53] No Imperial College de Londres, o professor John Gruzelier mostrou resultados similares entre os pacientes acometidos de aids. Os que desempenham maior atividade do hemisfério esquerdo (como a obtida com a meditação) têm mais ânimo e resistem por mais tempo à progressão da doença.[54] Na Universidade de Ohio, a professora Janice Kiecolt-Glaser também mostrou que pessoas idosas que praticavam durante um mês exercícios de relaxamento viam a atividade de suas células NK e linfócitos T aumentar de maneira significativa.[55]

Bob passa muito bem oito anos mais tarde. Durante a pesquisa, a professora Carlson mediu seus parâmetros imunológicos antes, durante e 12 meses depois de sua iniciação de oito semanas na prática de meditação. Eles melhoraram consideravelmente (redução de citocinas inflamatórias TNF-alfa e interferon-gama, e aumento da interleuquina-10, que luta contra a inflamação), ao mesmo tempo em que seu nível de cortisol diminuiu. Ao que tudo indica, seu corpo e sua mente acalmaram-se juntos com esse novo caminho de vida.

Um estudo recente da Universidade da Califórnia em Los Angeles confirmou o efeito positivo da meditação de plena consciência no sistema imunológico de pacientes com aids.[56] Durante oito semanas, cinquenta homens soropositivos para HIV seguiram um curso semanal sobre esse método de meditação. Depois eles praticaram a meditação diariamente, por trinta a 45 minutos. Um grupo de controle (com características iniciais comparáveis) frequentou apenas uma sessão de treinamento de um dia, depois da qual eles não meditaram diariamente.

Oito semanas depois, no grupo que não praticou meditação diariamente, os níveis de células CD4 diminuíram. (Essas são as células imunológicas cujos números diminuem quando o vírus da aids começa a se propagar.) No entanto, a contagem de células CD4 não caiu abaixo do nível inicial nos homens que meditavam diariamente. E quanto maior era seu comprometimento com o programa, medido pela frequência às sessões de treinamento, maior foi a contagem de células CD4 ao final do estudo.

Precisamente que mecanismo permite que a meditação dê um empurrão no sistema imunológico ainda não se sabe. A hipótese mais provável é que um estado mais sereno da mente está ligado a uma menor liberação de adrenalina e cortisol, o que significa que as células imunológicas conseguem cumprir melhor sua tarefa de defesa.

Enquanto os benefícios da meditação estavam claros para Bob, que adotou a prática por vontade própria, para Joel (o paciente que nos apresentou ao conceito de "mente de macaco") a tarefa foi tudo, menos fácil.

Joel relaxa pela primeira vez

Quando nós medimos o estado da fisiologia de Joel, ela parecia tão dispersa quanto sua mente. Havia 100% de caos e nenhuma coerência nas variações de seu ritmo cardíaco. Tinha, ademais, muita dificuldade para se voltar para seu interior. Provavelmente jamais teria tido a paciência de parar durante vinte minutos e se concentrar na respiração, não fosse a desculpa de querer medir o estado de sua fisiologia na tela de um computador graças ao software de biofeedback. Enquanto escutava minhas instruções, ele se revirava na cadeira a cada dois ou três minutos. Eu via perfeitamente por sua testa franzida que ele se esforçava para seguir meus conselhos, mas, como sempre acontece nesse tipo de exercício interior, quanto mais se enchia de determinação para conseguir, mais o objetivo se tornava inalcançável. Precisava, antes de mais nada, aprender a escutar, a ficar atento, a se tornar paciente, propenso. Jon Kabat-Zinn compara essa espera à que o fotógrafo de animais selvagens precisa praticar. Ele deve se colocar discretamente, sem se mexer, em silêncio, até que o animal que espera ver se sinta suficientemente confiante para aceitar se mostrar. Se for abordado com nervosismo, com impaciência, há muito pouca chance de ele deixar entrever a beleza de sua presença no seio da natureza.

Todos nós — quase todos — aprendemos a maltratar nosso ser interior. Como Joel, no decorrer dos anos, treinamos sobretudo para *não* escutar nossas aspirações veladas. Concentrados em nossos objetivos concretos — resolver os problemas mais urgentes, encontrar um parceiro para a vida, cuidar dos filhos, corresponder às expectativas dos pais, dos amigos, dos chefes, dos colegas etc. —, preferimos sufocar os impulsos, profundos mas presentes, que murmuram no fundo de nós.

Se os escutássemos, teríamos sem dúvida ouvido isto: "Não estou bem. Sinto-me privado de coisas que são importantes para mim. Tenho necessidade de mais beleza, generosidade, alegria, ternura, integridade... Não tenho o suficiente... E isso de fato me faz sofrer..." É mais fácil fingir que não escutamos, em favor de um outro telefonema, de um outro e-mail, de um outro filme, de uma outra garrafa de vinho ou de cerveja, de um cigarro, ou então de um baseado ou de algum outro entorpecente da mente. Seja lá o que for, contanto que a atenção não se fixe sobre esse animal interior insatisfeito. E quando ele se manifesta por meio de uma sensação desagradável, como no instante em que Joel experimenta apenas desconforto ao se voltar para dentro de si, temos a tendência, como ele, a nos irritar: "O que estou fazendo neste lugar enjoado? Com certeza há um milhão de coisas mais interessantes para se fazer!" Evidentemente, essa irritação só faz alimentar a sensação de incômodo interno, dando mais vontade ainda de fugir para qualquer distração exterior.

Joel saiu frustrado de sua primeira tentativa, mas sua inteligência registrara a mensagem que era apresentada na tela: sua psicologia não ia bem. Ele também notara que, tão logo ele se voltava para o interior do corpo, sua tendência natural à dispersão mental e seu mal-estar não faziam senão agravar a situação.

Mesmo não acreditando muito, Joel estava intrigado com tudo que ouvira falar a respeito de meditação. Sem entusiasmo, mas com a curiosidade pela novidade que o caracterizava e a determinação de nada rejeitar sem ter primeiro experimentado (duas qualidades que haviam feito dele um produtor competente), aceitara minha proposição: não se retirar para o deserto, mas parar por dez minutos, duas vezes por dia, para escutar a própria respiração e aprender de novo a domar sua fisiologia.

Eu lhe dei as instruções mencionadas no livro de Ian Gawler — as que ajudaram seu autor a tratar do próprio câncer. O único esforço requerido nesse exercício é o de achar tempo para praticá-lo. De aceitar que, durante dez minutos, ele é mais importante do que qualquer outra preocupação. Quanto ao restante, trata-se menos de uma questão de esforço do que de aceitação e boa vontade. "Deixe seus olhos se fecharem suavemente, volte sua atenção para dentro e lembre-se de que é um momento consagrado às forças de cura."[57] Dez minutos duas vezes por dia era pouco, mas para Joel já era um imenso passo à frente.

Ao sair do centro, foi comprar uma vela para instalar em frente a ele durante os dois parênteses que devia considerar "sagrados". A pequena chama o lembraria de que era um momento fora do tempo e das preocupações comuns da vida. Que durante esses dez minutos ele podia se permitir desconectar-se do mundo e não pensar nem no passado — do qual sequer um segundo voltaria — nem no futuro, que, por definição, é impossível de conhecer. A pequena chama simbolizaria também o que ele ia tentar acolher dentro de si: o frágil clarão de vida que vacila sob o sopro de todos os acontecimentos exteriores, mas que, tenaz, não se extingue.

As primeiras sessões foram menos difíceis do que o previsto. Os dez minutos passavam bem depressa, afinal. E ele descobriu um fenômeno divertido: quando um pensamento urgente vinha distraí-lo ("é absolutamente necessário que eu lembre Jack da minha nova ideia de filme"), bastava deixá-lo escoar com a expiração dizendo a si "agora não, posso pensar nisso dentro de dez minutos", e ele ia embora. Frequentemente, outro pensamento do mesmo tipo o substituía ("não tive notícias das crianças hoje"), mas ele também deslizava com a mesma facilidade até desaparecer no final da pausa que se seguia à expiração. Esses pensamentos eram como bolhas de sabão que subiam à superfície da mente para estourar suavemente e desaparecer. Ele nunca tinha se dado conta de que seus pensamentos — que lhe pareciam quase sempre importantes, imperiosos, urgentes — podiam ter essa leveza a ponto de evaporarem se ele não lhes prestasse atenção.

Em menos de duas semanas, ele passou espontaneamente para duas vezes de 15 minutos. Quanto mais avançava, mais conseguia, simultaneamente, sentir uma tensão desconfortável dentro de si e dizer a si mesmo que, dado que podia observá-la, ela não constituía a totalidade de seu ser. Podia sentir que estava ansioso, mas ao mesmo tempo constatando: "Mas eu não sou minha ansiedade." E, estranhamente, notava que essa perspectiva trazia junto um pouco mais de calma. Antes de ele voltar para Los Angeles, testamos de novo sua coerência cardíaca. Ele se limitara a treinar sozinho dentro de seu quarto de hotel, sem a ajuda do software de biofeedback. Contudo, no final de dez dias, tornara-se capaz de reduzir o caos de sua variabilidade cardíaca a 30%, o que significava agora 70% de coerência.

Nós mantivemos contato depois de sua partida. No decorrer da prática, ele notava que sua mente não era mais a mesma durante o resto do dia. Sentia-se mais facilmente presente, emocionado, entretido com o que estava em volta. Com mais vida, no fundo. Não respondia mais ao telefone e aos e-mails enquanto jogava xadrez com o filho. Tinha também decidido não deixar mais o Blackberry adverti-lo da chegada de cada mensagem, mas ir verificar periodicamente na sua caixa de mensagens. Seis meses mais tarde, tomara tanto gosto por essa nova dimensão interior de sua vida que agora se levantava mais cedo para praticar trinta minutos todas as manhãs. Tornara-se um dos períodos mais importantes do seu dia. Um intervalo que concedia a si mesmo para sentir quem era verdadeiramente. Sentir. Sem refletir. Sem deixar os pensamentos se tornarem preocupações ou devaneios. Simplesmente sentir.

Dois anos mais tarde, ele me enviou um e-mail para me dizer a que ponto aquela descoberta tinha sido decisiva para ele. O câncer não progredira mais, mas ele tinha sofrido um dos maiores reveses de sua vida — um filme no qual havia investido muito tinha sido um enorme fracasso. Ele se agarrara à meditação das manhãs como a uma boia de salvação. Ali ele acolhia seus temores, sua raiva, suas esperanças. Reencontrava também o contato com seu impulso vital, que apesar de tudo continuava batendo junto com o coração, e que nenhum contratempo profissional conseguiria apagar. "Não sei como teria feito sem os momentos de paz interior em que recupero o contato com a força que está dentro de mim. Não sei, além do mais, como eu fazia antes. Obrigado pelos momentos difíceis em Pittsburgh."

Em suma, Joel não precisou ficar sentado no deserto. Ele só precisou respirar.

Todas as meditações se encontram

A mais antiga disciplina da interioridade é a tradição da yoga. Em sânscrito, o termo "yoga" designa um conjunto de práticas que visam à fusão do corpo e do espírito para o bem da unidade e da paz interiores — um caminho na direção de nosso próprio "ser superior". Mas essa tradição tem como princípio o fato de não existir apenas um caminho. Pelo contrário, cada cultura, cada pessoa deve encontrar a via que melhor lhe convém. O ponto central, comum às numerosas práticas, consiste em retirar temporariamente a atenção do mundo exterior e dos pensamentos relacionados a ele para focalizá-la sobre o tema de meditação escolhido.

O tema, por outro lado, varia ao sabor das escolas. Pode ser o corpo e suas sensações, como a Hatha yoga, que trabalha com as posturas e a respiração. As tradições do tai chi ou do *qigong*, a yoganidra, a sofrologia ou o método da coerência cardíaca são versões diferentes dessa forma generalizada de meditação centrada no corpo. A hipnose, que concentra a atenção de modo particularmente poderoso, permite igualmente mobilizar as forças profundas do corpo. É possível também se concentrar na chama de uma vela, numa imagem sagrada, numa palavra ("Paz" e "Amor" são frequentemente utilizadas para esse efeito), numa prece (a Ave-Maria, os mantras budistas, o "dhikr" sufi, o "shema" judaico etc.) ou ainda numa paisagem (a imagem de um lago, de uma montanha, de uma árvore).

Na prática ensinada por Jon Kabat-Zinn — a "meditação em plena consciência" —, o objetivo principal é a atenção voltada de forma simples e repetitiva para o que se apresenta à consciência no instante presente, sem insistência, contentando-se em observar o que emerge em seguida espontaneamente. Se um pensamento aparece, coloca-se sobre ele a etiqueta "pensamento" e se olha para o que vem em seguida. Se for uma emoção, ela será nomeada por sua vez "emoção", e a atenção é afastada. Faz-se a mesma coisa com uma "sensação", um sentimento de desconforto, uma vontade de parar etc.*

Pela tradição da yoga, também são reconhecidos como formas elevadas de prática o estudo dos textos sagrados e o trabalho humanitário sempre que for praticado com a consciência de cada instante. A chave, em todos os casos, é o controle da atenção. Através de sua prática rigorosa, cada via oferece à sua maneira uma possibilidade de entrarmos no mesmo estado de coerência interior que favorece a integração de todos os ritmos biológicos e das funções de harmonização do organismo.

O mais importante não é uma técnica específica, nem uma determinada maneira de aplicá-la. Não há frase secreta e mágica que possa curar o câncer mesmo que seja recitada corretamente e tantas vezes quanto necessário. Não existe posição de yoga tântrica capaz de alinhar exatamente toda a energia do

* A frase que Kabat-Zinn ensina, para lembrar o que se deve fazer com a atenção para se aproximar da plena consciência, é simples e eloquente: "Dirigir a atenção e mantê-la. Dirigir e manter. Dirigir e manter."

corpo. O que parece essencial para a mobilização das forças do organismo é renovar todos os dias, de forma sincera, benevolente e calma o contato com a força vital que vibra em toda parte dentro do nosso corpo. E saudá-la com respeito.

TERCEIRA PARTE: CURANDO AS FERIDAS DO PASSADO

Para aqueles que sofreram muito na vida, as feridas do passado permanecem próximas à superfície. Dirigir a atenção para dentro de si pode, nesses casos, ser doloroso ou perturbador demais. Essas feridas mal cicatrizadas sugam uma porção significativa de energia e prejudicam a capacidade de autodefesa do corpo. Nesses casos, pode ser necessário encontrar e curar o trauma passado que é a fonte de emoções tão fortes que deixaram uma marca persistente na mente. Há muitos métodos para superar tais traumas psicológicos. Já experimentei alguns, e o mais eficiente, na minha opinião, é o Eye Movement Desensitization and Reprocessing (EMDR), em português Dessensibilização e Reprocessamento através de Movimentos Oculares.

O abandono de Mary

Quando Mary soube que o resultado dos seus exames de risco de câncer tinha piorado, não ficou surpresa. Nos últimos meses tinha estado tão desesperada e deprimida que às vezes chegara a pensar em suicídio. Se seu corpo devesse consumar o gesto em seu lugar, acabaria sendo mais simples. Com 55 anos, acabara de viver a maior história de amor da sua vida, com um homem vinte anos mais jovem do que ela. Ele lhe repetira incansavelmente que ela era seu grande amor, que não podia se imaginar um só instante com outra, que ela o transformara, o fizera desabrochar, nascer para a vida. Mary acreditou na sinceridade dessa pessoa incomum porém nada hesitante. Pela primeira vez na vida, entregara-se completamente a essa experiência envolvente e doce. Durante os seis anos que a relação durou, ela se afastou do resto do mundo. E depois, um dia, ele foi-se embora sem mais nem menos. Agradecendo-lhe por tudo que ela o havia feito compreender sobre si mesmo, anunciou que queria ter filhos e que encontrara outra mulher para consumar este projeto. Arrasada, Mary se sentiu totalmente impotente. Quando ela era criança, seu pai abandonou a família e nunca mais se preocupara com ela. Mais tarde, seu jovem marido arranjara uma amante, e o casamento tinha terminado em divórcio. Como os ratos submetidos aos choques elétricos inevitáveis do professor Seligman, Mary tinha aprendido durante aquelas experiências que era inútil procurar se proteger. Sentia agora, novamente, que não podia fazer nada, que a vida se esvaziava de qualquer substância. Era o que provocava suas ideias de suicídio — e talvez a piora de seus exames.

Na Universidade de Helsinque, na Finlândia, o dr. Kirsi Lillberg mostrou em um trabalho com mais de 10 mil mulheres que a perda de uma relação afetiva importante multiplica por dois o risco de câncer de mama. As rupturas e os divórcios dolorosos estariam mais diretamente correlacionados com o câncer do que a morte de um cônjuge.[58] A perda do amor provoca sentimentos intensos de impotência em muitas pessoas, talvez por mexer em feridas emocionais sofridas na infância por meio de experiências de rejeição ou crítica.

É a impotência que transforma um acontecimento penoso em verdadeiro trauma. Os soldados que viveram situações de guerra sabem bem disso. As lembranças mais terríveis não são as de quando lutavam, pois nessas horas estavam envolvidos na ação. São as de quando nada puderam fazer para salvar um companheiro ferido ou quando se viram encurralados, sozinhos, sob um bombardeio interminável.

Quando o trauma é particularmente severo e quando, como para Mary, não há ninguém para ajudar a atravessá-lo por ela ter se afastado dos amigos, o risco de contrair uma doença aumenta. Um estudo sugere que o risco de se desenvolver câncer de mama pode ser multiplicado por nove nas pessoas que se sentem solitárias na hora de lidar com esse tipo de desafio emocional e psicológico.[59] No esforço para evitar o câncer, é essencial combater a psicologia da impotência.*

O sentimento de impotência traumatiza

Fala-se de "trauma" quando um choque (ou uma série de choques) deixa uma marca dolorosa e profunda no nosso cérebro. Durante a vida normal,

* De modo geral, os estados de luto ou de estresse pós-traumático estão claramente associados a uma deterioração do sistema imunológico e a uma baixa da atividade dos glóbulos brancos e das células NK.[60-62] Mais significativamente ainda, os traumatismos psicológicos estão associados a um agravamento dos problemas médicos de todo gênero,[63, 64] a uma redução muito importante da sobrevida após um transplante cardíaco,[65] e especificamente a uma maior frequência de cânceres.[66] Felizmente, o trauma pode em geral ser muito bem tratado, com terapias breves como a terapia cognitiva-comportamental ou a terapia EMDR.[67-69]

pequenos desafios ou derrotas podem nos perturbar durante alguns dias, mas o cérebro é capaz de "cicatrizar". Exatamente como uma ferida na ponta do dedo, que para de sangrar por si mesma e depois se fecha sem sequer deixar marca, o cérebro possui também um mecanismo natural de cura de feridas emocionais. Essas feridas não deixam cicatrizes duradouras e costumam ser o impulso para o amadurecimento e crescimento pessoal.

Em compensação, certos acontecimentos são de tal maneira dolorosos que rasgam fundo a imagem que fazemos de nós mesmos, ou a confiança que tínhamos no mundo que nos cerca. É o caso das agressões violentas, dos estupros, de alguns acidentes apavorantes ou que colocam a vida em risco e mesmo de certos rompimentos amorosos. Também é o que acontece com a ausência de amor ou as humilhações repetidas vividas na infância, na idade em que somos mais vulneráveis emocional e psicologicamente. Feridas como essas tendem a formar um abscesso psicológico: nosso cérebro tenta isolá-las e age de maneira que as contornemos sempre que possível. O estado consciente do indivíduo pode até "negar" o acontecimento. Porém, como um aperto nos indica que ele ainda está sensível, quando a vida nos lembra brutalmente de uma dor do passado, percebemos de repente que o abscesso continua lá.

A memória traumática reativada pode assumir o controle de nossos pensamentos, de nossas emoções e das reações de nosso corpo. Para Mary, no momento em que Paul a deixa, as lembranças traumáticas da partida do pai cinquenta anos antes e da partida do marido vinte anos antes voltam a ser de novo a sua realidade nua do momento: ela acha que não merece ser amada, que é uma inútil, fadada ao fracasso, e, experimentando a mesma tristeza e chorando as mesmas lágrimas, seu corpo manifesta as mesmas cólicas e chega a adotar as mesmas posições de menininha encolhida em uma cadeira, com os braços apertados em volta dos joelhos.

Internamente, a ferida psíquica repercute também em toda a fisiologia. Da mesma maneira que uma lesão da pele ativa os mecanismos de reparação, uma lesão psicológica desencadeia os mecanismos de resposta ao estresse: liberação de cortisol, adrenalina, resposta inflamatória e entrada em estado de alerta do sistema imunológico. Como demonstraram contribuições publicadas nas revistas *Nature Reviews Cancer* ou *The Lancet*, todos esses mecanismos podem favorecer a progressão do câncer.[70, 71]

Mas é preciso saber que os traumas não cicatrizados somente nos levam a um *falso* sentimento de impotência. Embora essa impotência possa ter sido verdadeira no passado, ela não é um reflexo verdadeiro do presente. Permitir que o paciente perceba essa ilusão é a chave do tratamento.

No caso de Mary, seu médico soube encontrar um modo simples e direto para recolocá-la em acordo com sua força vital. Como ela era jornalista e já tinha publicado um romance, ele a encorajou a relatar por escrito a história de sua paixão e daquele fracasso tão devastador. Apesar de seu abatimento, o projeto a seduziu. Conforme a história fluía pelos dedos dela sobre o teclado, Mary se sentiu voltar à vida, pouco a pouco. Quando o livro foi publicado, ela foi ver o médico outra vez. Não somente deixara de ter ideias suicidas como seus indicadores de câncer tinham se normalizado completamente. O fato de ter estabelecido para si um objetivo que mobilizava seu poder a tinha feito sair da impotência. Ao mesmo tempo em que recuperava o desejo de viver, suas defesas naturais dominaram a doença.* Sua vida inteira se transformou quando ela se tornou escritora. A escrita foi a fonte de energia de Mary. Para outros, pode ser a preparação de uma viagem durante muito tempo desejada, ou a construção da casa dos sonhos, ou mesmo simplesmente o envolvimento na vida de familiares e amigos. Basta que sejam atividades ricas de sentido para o indivíduo, capazes de recolocá-lo em contato com sua força vital.

Algumas pessoas como Mish, que descrevi no capítulo 5, conseguem suportar as provações da vida graças ao amor de algum familiar próximo. Um marido, esposa, filha ou filho que segura sua mão a cada etapa e que permite que você apoie sua cabeça cansada no ombro dele ou dela pode ajudar para que você não tenha sentimentos de impotência. Mas estudos recentes mostram que uma rede de amigos pode às vezes desempenhar um papel que é também muito importante, seja na cura, seja na sobrevivência muito além da expectativa de vida estatística.

Em um livro publicado em 2009, Jeffrey Zaslow conta a história de um grupo de 11 amigas de infância que se espalharam pelos Estados Unidos depois de terminarem o ensino médio.[73] A amizade sobreviveu a quase quarenta anos e a todos os altos e baixos da vida — sucessos e fracassos na universidade, casamentos, divórcios e dificuldades com os filhos. Em setembro de 2007, uma delas, Kelly, recebeu a notícia de que tinha câncer de mama e de que precisaria de apoio familiar. Em vez de recorrer à família, no entanto, ela deu a notícia por e-mail para as amigas do ensino médio que moravam longe, e foi como se ela deflagrasse uma "chuva instantânea de amor". Ela recebeu um

---

* Na faculdade de medicina de Auckland, na Nova Zelândia, o dr. Keith Petrie e seus colegas mostraram que o simples fato de escrever quatro dias seguidos sobre os acontecimentos mais difíceis da própria vida aumentaria a capacidade de o sistema imunológico fabricar anticorpos em reação à vacina da hepatite.[72]

dilúvio de e-mails, telefonemas, cartas, cartões, entregas. Quando a quimioterapia lhe causava aftas dolorosas, uma das amigas mandou uma máquina de fazer milk-shake, para aliviar as mucosas dela. Outra, cuja filha tinha morrido de leucemia, tricotou um chapéu de lã para que ela não sentisse frio quando perdesse o cabelo. Uma terceira fez um pijama de um tecido especial para que o suor noturno fosse menos desagradável. Kelly costumava achar mais fácil falar sobre o que estava passando com as amigas e não com os médicos. "Nos conhecemos há tanto tempo que podemos contar tudo umas pras outras", ela disse com alegria.[74]

As pesquisas confirmam a importância de uma rede de amigos. No *Nurses' Health Study* — um grande estudo sobre enfermeiras nos Estados Unidos — mulheres com câncer de mama que citavam ter dez amigos tinham quatro vezes mais chances de sobreviver à doença do que as mulheres com menor número de amigos. A proximidade geográfica dessas amizades não era significativa; o efeito protetor parecia vir do simples fato de se sentir ligada a alguém.[75] A amizade também desempenha um papel importante para os homens: um estudo suíço com 736 homens descobriu que a amizade tem um efeito tão forte na saúde quanto o casamento.[76] Por outro lado, o estudo descobriu que fumar afetava a saúde tão negativamente quanto sentimentos de solidão e isolamento.

O sorriso de Michael

Para mim foi o olhar de um amigo. Depois da recaída e no final de um longo ano de quimioterapia, também eu comecei a perder o pé. Tive que parar de trabalhar por não ter mais força física para dirigir pessoalmente meu serviço de psiquiatria e o Centro de Medicina Integrada da universidade, nem mesmo para continuar a receber pacientes. Anna e eu não conseguíamos mais entrar em acordo a respeito da maneira de educar nosso filho. As tensões causadas por essa divergência eram tamanhas que ela finalmente aceitou fazer uma terapia de casal. Talvez por causa do estresse da minha doença, que tornava mais difícil chegar a acordos, não conseguíamos salvar nosso casamento. Eu estava perdendo minha mulher, minha família, meu trabalho e minha saúde, tudo de uma vez. Temia que isso anulasse em parte os benefícios esperados do tratamento. Foi nessa época que eu conheci Michael Lerner.

Michael não é médico, mas sim sociólogo e psicoterapeuta, e diretor de diversas ONGs. Antigo professor de sociologia na Universidade de Yale, fundador do Centro Commonweal para o Câncer na Califórnia e autor de um livro importante sobre as diferentes maneiras de abordar a doença, tornou-se um dos maiores pensadores americanos que se debruçaram sobre o elo entre a medicina e o indivíduo no mundo moderno.[77] Ele conheceu centenas de pacientes em seus retiros e adquiriu considerável sabedoria com tanta experiência.

Quando o conheci, ele me fez algumas perguntas. Em vez de focalizar o que não ia bem, ele me fez falar do que me dava mais satisfação. Qual era a "música da vida" com a qual eu tinha mais vontade de dançar? E qual era a "canção", única, pessoal, que eu queria ter certeza de ter cantado ao menos uma vez na vida?

Ao escutar aquelas perguntas ao mesmo tempo diretas e cheias de tato, senti meu coração bater um pouco mais depressa. Falei com um pouquinho de hesitação sobre um projeto no qual eu pensava — e também do temor de que se tratasse no fundo de uma fantasia presunçosa. Às vezes eu me imaginava escrevendo um livro sobre o que eu aprendera como cientista, utilizando os métodos naturais de tratamento da depressão e da ansiedade. Mas eu nunca tinha escrito um livro, e essa ambição me parecia fora do alcance, sobretudo no estado de fadiga em que eu me encontrava. Ao levantar os olhos, vi seu olhar sorridente fixado no meu. Ele estava contente. Tinha encontrado o que procurava. "David", ele recomeçou, "não sei que outra coisa mais você pode fazer na vida, mas sei que esse livro você deve escrever". Pouco tempo depois, estimulado por essas palavras e pelo sorriso de Michael, eu comecei a escrever.* E, como Mary, também eu encontrei o caminho escrevendo meu primeiro livro. Como um xamã, Michael conseguira atiçar outra vez a pequena chama de vida que, alguns meses antes, começara a vacilar no fundo do meu ser.

Curando o sentimento de impotência

Como todos os psiquiatras, eu conhecia bem o problema das síndromes de estresse pós-traumático e o temia, pois a maior parte dos tratamentos tinha pouco efeito. Mesmo os remédios, que devem ser receitados por um longo período para que tenham alguma utilidade, geralmente reduzem os sintomas em não mais do que um terço ou à metade.[78-81] Eu ficava, portanto, extremamente cético ao ouvir falar de métodos não farmacológicos de tratamento que prometiam libertar a maioria dos pacientes de sintomas relacionados a algumas

---

* *The Instinct to Heal: Curing Depression, Anxiety, and Stress Without Drugs and Without Therapy.*

das experiências mais dolorosas da vida deles, e muitas vezes em poucas semanas. Alguns estudos chegam a se referir a 80% de respostas positivas (o que é comparável aos resultados de antibióticos no tratamento da pneumonia em pacientes hospitalizados).[82-85]

Pouco tempo depois de completar minha formação no tratamento de traumas psicológicos,* comecei então a oferecê-lo quase sistematicamente aos pacientes que sofriam de câncer. Pedia que fizessem a lista dos dez acontecimentos mais dolorosos de suas vidas. Tais acontecimentos são como as tarraxas que mantêm a grande placa de metal que esmaga o desejo de viver. Quando conseguimos "desatarraxá-los" um a um, vemos frequentemente o paciente renascer para a possibilidade de conduzir a vida de uma forma totalmente diferente. Embora isso não baste para curá-lo do câncer, permite frequentemente que as defesas naturais recuperem a disposição, o que pode ajudar na luta contra a doença.

Lilian domina o medo

Lilian era atriz e ensinava sua arte em um conceituado programa universitário. Por ter se apresentado em numerosos palcos do mundo, conhecia bem o medo e sabia como dominá-lo. Contudo, se ela estava ali naquele momento diante de mim, no meu consultório, era porque dessa vez o velho inimigo a dominava. Alguns anos antes, tinha sido operada de um gravíssimo câncer de músculos e se livrara dele. Mas acabara de saber que o tumor estava de volta e que ela não teria provavelmente mais do que uns poucos meses de vida. Estava de tal maneira apavorada ao falar da doença que sua respiração ofegante a impedia de terminar as frases. Tentei ajudá-la a recuperar a calma, mas nada adiantava. Ela me repetia em meio aos soluços: "De qualquer jeito, você não pode me compreender. Ninguém pode compreender. Eu vou morrer e ninguém vai poder fazer nada!" Eu mesmo tinha começado um ano de quimioterapia após a recaída, e as palavras dela entravam em ressonância com o medo que eu também sentira. Embora eu tivesse me imposto a regra de jamais falar da minha doença com meus pacientes, naquele dia eu fiz um único e especial descumprimento da regra. Como nossa sessão era filmada em vídeo para servir ao ensino de alunos e residentes, eu retirei meu microfone,

---

* A terapia que achei mais eficiente e facilmente aceita pelos pacientes foi a EMDR, que usa movimentos dos olhos comparáveis aos que acontecem espontaneamente durante o sono.[86]

me levantei para poder lhe falar junto do ouvido e disse: "Você sabe, Lilian, jamais falo disso, mas eu também tenho câncer e tenho medo. Posso simplesmente lhe dizer que, apesar de tudo, é possível recuperar a calma e a força interior. É essencial para que tenhamos todas as chances de escapar da melhor maneira possível. É para isso que eu gostaria de ajudá-la." Quase na mesma hora seus soluços pararam. Ela voltou para mim uns olhos serenados. Não estava mais sozinha. Nós ficamos abraçados por alguns instantes e pudemos começar nosso trabalho.*

Fiquei sabendo que ela tinha sido violada diversas vezes pelo pai. A impotência que agora sentia diante da doença provavelmente fazia eco com a que conhecera pequena. Ela se lembrava perfeitamente do dia em que, com a idade de 6 anos, cortara o interior da coxa na cerca do jardim. Sob os olhos do pai, sem anestesia, o médico dera alguns pontos de sutura que subiam até o púbis. De volta à casa, o pai a havia segurado de bruços em cima da cama, imobilizando-a com a mão sobre a nuca, e a havia violado pela primeira vez.

Lilian começou me contando que, ao longo de vários anos de psicanálise, tinha falado longamente sobre incesto e a relação com o pai. Achava que era inútil revisitar aquelas velhas lembranças que acreditava encerradas. "Já superei isso", ela disse. Mas a relação entre aquela cena — que misturava a doença, a impotência absoluta, o medo — e a angústia que ela vivia agora diante de seu câncer me parecia excessivamente evidente para não explorá-la mais tempo. Terminou aceitando e concordou em evocar essas lembranças de novo e trabalhar nelas comigo.

Quando relembrou o que tinha acontecido, ela reviveu com todo o corpo o terror da menininha de 6 anos. Uma ideia também não lhe saía da cabeça, uma ideia que ela tinha na época: "E se fosse minha culpa? Não foi o tombo no jardim e o fato de meu pai ter visto minha genitália no consultório do médico que o levou a fazer aquilo?" Como quase todas as vítimas de abuso sexual, Lilian se sentia em parte responsável por aqueles atos atrozes. Fomos prosseguindo com o trabalho e em um determinado momento ela se deu conta de que a culpa não tinha sido sua. Ela era apenas uma menina e o pai deveria ter cuidado dela e a protegido. Aquilo se impunha a ela agora como uma evidência: não tinha feito absolutamente nada que pudesse justificar tamanha agressão. Ela tinha simplesmente caído. O que poderia ser mais normal para uma menininha ativa e curiosa? A conexão entre o ponto de vista do adulto e

* Já relatei o caso de Lilian no meu livro precedente, *Curar o Estresse, a Ansiedade e a Depressão sem Medicamento nem Psicanálise*, sem mencionar a cena que me diz respeito.

a antiga distorção infantil conservada na cicatriz do trauma estava sendo estabelecida sob meus olhos.

Progressivamente, sua emoção se transformou. O medo se tornou uma cólera justificada: "Como ele pôde fazer uma coisa daquelas? Como minha mãe permitiu que ele fizesse aquilo durante anos?" As sensações físicas, que pareciam ter tanto a dizer quanto sua razão, também se modificavam. Depois de reviver a pressão na nuca e o medo na barriga, agora sentia uma forte tensão no peito e no queixo, como a que a cólera pode produzir. Muitas escolas de psicoterapia consideram que o objetivo do tratamento das vítimas de abuso sexual é precisamente acompanhá-las até o ponto preciso em que o medo e a impotência se transformam em raiva legítima. No entanto, no meu ponto de vista, o tratamento deve ser efetuado da mesma maneira por tanto tempo quanto o paciente experimentar evoluções interiores, e ele não deve ser deixado com sentimentos negativos, seja raiva, seja tristeza, se eles podem ir além.

Com a continuidade do trabalho, Lilian se viu como uma menina sozinha, emocionalmente abandonada e fisicamente agredida. Sentiu então uma profunda tristeza e uma grande compaixão por aquela pobre criança. Como nos estágios do luto descritos por Elisabeth Kübler-Ross,[87] a raiva se transmudou em tristeza. Depois tomou consciência de que a adulta competente que ela se tornara podia cuidar daquela criança. Aliás, ela não tinha protegido ferozmente os próprios filhos, "como uma mãe leoa?", ela dizia. Finalmente, terminou evocando a história do pai. Ele entrara muito cedo para a Resistência na Holanda, durante a Segunda Guerra Mundial, e tinha sido preso e torturado. Ela sempre escutara a mãe e os avós confessarem que ele nunca mais tinha sido o mesmo. Ao falar daquelas lembranças, sentia lhe subir uma onda de piedade. Via-o doravante como um homem que tivera uma grande necessidade de amor e compaixão que sua mulher, dura e seca, jamais lhe dera, e os pais, presos a uma tradição cultural que não atribuía muita importância às emoções, tampouco. Ela o via no presente como um homem desorientado e perdido, que passara por coisas tão duras que "tinha razão para enlouquecer". Ela o viu tal como ele era no presente: "Um homem velho e lastimável, tão fraco que mal consegue andar. A vida dele é muito difícil. Fico triste por ele."

Durante a curta terapia, ela passara do terror de uma menininha violada à aceitação e à compaixão por seu agressor — o ponto de vista mais adulto que existe. Nenhum dos estágios habituais do trabalho de luto, tais como descritos pela psicanálise, tinha sido omitido. Era como se meses, até anos de psicoterapia tivessem sido condensados em um curto espaço de tempo. Ela teceu todos os elos necessários entre os acontecimentos do passado e sua perspectiva de mulher adulta. Uma vez estabelecidos esses elos, a lembrança traumática acabara sendo digerida — "metabolizada", dizem os biólogos — e perdera sua capacidade de desencadear emoções sufocantes. Lilian se tornara até mesmo capaz de evocar a lembrança do primeiro estupro e de olhá-lo de frente sem a menor perturbação: "É como se eu fosse uma simples observadora. Olho aquilo de longe. É apenas uma lembrança, uma imagem."

Privada de sua carga emocional, a lembrança traumática perde a virulência e sua dominação se atenua. Esse primeiro resultado é em si considerável. Mas a resolução dos traumas não se resume à neutralização das memórias antigas. Ela abre caminho para uma nova maneira de viver. Para Lilian, uma vez que aquele pavoroso trauma de infância foi resolvido, ela descobriu em si uma força interior de cuja existência jamais suspeitara. Pôde doravante enfrentar a doença, assim como a perspectiva da morte, com uma serenidade muito maior. Por meio dessas experiências de cura, ela redescobriu sua força vital e adquiriu uma espécie de irradiação que era percebida por todos que se aproximavam dela.*

Nem os xamãs nem a terapia contra traumas podem curar o câncer. Mas os xamãs curam às vezes o sentimento de impotência, e uma boa terapia quase sempre faz isso também.**

Não podemos mais nos esconder atrás do argumento de que há prova insuficiente de que os métodos que ligam corpo e mente têm impacto ou são eficientes. Estudos, e em particular os que listei nesse capítulo, indicam que na verdade o oposto é verdadeiro. Eis aqui um último estudo, publicado dois anos depois da publicação original de *Anticâncer*, e talvez o mais impressionante de todos.

Barbara Andersen, professora de psicologia na Universidade Estadual de Ohio, dirigiu um estudo longo e investigativo particularmente esclarecedor sobre a sobrevivência depois do tratamento do câncer. Nesse estudo, ela observou, ao longo de 11 anos, 227 mulheres que tinham recebido todo tratamento convencional pós-câncer de mama que tinha se espalhado para os nódulos

* Eu recebi a triste notícia da morte de Lilian no momento em que terminava este livro. Tinha falado com ela alguns meses antes. Sete anos depois do anúncio de sua recaída, ela continuava a aproveitar plenamente a vida.

** A eficácia da terapia EMDR está amplamente estabelecida através de 18 estudos controlados e seis meta-análises, e de uma confiável publicação no banco de dados Cochrane,[88] até o momento em que escrevo estas linhas. Em compensação, o mecanismo que permite a cura rápida das lembranças traumáticas graças à estimulação da atenção pelos movimentos oculares (ou outras técnicas utilizadas na EMDR) não foi ainda totalmente elucidado, embora várias hipóteses estejam sendo estudadas na pesquisa da neurociência.[89, 90]

linfáticos (estágios II ou III). Após o tratamento, algumas dessas mulheres se submeteram a um programa prático de um ano que objetivava a aquisição de técnicas de estilo de vida e de informações similares ao descrito neste livro. O programa incluía informações sobre nutrição, a importância de exercícios físicos, e tinha uma forte ênfase no aprendizado de técnicas de controle de estresse, tais como um método muito simples de "relaxamento muscular progressivo", inspirado na yoga. Um grupo de controle recebeu apenas tratamento convencional e encontros posteriores para avaliação psicológica. Os resultados foram incríveis. O grupo que recebeu conselhos práticos sobre mudanças no estilo de vida teve um risco de mortalidade 56% menos ao longo do período de 11 anos. Elas aprenderam a praticar esse método básico de relaxamento por vinte minutos três vezes por semana enquanto ouviam uma gravação. Depois dos primeiros meses, elas conseguiam alcançar o estado de relaxamento almejado depois de apenas dois minutos. E os dados do estudo mostraram que quanto mais elas praticavam, mais eram capazes de reduzir a sensação de impotência na vida em geral. E quanto mais faziam isso, mais forte ficava o sistema imunológico.[91-93]

Se resultados assim fossem atingidos com um novo remédio, todo oncologista do mundo seria compelido a receitá-lo.

Seja aprendendo a relaxar e controlar melhor a mente, seja se alimentando melhor, seja praticando exercícios físicos regularmente, só há na verdade um segredo. Precisamos nos dar um caminho no qual possamos guiar o curso das nossas vidas em vez de nos sujeitarmos à impotência e ao sofrimento.

10
Desarmar o medo

Não se pode pronunciar a palavra "câncer" sem que ela evoque o medo da morte. Mas o medo paralisa. É sua natureza. Quando um antílope detecta a presença de um leão, seu sistema nervoso desencadeia um sinal de sideração e o antílope fica parado no lugar. É o programa instalado pela evolução para conservar uma pequena chance de sobrevida em circunstâncias extremas: permanecendo totalmente imóvel, o risco de ser detectado diminui. Pode ser que o leão passe ao lado do antílope sem notá-lo.

Quando ouvimos que nossa vida está correndo grave perigo, experimentamos com frequência essa estranha paralisia. Mas a doença não vai passar ao lado. O medo bloqueia nossa força vital no momento em que mais temos necessidade dela.

Aprender a lutar contra o câncer é aprender a nutrir a vida dentro de nós. Mas não é obrigatoriamente uma luta contra a morte. Ter êxito nesse aprendizado é chegar a tocar na essência da vida, encontrar uma completude e uma paz que a tornam mais bela. Pode acontecer de a morte fazer parte desse êxito. Há pessoas que vivem suas vidas sem apreciar seu verdadeiro valor. Outras vivem a própria morte com uma tal plenitude, uma tal dignidade, que ela parece ser a realização de uma obra extraordinária e dar um sentido a tudo que viveram. Preparando-se para a morte, libera-se a energia às vezes necessária à vida.

O trem para Omaha

Nas semanas seguintes ao anúncio do meu câncer, me vi saltando de uma consulta para outra. No final de uma tarde chuvosa, eu aguardava minha vez em uma sala de espera no décimo quinto andar de um prédio, diante de uma janela envidraçada. Olhava as figurinhas lá embaixo na rua se mexendo como formigas. Eu não fazia mais parte do mundo delas. Elas estavam na vida, tinham compras para fazer, projetos para o futuro. Quanto a mim, meu futuro era a morte. Eu tinha saído do formigueiro e sentia medo. Então me lembrei do poema "Limited", citado pelo psiquiatra Scott Peck.[1]

O narrador do poema fala de um trem lançado a toda a velocidade através das grandes pradarias do Oeste americano que parecem infinitas. Ele conhece o verdadeiro destino final daqueles vagões de aço: a sucata; e o dos homens e mulheres que riem dentro dos compartimentos: a poeira. Ele pergunta ao vizinho para onde ele vai. O homem responde: "Para Omaha."

No fundo, mesmo que as outras formigas não soubessem, estávamos indo todos para o mesmo lugar. Não para Omaha, mas para a poeira. A última parada iria ser a mesma para todos. A única diferença é que os outros não estavam pensando nisso, ao passo que eu estava.

Como o nascimento, a morte faz parte da vida. Da minha também. Afinal, eu não sou uma exceção. Então, por que eu tinha medo? Durante os meses e os anos que se seguiram, meus pacientes me ensinaram a conhecer e a controlar esse medo. Pelas suas histórias, compreendi que o medo da morte não é um, mas muitos. E que, uma vez vistos separadamente, esses medos são muito menos esmagadores.

O medo de sofrer — O medo do vazio

Quando conheci Denis, ele se preparava para morrer aos 32 anos. Nós tínhamos quase a mesma idade e ele era médico como eu. Um linfoma o devorava há alguns meses e os tratamentos não faziam mais efeito. Sem saber o que estava acontecendo comigo, ele deve ter percebido como eu me emocionara com suas angústias e pediu para me ver regularmente. Dizia que queria compreender, permanecer plenamente consciente, mesmo em meio ao medo, mesmo diante do vazio. Mais que tudo, eu ouvia, pois na verdade ele parecia compreender bem mais do que eu.

"O que de início me ajudou foi ter me dado conta uma manhã de que eu não era o único a ter de morrer. Mesmo que eu fosse morrer jovem, eu via de repente que estávamos todos no mesmo barco. Todos aqueles tipos na rua, o apresentador de tevê, o presidente, e você, mesmo você", ele disse, evitando um pouco o meu olhar. "Você também vai morrer. Isso parece idiota, mas pensar assim me tranquiliza. Por esse destino comum, eu permaneço inteiramente humano, e ligado a vocês todos, e a todos os nossos ancestrais e a todos os nossos descendentes. Não perdi minha carteira de sócio."

Nos seus sonhos, Denis era frequentemente perseguido por vampiros, um símbolo transparente da morte que o acossava. Acordava sempre antes que eles o alcançassem. Mas um dia seu sonho terminou de forma diferente. Os vampiros o tinham pegado e enfiado na sua carne as unhas e os dentes. Denis berrou no meio do sonho e acordou suando. Até então não tinha pensado no que acabara de compreender: "Não tenho só medo de morrer, agora também me dou conta de que estou apavorado de sentir dor."

Jovens médicos, juntos tomamos consciência de que não sabíamos grande coisa a respeito do modo como se morre. Não sabíamos sequer se era doloroso. Ninguém julgara útil nos ensinar isso na faculdade. Então, juntos, lemos livros que descreviam sem enfeites como o corpo e o espírito fazem a transição para a morte.[2,3] Com alívio, aprendemos que a morte não é dolorosa em si. Nos últimos dias, perdemos a vontade de nos alimentar e de beber. Então o corpo se desidrata progressivamente. Não há mais secreções; portanto, nem urina, nem fezes, e há menos fleuma nos pulmões. Portanto, menos dor na barriga, menos náusea. Não vomitamos mais, não tossimos mais. Todo o corpo se acalma. A boca com frequência fica seca, mas é fácil aliviá-la chupando pedacinhos de gelo ou um pano molhado. Um cansaço se instala e a mente se desliga, o mais das vezes com um sentimento de bem-estar, por vezes mesmo de euforia. Temos cada vez menos vontade de falar com os próximos. Basta simplesmente segurar suas mãos e olhar a luz do sol pela janela, escutar o canto de um passarinho ou uma música particularmente bela. Nas últimas horas, às vezes se ouve uma respiração diferente, que se chama "estertor". E depois, em geral, há algumas últimas respirações incompletas (os últimos suspiros) e contrações involuntárias do corpo e do rosto, que parecem se rebelar contra o desaparecimento da força vital. Elas não são a expressão de um sofrimento, mas simplesmente a manifestação da falta de oxigênio dentro dos tecidos. Depois os músculos se relaxam, e tudo está terminado.

Mas Denis tinha medo de que seus tumores difusos não o deixassem alcançar uma paz assim. Já uma vez seus nervos tinham sido comprimidos e aquilo provocou uma dor terrível. Ele só se tranquilizou depois que estabelecemos com seu oncologista um plano preciso: se fosse necessário, ele queria que lhe dessem doses suficientes de remédios analgésicos para bloquear toda a dor. Tinha consciência de que doses elevadas de analgésicos poderiam provocar um sentimento muito intenso de paz e fazê-lo parar de respirar. Mas o risco de encurtar um pouco sua vida lhe importava menos do que a certeza de não sofrer.

Depois Denis teve outro sonho que descreveu em detalhes: "Era o fim do mundo. Eu estava fechado dentro de um estádio coberto. Estavam lá meus amigos de quando eu tinha 20 anos e, em volta, uma multidão imensa. Todos nós sabíamos que não restavam mais do que algumas horas, talvez uma noite. As pessoas vagueavam e repetiam coisas incoerentes. Alguns faziam amor com qualquer um. Outros se suicidavam ou matavam uns aos outros. A angústia era insuportável. Acordei com a impressão de que a minha cabeça ia explodir. Mal conseguia respirar. Nunca tive tanto medo. Contudo, esse sonho mudou tudo. Porque a cena era bem pior do que a ideia da minha própria morte. Sim, eu vou morrer, mas... não é o fim do mundo!"

Denis era inteiramente ateu, e esse alívio o mergulhava na perplexidade. Sempre imaginara que, com a extinção da consciência, o mundo iria desaparecer com ele. "Que importância pode haver em que o mundo sobreviva? Por que esse reconforto inesperado?"

Tínhamos lido juntos Viktor Frankl, um psiquiatra vienense aluno de Freud e de Adler. Ele foi deportado para Auschwitz e Dachau. Depois de libertado, desenvolveu uma nova forma de psicoterapia, a "logoterapia" ("logos" significando "sentido"), que alivia a angústia ajudando as pessoas a encontrar mais sentido na própria vida, mesmo à beira da morte.[4] Eu me lembro de uma passagem muito bonita do livro, em que ele fala de uma mulher em vias de morrer em um campo de concentração, olhando através de uma minúscula janela um ramo se balançar no céu e dizendo às companheiras: "Vocês estão vendo esta folha? Não há nada de grave, pois a vida vai continuar." Apenas uma folha, nem mesmo uma existência humana. O sentimento de conexão à vida de que fala Frankl pode ser estendido para muito longe, para além da humanidade, à natureza inteira. São numerosas as pessoas confrontadas com a iminência de sua própria morte que, como Denis, descobrem na dimensão universal da existência a forma de se tranquilizar profundamente. Mesmo que nunca tenham considerado o mundo sob esse ângulo.

Denis descobria aquilo que chamaria mais tarde de "alma" — a forma como cada uma de suas escolhas, cada uma de suas ações, ao longo da vida, tinham sido impressas para sempre no destino do mundo através de suas repercussões infinitas. Como a borboleta proverbial da teoria do caos, cujo batimento de asas na China influencia os furacões da América, Denis tomava consciência da importância de cada pensamento, de cada uma de suas palavras. E ainda mais dos gestos de amor dirigidos aos outros ou mesmo à terra. Ele os via todos agora como a semente de uma colheita eterna. Tinha o sentimento, pela primeira vez, de viver cada instante. De abençoar o céu que lhe acariciava a pele, assim como a água que refrescava sua garganta. O mesmo sol que já tinha dado vida aos dinossauros. A mesma água que eles tinham bebido também. Que havia feito parte de suas células antes de se tornar outra vez nuvens, depois oceanos. "De onde me vem essa gratidão, a mim que vou morrer?" E depois também o vento, o vento no seu rosto. "Dentro em breve eu serei o vento, a água e o sol. E principalmente a centelha nos olhos de um homem de quem eu cuidei da mãe ou curei o filho. Então, é isso a minha alma. O que eu fiz de mim, que já vive em toda parte e viverá sempre."

Quando ele começou a se apresentar de fato fraco, ficou de cama e passou a receber tratamentos paliativos em domicílio acompanhado por enfermagem especializada. Sua irmã e alguns amigos o visitavam. Juntos, velavam por seu conforto. Alisavam os lençóis, mantinham-no sempre limpo, punham flores no quarto, a música de que ele gostava. Eu ia até aquele quarto como quem se prepara para entrar em um lugar sagrado. Seu sorriso dava a quem o via o sentimento de receber uma espécie de bênção.

Nos últimos dias, ele quis falar do que aconteceria depois da morte. Nem ele nem eu tínhamos crença religiosa particular. Mas ambos nos interessáramos pelas experiências descritas por alguns de nossos pacientes clinicamente mortos que depois retornaram à vida. Ninguém sabe verdadeiramente como interpretar essas experiências "EQM" ("experiência de quase morte"). Descobrimos que seus principais elementos se encontram nas pinturas antigas, bem como nos afrescos medievais. Que existe uma concordância surpreendente entre as descrições — sejam quais forem as diferenças culturais, independentemente da religião ou da história. Que os estudos clínicos, como uma célebre contribuição no *Lancet*, sugerem que elas são muito frequentes (cerca de uma pessoa em cada cinco cujo coração parou de bater de modo prolongado antes de ter sido medicamente "ressuscitada").[5, 6] No *Livro Tibetano do Viver e do Morrer*, do lama Sogyal Rinpoche, nós encontramos um manual de instruções para a pessoa que está prestes a morrer. Ele anuncia uma luz branca e acolhedora, e sugere que basta se voltar para ela. Que todo o resto se faz sozinho.[7]

Denis achava esses relatos calmantes. Mantendo uma certa reserva em relação a um hipotético "além", ele nunca se tornou crente. Mas não via a morte somente como a certeza do grande vazio dos niilistas. Ela se tornara para ele "um mistério". Alguma coisa muito mais aberta, como um retorno ao enigma do que havia sido antes de ele ser um embrião dentro do ventre da mãe.

Nos últimos dias quase não falava mais. Morreu em um final de tarde. Um de seus amigos lhe massageava os pés. De manhã, sobre a minha mesa, eu achei uma nota do meu assistente: "Denis M.: CDR." Um eufemismo usual no hospital para "cessou de respirar". E eu me perguntei se ele não teria justamente começado.

O medo de ficar sozinho

Ao lado do medo de sofrer e do medo do vazio, há também a angústia da solidão diante do que Tolstoi chama de "ato monumental e solene da própria morte" no livro *A Morte de Ivan Ilitch*. Temos medo de que ninguém consiga nos trazer reconforto, de tanto que o tema é aterrador. A solidão frequentemente faz sofrer bem mais do que a dor física.

Pediram-me um dia para ir falar com a mulher de um paciente cuja "agitação" estava perturbando as atividades do hospital. Ela assediava as enfermeiras e os internos com perguntas e indicações sobre o que era preciso fazer e não fazer pelo marido e elevava a voz nos corredores de uma maneira que inquietava os outros pacientes. Deborah e o marido tinham ambos 42 anos. Após estudos brilhantes em um dos melhores programas de MBA do país, tinham se tornado *traders* de alto nível. Mas há um ano Paul sofria de uma hepatite muito grave que estava em vias de levá-lo. Muito combativos, tinham explorado todos os tratamentos existentes e se submetido a terapias duríssimas. Nada funcionara, e os médicos tinham anunciado a Deborah que eles não tinham mais esperanças. Ela não queria de forma alguma que Paul fosse posto a par. Pálida e brusca nos gestos, ela me explicava que ainda era possível que o último tratamento adotado fizesse efeito, que ele devia manter uma atitude positiva. Ele não devia em hipótese alguma imaginar que talvez fosse morrer.

Quando eu entrei no quarto, Paul dava pena de ver. O aspecto amarelado agravava mais a impressão de fragilidade provocada por seu rosto abatido. Enquanto nos apresentávamos, suas mãos amassavam e desamassavam nervosamente os lençóis. Sem deixar de respeitar as injunções de Deborah, perguntei-lhe o que ele achava do seu estado, como aquilo podia evoluir na sua opinião. Ele achava que podia melhorar, que era preciso continuar otimista. A esperança, até o final, é importante para todos nós. Mas às vezes ele não tinha medo de que aquilo pudesse correr pior do que esperava? Ele permaneceu muito tempo silencioso, depois me disse que frequentemente pensava assim, mas que jamais falava, pois sua mulher não iria suportar.

Senti uma profunda tristeza por Paul e Deborah. Eram tão protetores um do outro que terminavam se impedindo de falar, juntos, sobre o que mais lhes provocava medo. Que solidão terrível ambos viviam! Falamos do primeiro encontro deles, das melhores lembranças comuns, do projeto de ter um filho depois de terem hesitado tanto tempo. No final da conversa, perguntei a Paul como ele se sentiria se os papéis fossem invertidos. O que ele diria se Deborah estivesse no lugar dele, se ela achasse que talvez fosse morrer e escolhesse não lhe dizer? Se uma manhã ela deslizasse suavemente para a morte sem que ele tivesse tido a oportunidade de lhe dizer tudo que havia compartilhado com ela? Ele me prometeu refletir.

Quando voltei alguns dias mais tarde, Deborah não parecia nem um pouco a mesma. Ela me acolheu no corredor com um olhar mais suave, estava mais corada, tinha o ar de quem dormiu. Ela me disse que Paul conversara com ela. Que ele havia confessado seu temor de que talvez não houvesse mais nada a fazer. Que ele se sentia terrivelmente culpado por abandoná-la por estar tão doente. Que ele sofria por não lhe dar o futuro que tinham planejado. Ela respondera que nada tinha sido tão forte em toda sua vida quanto a relação dos dois. Nos dias seguintes, evocaram juntos as melhores lembranças e ele lhe falou de tudo que para ele havia sido mais importante. Muitas vezes detalhes que ela mesma não notara na ocasião. Ela lhe falou do medo que sentia, e de como ia ter saudade se ele fosse embora. E depois reuniu toda a coragem e lhe disse: "Eu quero que você saiba que, se achar que está pronto, pode partir." Foi terrivelmente triste, eles choraram. Mas estavam novamente *juntos*. Paul morreu alguns dias mais tarde segurando a mão dela. Não morreu na solidão, mas foi por pouco.

O dr. David Spiegel, que há trinta anos coordena grupos de apoio para pessoas que sofrem de uma doença muito grave, acredita bastante na importância do humor e do otimismo para estimular as defesas naturais do corpo. Mas ele lembra com frequência seus pacientes de jamais se deixarem fechar dentro do que ele chama de "prisão do pensamento positivo". É muito provável que a solidão que nos impomos, por não falar com ninguém do medo de morrer, contribua para agravar a doença.

De fato, a relação entre o sentimento de solidão e o risco de morrer é tão forte quanto a relação entre o colesterol ou o tabaco e a mortalidade.[8-12] Tudo que nos impede de nos conectarmos de forma autêntica com os outros é em si um processo de morte.

O mantra que David Spiegel gosta de lembrar a seus pacientes sempre me pareceu mais sábio e útil do que o ingênuo pensamento positivo. É o da mente realista: o mais importante é sempre esperar o melhor, mas estar preparado para o pior.

O medo de ser um fardo

Nós estamos mais habituados a cuidar dos outros do que a receber suas atenções. E atribuímos muita importância à nossa autonomia. A ideia de uma lenta degradação em direção à morte aterroriza também por nos condenar a ser terrivelmente dependentes dos outros justo no momento em que não temos mais nada para lhes oferecer.

Contudo, nos últimos dias de nossa existência, temos que consumar uma das maiores tarefas de transmissão de toda nossa vida. Para cada um de nós, a ideia que fazemos de nossa própria morte vem geralmente dos exemplos que vivemos através dos falecimentos dos avós, dos pais, irmãos ou irmãs, ou de um amigo próximo. Essas cenas serão nossos guias quando nossa própria vez chegar. Se eles souberem nos mostrar como se preparar, como dizer adeus, como cultivar uma certa calma, nós nos sentiremos prontos e apoiados para esta última etapa da vida. Na nossa vez, quando nos aproximarmos da morte, longe de sermos inúteis, nós nos tornaremos automaticamente pioneiros e mestres para todos os que nos são próximos.

Na Faculdade de Medicina de Harvard, esse ensinamento se estende além da família. Doravante se pergunta a pacientes no umbral da morte se eles querem conversar com estudantes do primeiro ano e lhes falar das sensações desses últimos momentos. Uma professora aposentada do ensino secundário que morria de uma leucemia fulminante aceitou falar com vários deles. No momento em que seu marido se preparava para entrar no quarto, ela voltou para ele, olhos ainda úmidos de sua conversa com os jovens visitantes: "Desculpe, querido, eu ainda tenho uma última aula para dar."[13]

Também eu tive a oportunidade de ter uma grande mestra: minha avó. Reservada, falando pouco de si mesma, ela foi uma presença constante em todas as passagens da infância que me pareceram difíceis. Quando eu ainda era apenas um jovem adulto, fui visitá-la no que nós dois sabíamos ser seu leito de morte. Inspirado pela beleza e pela calma da minha avó vestida na sua bonita camisola branca, segurei suas mãos dizendo o quanto ela fora importante para a criança que agora tinha crescido. Claro que eu chorava, sem saber o que fazer das minhas lágrimas. Ela recolheu com o dedo uma das lágrimas e me mostrou, sorrindo docemente: "Sabe, para mim, suas palavras e suas lágrimas são pérolas de ouro que eu vou levar comigo." Quanto a mim, eu levei a imagem de seus últimos dias. Mesmo depois de se tornar inteiramente dependente dos outros, quando seu corpo já a abandonava, deu a todos os filhos e netos o presente de amor que permanece quando não se tem mais nada para dar.

O medo de abandonar os filhos

Dentre os medos, tenho frequentemente o sentimento de que o mais terrível de todos é o da mãe (ou do pai) que não poderá estar presente para ajudar os filhos a crescer. Leslie tinha 45 anos e dois filhos adolescentes de 12 e 13 anos. Seu câncer de ovário já era metastático e, depois de uma segunda quimioterapia que não adiantara, tinham-lhe dado menos de seis meses de vida. Sua maior angústia era abandonar os filhos. Nós tentamos enfrentar esse medo em uma sessão de terapia durante a qual ela visualizou o que imaginava de pior que podia acontecer depois da sua morte. Primeiro se viu como um espírito-fantasma que podia ver tudo da vida dos filhos, mas não podia lhes falar nem tocar neles. Eles estavam tristes e perdidos, e a impotência que ela sentia por não poder ajudá-los era dilacerante. O peito de Leslie estava tão oprimido ao ver aquelas imagens que ela tinha dificuldade de respirar. Eu lhe propus parar a sessão, mas ela quis continuar. Então ela viu a filha se preparando para um de seus concertos de violoncelo aos quais ela tinha o hábito de assistir. A pequena Sophie se sentia totalmente desamparada por ter que ir sozinha. Ao chegar ao palco, seus ombros estavam curvados e os olhos vazios. Imaginando aquilo, o rosto de Leslie crispava-se ainda mais e eu comecei a me perguntar se não havia o risco de aquela sessão lhe fazer mais mal do que bem. Mas, no momento preciso em que eu me preparava para interromper nossa sessão, ela viu um sorriso renascer nos lábios da filha. Parecia ouvir seus pensamentos: "Mamãe não está mais aqui, mas a lembrança de todas as vezes em que ela me acompanhou ainda está tão forte... Eu ouço suas palavras e seus encorajamentos dentro da cabeça. Sinto sua força na coluna vertebral. Sinto seu amor no meu coração. É como se agora ela estivesse em toda parte junto comigo..." E ela a viu começando a tocar como nunca, com profundidade, com maturidade. As lágrimas que corriam sobre o rosto de Leslie eram agora lágrimas de confiança. Uma parte dela a havia autorizado a partir em paz lembrando-lhe, no mais íntimo de si mesma, o que ela já havia transmitido. Recebi uma carta de Leslie dois anos depois. Ela ainda estava viva. Sempre sob tratamento. Ela se lembrava daquela sessão como um dos momentos mais difíceis que tinha vivido. Mas o fato de admitir o medo e ganhar confiança lhe havia permitido recuperar a força para continuar a lutar contra a doença.

O medo das histórias inacabadas

A morte é a última partida. E para partir em paz é preciso dizer os adeuses. Mas é muito difícil dizer a palavra final para as ambições não alcançadas, os sonhos de viagem, ou ainda as relações que foram importantes mas que se romperam cedo demais. Frequentemente, a melhor maneira de dizer adeus é fazer uma última tentativa. Escrever os poemas que sempre se quis escrever, fazer a viagem cuja ideia foi acalentada a vida inteira — quando ainda for possível. Como são os últimos, mesmo que não se consiga tudo, perdoamos suas imperfeições. Mas o mais difícil é se despedir de uma relação dolorosa que marcou nossa vida.

Com 36 anos, Jennifer estava prestes a morrer de um câncer de mama particularmente virulento que não reagia mais aos tratamentos. Seu pai tinha saído de casa quando ela tinha 6 anos, e seu irmão, 11. Ele vivia no México e nunca tinha tentado revê-los. Ela hesitara durante muito tempo em escrever para ele. Como ele reagiria? Depois de trinta anos de ausência, estaria envergonhado demais ou indiferente demais? Será que ao menos responderia à sua carta? Se ela não recebesse resposta, ficaria arrasada? Mas o momento solene da morte abre muitas vezes uma porta para o coração dos seres mais endurecidos. O pai de Jennifer veio. Estava assustado e envergonhado, mas veio. Na única conversa de toda sua vida adulta, ela pôde lhe dizer o quanto teria gostado de tê-lo conhecido, o quanto teria gostado que ele a protegesse quando era pequena, que ele lhe ensinasse o que compreendera da vida. Ela lhe mostrou fotos de quando ainda estava radiosa, antes da doença, e fotos do filho. Diante daquele corpo e daquele rosto tão emaciado, ele não teve forças para se defender ou se justificar, apenas a escutou. E terminou conseguindo dizer que também lamentava. Que tinha feito o que podia nas circunstâncias da época, com as angústias que tinha naquela idade. Que ele decerto não agiria mais da mesma maneira hoje em dia, mas que era tarde demais. Ele lhe pediu para ela perdoá-lo. Ela morreu pouco tempo depois. Um pouco mais em paz.

Viver

Ouve-se frequentemente dizer de uma pessoa fulminada por um infarto inesperado que ela teve uma "bela morte". Contudo, é um fim que nos priva de toda possibilidade de preparação, de troca, de transmissão, bem como de uma ocasião para dar um fecho às relações incompletas. Não é a que desejo para mim.

Hoje, a palavra "câncer" não é mais sinônimo de morte. Mas ela evoca sua sombra. Para muitos pacientes, como foi para mim, essa sombra é a oportunidade de refletir sobre a própria vida, sobre o que se quer fazer dela. É a oportunidade para começar a viver de maneira a poder olhar para trás, no dia de nossa morte, com dignidade, com integridade. Que nesse dia se possa dizer adeus com um sentimento de paz. Encontrei essa atitude realista em quase todas as pessoas que sobreviveram a seus cânceres bem além das estatísticas que lhes tinham sido apresentadas. "Sim, é possível que eu morra mais cedo do que o previsto. Mas é possível que eu viva mais tempo também. Em todo caso, agora eu vou viver a minha vida da melhor maneira possível. É a melhor maneira de me preparar para o que vai acontecer, para o que quer que tenha que acontecer."

Como abrir uma discussão sobre a possibilidade da morte

Jamais imponha uma conversa sobre a possibilidade da morte com uma pessoa que não está pronta para falar disso. É preciso perceber que ela ainda não está madura e voltar delicadamente ao assunto mais tarde.

Com alguém de quem escondemos a gravidade da própria doença, podemos explorar os assuntos de que ela possa ter vontade de falar perguntando simplesmente: "O que é que você entende de tudo o que estão lhe dizendo os médicos? O fato de que eles possam estar escondendo alguma coisa preocupa você?" Mesmo que a pessoa diga "não" da primeira vez, ela sabe que terá a possibilidade de voltar ao assunto com você mais tarde.

Com alguém que conhece o próprio diagnóstico, mas não fala do que poderia acontecer, é possível começar com uma pergunta aberta e delicada como: "Será que você pensa no que aconteceria se os tratamentos atuais não funcionassem?" Se a pessoa lhe responde: "Por que você está me perguntando isso?", pode-se responder: "Porque às vezes eu penso, e me pergunto se isso não pode também ocorrer com você." Em geral, é o que basta para abrir uma discussão que se tornará cada vez mais franca, e durante a qual será preciso sobretudo *escutar*, mais do que falar.

11

O corpo anticâncer

Tocar como uma mãe tocaria o filho

Quando Linda chegou ao Centro Commonweal, na Califórnia, para um retiro de sete dias, ela estava esgotada. Depois de várias operações, uma quimioterapia, uma radioterapia, sentia como se nada lhe tivesse sido poupado. "Eles me dilaceraram, me envenenaram e depois me queimaram", e ela resumia seus tratamentos ao que tinham de mais brutal e às marcas que tinham sido impressas na sua carne. Ela nunca mais se olhara em um espelho. Cicatrizes no lugar dos seios, membros descarnados, a tez cinzenta, aquela visão assustadora mergulhava-a no abatimento.

Massagens faziam parte do tratamento, mas quando chegou a hora, ela teve dificuldade para se despir. Como não se repugnar com seu aspecto? Quem poderia ter vontade de tocá-la? Mas a luz era velada, os óleos essenciais desprendiam um perfume de pureza, e Michelle tinha um sorriso doce e uma expressão atenta ao escutá-la falar de seu embaraço. Linda terminou aceitando se deitar — coberta com um lençol leve e mostrando apenas as costas — sobre a mesa de massagem. As mãos de Michelle primeiro pousaram sobre sua cabeça para lhe massagear delicadamente as têmporas e o couro cabeludo. Linda se descontraiu. Pouco a pouco foi adquirindo confiança para se virar e expor o torso. Michelle então pousou uma das mãos, suave, forte, tranquilizadora, acima de seu coração, sobre a cicatriz que substituía o seio esquerdo. E a deixou ali alguns minutos sem mexer, concentrada, presente. Linda sentiu aquela mão tão calmante, e alguma coisa nela se revolveu. Imperceptivelmente, depois cada vez com mais força, um imenso soluço subiu de suas entranhas. Então Linda segurou a mão de Michelle como uma criança que não quer mais que sua mãe a deixe.

Submersa na solidão daqueles longos meses de tratamento, Linda sentia outra vez o medo que tivera que conter por tanto tempo, misturado a uma imensa ternura por aquele corpo tão machucado que havia resistido bravamente. Michelle não se mexera, não falara. E, tão misteriosamente quanto tinham vindo, os soluços desapareceram. No lugar deles, Linda sentia agora uma grande calma e um calor no peito que ela acolhia como o sol depois da tempestade. Michelle não falou quase nada, a não ser: "Seu rosto recuperou as cores, suas bochechas agora estão rosadas." Depois, antes de se separarem, elas ficaram abraçadas durante um minuto.

Michael Lerner e a dra. Rachel Naomi Remen, que juntos dirigem o Centro Commonweal, atribuem muita importância às massagens que eles incorporaram no seu programa. "O toque", explica a dra. Remen, "é uma maneira muito antiga de tratar. Tocar como uma mãe tocaria o filho. Através do toque, uma mãe diz ao filho: 'Viva.' Alguma coisa no toque reforça nosso desejo de viver. 'Cuidar' é invocar esse desejo de viver no outro. Trata-se não tanto de fazer alguma coisa por ele, mas de lhe fazer sentir que sua dor, seu sofrimento e seu medo têm importância. Que têm importância de fato".

Nas unidades de reanimação para bebês prematuros, percebeu-se nos anos 1980 a importância do toque para impulsionar a vida.[1] Apesar das condições físicas ideais — temperatura, raios ultravioleta, umidade e fluxo de oxigênio perfeitos, alimentação medida em miligramas, meio ambiente estéril —, com frequência aqueles pequenos seres tão frágeis não chegavam a crescer. O toque físico, humano, não fazia parte dos procedimentos, principalmente em virtude da recomendação dada às enfermeiras e aos pais de não tocar nos bebês. Foi uma enfermeira da noite que fez tudo mudar. Incapaz de resistir a seus gritos de solidão, descobriu que os bebês se acalmavam quando ela lhes acariciava as costas. E, sem que se compreendesse imediatamente a causa, eles começavam também a crescer.

Na Universidade Duke, o professor Saul Schanberg e sua equipe demonstraram a origem biológica desse fenômeno por uma série de experiências realizadas com bebês de rato isolados de suas mães no nascimento. Eles provaram que, na ausência de contato físico, as células do organismo se recusam literalmente a se desenvolver. Dentro de cada célula, a parte do genoma responsável pela produção das enzimas necessárias ao crescimento para de se expressar, mergulhando o conjunto do corpo em uma espécie de hibernação. Em compensação, se imitamos as lambidas que toda mamãe rato distribui como resposta aos apelos de seus filhotes — basta acariciar as costas do ratinho com a ajuda de um pincel úmido —, imediatamente a produção de enzimas recomeça, e com ela o crescimento.[2] Pode-se concluir que, muito provavelmente, o contato físico atencioso — como o das massagens praticadas com uma intenção delicada profunda — estimula igualmente as forças de vida no humano adulto, no próprio cerne de suas células.

Como no caso de Linda, o toque permite também a reconciliação com o próprio corpo machucado e o reencontro de um certo afeto por ele. O corpo responde à sua maneira a essa mensagem física implícita, que faz com que ele sinta que tem importância, que é aceito, que ainda tem seu lugar entre os humanos. Na faculdade de medicina de Miami, a pesquisadora Tiffany Field dirige um instituto de pesquisa sobre massagem. Em colaboração com o laboratório do dr. Saul Schanberg, sua equipe mostrou que três sessões por semana de trinta minutos de massagem em mulheres que sofrem de câncer de mama continham a produção dos hormônios do estresse e aumentavam a taxa de células NK.[3, 4] Essas mulheres eram também mais serenas e tinham menos dor física desde a primeira sessão — um efeito bem conhecido das massagens.[5]

O corpo em movimento

Existem diversas maneiras de dizermos nós mesmos ao nosso corpo que ele tem importância, que é amado e respeitado. De fazê-lo sentir seu próprio desejo de viver. O melhor é deixá-lo praticar aquilo para que foi concebido: o movimento e a atividade física. Numerosos estudos demonstraram que os mecanismos de regulação e de defesa do corpo que lutam contra o câncer podem ser estimulados pela atividade física.

Jacqueline estava com 54 anos quando soube que tinha um câncer raro de trompa de Falópio. Como muitos membros próximos de sua família tinham morrido de câncer, ela sempre pensara que um dia a sua vez ia chegar. Seu médico a informara com franqueza: suas chances eram escassas, mas tentariam juntos tudo que fosse possível. Depois da operação, tinha feito seis meses de quimioterapia a fim de limitar ao máximo o risco de metástases. Mas seu oncologista, não inteiramente igual aos outros, não parou por ali.

Diretor médico do instituto de radioterapia do hospital universitário Avicenne de Paris, o dr. Thierry Bouillet, que é também faixa preta, foi durante muito tempo o médico da equipe da França de caratê. Especialista em medicina do esporte, ficou naturalmente intrigado com os numerosos trabalhos recentes que mostravam que os pacientes mais ativos fisicamente tinham menos câncer e, o mais importante, claramente menos recidivas do que os outros.[6-20]

Ele mesmo tratara de pacientes para os quais a atividade física desempenhara um papel fundamental em suas curas. Lembrava-se particularmente de um piloto comercial de 39 anos, ex-maratonista, que sofria de um câncer de pulmão metastático. Apesar de um prognóstico de sobrevida que não ultrapassava dois anos, ele quis manter o corpo em bom estado até o fim. Depois da ablação do pulmão direito seguida de uma quimioterapia muito dura, recomeçou a correr assim que pôde. Primeiro 200 metros, com grande dificuldade. Depois conseguiu aumentar a capacidade respiratória do pulmão restante, a ponto de poder correr de novo meias maratonas. Mas o mais impressionante é que ainda estava vivo sete anos depois.

O dr. Bouillet conhecia também os mecanismos múltiplos pelos quais a atividade física transforma toda a fisiologia: em primeiro lugar, ela reduz a quantidade de tecido adiposo, principal local de estocagem de toxinas cancerígenas — como nos ursos polares (ver capítulo 6). Na Universidade de Pittsburgh, Devra Lee Davis fala de nosso excesso de gordura como o "depósito de lixo tóxico" do corpo humano. Para ela, toda forma de atividade física capaz de reduzir a gordura — e com ela seu depósito de contaminadores — é o primeiro método de "desintoxicação" do corpo.

Além disso, o exercício físico modifica em profundidade o equilíbrio hormonal. Ele reduz o excesso de estrógenos e de testosterona que estimulam o crescimento dos cânceres (particularmente os cânceres de mama, de próstata, de ovário, de útero e de testículo).[21] Reduz também a taxa de açúcar do sangue e, consequentemente, a secreção de insulina e de IGF (ver capítulo 6) que contribuem tão dramaticamente para a inflamação dos tecidos — e, através dela, para a disseminação dos tumores.[22-24] Ele age até diretamente sobre as citocinas responsáveis pela inflamação, fazendo baixar seu nível no sangue.[25] Finalmente, a atividade física — da mesma maneira que a meditação — atua diretamente sobre o sistema imunológico. Ela parece protegê-lo contra o estresse das más notícias.

Na Universidade de Miami, o pesquisador Arthur LaPerrière debruçou-se sobre o efeito protetor do exercício contra o estresse. Ele escolheu um dos momentos mais terríveis que alguém pode atravessar: quando se descobre ser soropositivo para o vírus da aids. Na época em que ele realizava este trabalho — bem antes da descoberta da triterapia —, o diagnóstico equivalia a uma condenação à morte. Cabia a cada paciente lidar com a situação psicologicamente da melhor maneira possível. A taxa de células NK caía rapidamente na maior parte dos soropositivos, mas não entre os que faziam exercício há um mês (tratava-se de 45 minutos de bicicleta em sala de ginástica, três vezes por semana).[26] Em outro estudo do mesmo grupo, o efeito do exercício na melhora do sistema imunológico (medido pela contagem das células CD4) era comparável em magnitude aos do AZT.[27]

O dr. Bouillet sabia que o que ele ia dizer faria sua paciente dar um pulo, e sabia também que uma parte de seus colegas não acreditava naquilo de forma alguma. Mas os dados científicos lhe pareciam impressionantes: "Jacqueline, talvez seja um pouco difícil, mas ao mesmo tempo que você começar a quimioterapia, vai precisar também praticar um esporte." Ele lhe recomendou uma academia de caratê especializada em acompanhamento de pacientes que sofriam de câncer.* A ideia pareceu estranha a Jacqueline. Ela tinha feito ginástica no passado, mas nunca cogitara praticar artes marciais. E, além disso, ela não tinha especial vontade de se ver no meio de um grupo de pacientes todos com câncer. Era a última coisa que gostaria de fazer nas suas horas vagas.

A energia do combate

Chegando ao *dojo*, nos arredores de Paris, Jacqueline imediatamente se admirou com a juventude das pessoas de quimono que a acolheram sorrindo. Muitos tinham no máximo 40 anos. Com a exceção de uma delas, cuja cabeça raspada traía seu percurso de quimioterapia, nada em seus aspectos nem em suas atitudes lembrava a doença. Ela se deu conta de repente de que seu *próprio* aspecto também não. Já era tranquilizador. Antes de começar os exercícios físicos, segundo o ritual japonês, todos os alunos se alinharam, de joelhos na frente do professor, e depois, como ele, saudaram, inclinando o peito, o que eles iam começar a fazer juntos: empenhar-se em um ato de respeito por seus próprios corpos, em contato com suas forças vitais. Percebendo a serena determinação de cada um daqueles seres que sofriam como ela e escolhiam lutar como ela, que estavam cheios de esperança como ela, Jacqueline sentiu a garganta se fechar. Soube naquele instante que fizera bem de ter vindo àquele lugar.

Uma vez de pé, o jovem mestre — um ex-campeão europeu — observou-lhe que ela estava curvada, olhando para o chão. Olhando-se no espelho, Jacqueline via que, efetivamente, depois das duas operações, tinha adquirido a aparência de uma "velhinha". Ela também se sentia envelhecida interiormente.

* Trata-se da associação CAMI — Câncer, Artes Marciais e Informação —, que funciona em Paris, organizada por pacientes que são treinados pelo antigo campeão de caratê da Europa, Jean-Marc Descotes.

O mestre se colocou do lado dela, mostrou-lhe os gestos de ataque. Primeiro lentamente, depois com o movimento-padrão: seco, forte, poderoso, e o grito — o "kaï" profundo, que emerge de todo o corpo. Jacqueline sorriu. Aquilo não era para ela. Ela nunca tinha lutado na vida, nem mesmo para dizer não à família ou aos amigos que tinham abusado bastante dela. Certamente ela não era uma carateca. Mas desde o começo de seu tratamento, a voz do dr. Bouillet a acompanhava. "Você vai ver, é fantástico." Como tudo que ele lhe anunciara tinha se realizado, ela decidiu colocar o corpo em ação e deu o golpe imaginário com um gritinho tímido. Mal foi ouvido, mas já era um grande passo para ela.

No final da primeira sessão, estava coberta de suor. Tinha puxado e empurrado o corpo de formas que nem imaginava serem possíveis. Havia socado o ar com as mãos e com os pés. Tinha gritado. Tinha sentido sua... força. Jacqueline estava espantadíssima com o que tinha acontecido, com aquela energia de cuja existência nunca tinha suspeitado. Graças àquela aula fisicamente intensa, sentia-se inteiramente revigorada.

Até o final dos seis ciclos de quimioterapia a que teve que se submeter, ela foi à academia, rigorosamente, duas vezes por semana. Contudo, o esgotamento era tamanho que algumas vezes lhe vinham ideias de morte. Quando ia de metrô para a academia, sentia frequentemente enjoos e dificuldade para se manter de pé. Ela se perguntava como ia conseguir chegar até lá. Mas não desistiu. Hoje ela se dá conta de que os amigos que fez na academia lhe restituíram a coragem. Ver aqueles seres, cuja doença ela conhecia, mobilizarem-se com tamanho vigor lhe lembrava, quando a dúvida a assaltava, que ela também ainda estava viva. E fazer o corpo se mexer, soltar o grito vindo do fundo de si, contra sua doença, contra tudo que vinha suportando, restituía-lhe a força física. Lutar mais e mais, contra os inimigos, todos os inimigos invisíveis que quiseram lhe roubar a vida. No final, ela já ficava menos cansada depois de cada aula do que antes.

Muitos pacientes se lembram, em certos períodos de sua quimioterapia, que o cansaço era tamanho que só conseguiam se arrastar da cama para a poltrona durante as duas semanas que se seguiam à injeção do líquido que cura e envenena ao mesmo tempo. A fadiga do câncer, acrescentada à dos tratamentos, é um dos aspectos mais desanimadores da doença. Ela afeta até 90% dos pacientes e pode por vezes se prolongar durante anos depois do fim do tratamento. O repouso não faz nenhum efeito, nem o sono. O corpo inteiro parece envolto em chumbo.

Há cerca de quarenta anos, dizia-se aos doentes cardíacos depois de um infarto que seu cansaço vinha da fraqueza do coração. Explicavam-lhes que eles eram de agora em diante "doentes cardíacos" e lhes era prescrito repouso completo. Mas isso em nada melhorava seu esgotamento, menos ainda o moral.

Hoje em dia, recomenda-se começar a se exercitar o mais depressa possível. A oncologia ainda está no comecinho dessa revolução e muito poucos pacientes recebem tais conselhos. Contudo, como descreve em um artigo o dr. Amit Sood, cirurgião oncologista da clínica Mayo nos Estados Unidos, sabe-se hoje que o exercício físico é um dos métodos mais reconhecidamente úteis para aliviar a fadiga ligada à doença ou ao seu tratamento.[28]

Atenção: certos exercícios podem ser perigosos

Certos cânceres podem afetar partes do corpo que tornam alguns exercícios perigosos (os movimentos de braço depois de uma operação nas axilas, a corrida para pessoas que apresentam metástases ósseas etc.). É imperativo consultar o oncologista antes de escolher uma forma de atividade física adaptada a cada condição.

Jacqueline, por exemplo, jamais parou o caratê. Quatro anos e meio depois do diagnóstico inicial, seu oncologista lhe anunciou que ela estava fora de perigo. Sobreviver a esse tipo de câncer é raríssimo e significa que o mal foi vencido. Mas ela tomou gosto pela nova relação com seu corpo e com sua vida. Reencontrar o próprio corpo, a cada sessão, sentir que pode fazê-lo atuar, ir buscar energia no fundo do ventre. Para ela, é uma maneira de manter a doença a distância. Duas vezes por semana, de quimono, ela adota a postura de combate. Mantém-se ereta, com o olhar inflexível. E ouve a si mesma dizendo com firmeza para o fantasma do câncer, se porventura ele nutrir veleidades de retorno: "Vamos acertar nossas diferenças."

Jacqueline faz bem em perseverar. Hoje em dia temos todas as razões para supor que a prática regular de uma atividade física reduz consideravelmente o risco de recaída. No que diz respeito ao câncer de mama, em um editorial do maior jornal internacional de oncologia, o *Journal of Clinical Oncology*, a pesquisadora Wendy Demark-Wahnefried, da Universidade Duke, menciona uma redução de 50% a 60%. É um efeito tão impressionante que ela não hesita em compará-lo ao da quimioterapia com o Herceptin (para câncer de mama HER-2-positivo), um medicamento revolucionário qualificado em 2005 de "avanço importante" e de "marco determinante na erradicação do sofrimento e da morte por câncer".*

* Pelo dr. Andrew C. von Eschenbach, diretor do Instituto Nacional do Câncer americano.[29]

Dois estudos, um da clínica Mayo, outro da Universidade da Carolina do Norte, mostraram efeitos comparáveis nos cânceres negativos para esses receptores.[30, 31] Além disso, ainda melhor do que o Herceptin, os benefícios do exercício físico valem para pacientes com uma grande variedade de cânceres. Um nível de proteção comparável foi demonstrado contra a recidiva ou o agravamento do câncer de próstata (até 70% de redução do risco de morte entre os homens com mais de 65 anos), bem como do câncer de cólon e de reto. Existe também um efeito protetor documentado contra câncer de ovário, útero, testículo e pulmão.*[32-45]

Um impulso ao humor

"Eu nunca vou conseguir... De um jeito ou de outro, nem adianta tentar... Isso não vai funcionar... Eu nunca tenho sorte... A culpa é minha... Estou decepcionando todo mundo ao ficar doente... Outros talvez consigam, mas eu não, eu não tenho suficiente energia, força, coragem, vontade etc." O câncer é frequentemente associado às ideias negativas, pessimistas, de menosprezo consigo e com os outros. Tais ideias adquirem uma feição tão automática que a pessoa não percebe mais em que medida elas representam a expressão da doença ou uma verdade objetiva.

Desde os anos 1960 e os trabalhos do notável psicanalista da Filadélfia Aaron Beck — inventor da terapia cognitiva —, sabe-se que o simples fato de se repetirem tais frases alimenta a depressão. Inversamente, Beck mostrou que o fato de deixar de pronunciá-las voluntariamente ajuda a recolocar os pacientes na via de um melhor equilíbrio psicológico.[46] Um dos benefícios do esforço físico prolongado é que ele permite precisamente bloquear, ao menos de forma provisória, esse fluxo incessante de ruminações. Raramente ideias negativas sobrevêm de modo espontâneo durante o exercício, e, quando é o caso, basta se conscientizar da respiração ou da sensação dos passos no chão, ou prestar atenção na coluna vertebral mantida reta, e elas se dissiparão no fluxo da ação corporal.

Os corredores, por exemplo, explicam que, no final de vinte ou trinta minutos de esforço contínuo, eles entram num estado no qual, espontanea-

* Em compensação, o nível de atividade requerido para reduzir a recaída do câncer de cólon é maior (pelo menos uma hora de caminhada intensa de cinco a seis vezes por semana) e maior ainda para o câncer de próstata (estudos sugerem de três a cinco horas por semana de atividade intensa, como corrida, tênis simples, bicicleta, natação etc.).

mente, surgem pensamentos positivos, por vezes criativos. Menos conscientes de si mesmos, deixam-se guiar pelo ritmo do esforço que os sustenta e os conduz simultaneamente. É o que se chama comumente de "estado de euforia", o êxtase do corredor alcançado ao fim de algumas semanas de perseverança. Mesmo sutil, esse estado pode viciar. Alguns não conseguem mais passar sem seus vinte minutos de corrida sequer um dia. Segundo numerosos estudos, ele contribui certamente para o importante efeito do exercício físico batizado de "elevador do humor". Um efeito tão marcante que o exercício físico passou a ser recomendado pelo Ministério da Saúde do Reino Unido, com a mesma importância dos antidepressivos químicos.[47]

As chaves do sucesso

Alguns segredos muito simples facilitam a transição para essa nova relação com o próprio corpo.

Comece suavemente.

O principal erro dos iniciantes, ao retornarem todos orgulhosos da loja de material esportivo com seus tênis novos, é querer correr rápido demais e por tempo demais. Não há velocidade nem distância mágicas válidas para todos. Como brilhantemente demonstrou Mikhail Csikszentmihalyi, que pesquisou os "estados de fluxo", o que permite entrar no estado mental e físico ótimo de "fluxo" é o fato de perseverar em um esforço que nos mantenha no limite de nossas capacidades.[48] No *limite*, não além. Para quem esteja começando a correr, será forçosamente uma distância curta e de pequenas passadas. Mais tarde será necessário correr mais depressa e por mais tempo para alcançar e manter o fluxo, mas somente mais tarde. Para a corrida, recomenda-se habitualmente não ultrapassar o ritmo no qual ainda se consegue falar (mas não cantar). Um bom índice é ter certeza de que você se sente menos cansado depois do exercício do que antes, não o inverso.

Faça-o regularmente, faça-o em todos os lugares. Antes de mais nada, é preciso saber que não é necessário fazer muito. O importante é que o exercício seja regular. Os estudos sobre o câncer de mama mostram que de duas a cinco horas de caminhada por semana em velocidade normal já tem um efeito poderoso sobre a prevenção das recaídas. Também não é necessário fazer a caminhada com roupa de ginástica. Caminhar dentro do metrô, a caminho do escritório ou fazendo suas compras também serve. É bem melhor integrar um pouco de atividade física regular do que se esfalfar logo de início em uma sala de ginástica — e nunca mais voltar lá. Alguns pacientes que eu conheci trocaram seus carros pela bicicleta. Foi o que eu mesmo também fiz. Meus deslocamentos me tomam o mesmo tempo que o transporte público, mas eu estou ao ar livre e sinto meu corpo viver. No final do dia, em vez de ter passado cinquenta minutos dentro de um vagão de metrô, eu fiz cinquenta minutos de atividade física. E tive a impressão de estar de férias.

Tente atividades suaves.

Os exercícios como a yoga ou o tai chi, que estimulam o corpo delicadamente, podem ser praticados por quase todos os pacientes que sofrem de câncer, seja qual for seu estado. Não existe estudo indicando que sejam tão eficazes quanto as atividades mais vigorosas, mas eles também permitem que se mantenha contato com o corpo e suas energias. Ajudam ainda a aprofundar e harmonizar fantasticamente a respiração (e portanto a coerência cardíaca), sendo que diversos estudos constatam que eles melhoram o moral.[49-54]

Faça-o em grupo.

O apoio e os encorajamentos dos outros ou simplesmente a emulação no meio do grupo que se dedica à mesma atividade fazem uma grande diferença na nossa capacidade de manter uma rotina. A atividade social oferece motivação, por exemplo, nos dias em que está chovendo ou em que estamos atrasados, ou quando há um bom filme na televisão. Os que fazem exercício em grupo observam melhor o imperativo de regularidade tão crucial para o sucesso.

Divirta-se.

É preciso escolher uma forma de exercício que o divirta. Quanto mais o exercício for lúdico, mais fácil será continuar. Nos Estados Unidos, por exemplo, existem numerosas empresas de equipes informais de basquete ou de softball que se reúnem três vezes por semana durante uma hora no final do dia. Pode ser também de vôlei ou de futebol, com a condição de que os encontros sejam regulares (e que não nos vejamos sistematicamente na posição de goleiro). Se você gosta de natação e detesta correr, não se force a fazer corrida. Não vai conseguir manter.

Entre no filme.

Um conselho que se revelou muito útil para vários de meus pacientes, e de que eu também tirei proveito, foi o de tornar lúdica a prática de bicicleta ergométrica ou da esteira em casa, graças ao aparelho de DVD. Basta fazer o exercício na frente de um filme de ação e não se permitir assistir a ele a não ser durante o tempo do exercício. Este método tem diversas vantagens: primeiro, os filmes de ação — como a música dançante — têm tendência a nos ativar psicologicamente, nos dando portanto vontade de nos mexer. Segundo, um bom filme tem um efeito hipnótico que nos faz esquecer o tempo passando, e os vinte minutos regulamentares se escoam bem antes de pensarmos em olhar o relógio. Por último, como é proibido continuar assistindo ao filme se pararmos, a interrupção dá vontade de recomeçar no dia seguinte, nem que seja para saber como continua.

Calcule a dose.

Os estudos mostram que a atividade física ajuda o corpo a lutar contra o câncer, mas a dose não é a mesma para todos os cânceres estudados. As doses são calculadas em uma unidade que se chama MET.* Para o câncer de mama, parece que o efeito é sensível a partir de três a cinco horas de caminhada em ritmo normal por semana (9 MET por semana). Para o câncer de cólon ou de reto, é preciso o dobro (18 MET por semana). Ou seja, caminhar por duas vezes mais tempo, ou caminhar duas vezes mais depressa, ou achar atividades nas quais se gaste mais para substituir a caminhada (a bicicleta em uma velocidade que exija esforço, por exemplo, faz gastar quase duas vezes mais MET do que a caminhada). Dezoito MET por semana é também a dose obtida pelas duas sessões semanais de caratê praticadas pelos pacientes do dr. Bouillet. Finalmente, para obter um efeito sobre o câncer de próstata, é preciso passar para 30 MET por semana, ou seja, o equivalente a três horas de corrida distribuídas pela semana (que podem ser feitas em seis vezes de trinta minutos).

Acompanhar as forças vitais

Minha quimioterapia se estendeu por 13 meses. A cada quatro semanas, eu tinha que ingerir uma dose de medicamento diária durante cinco dias. Era provavelmente um produto menos violento do que outros quimioterápicos.

---

* Um MET é definido como a energia necessária para alguém ficar sentado, quieto. Para o adulto comum, isso fica em torno de uma caloria por quilo de peso corporal por hora. Uma pessoa pesando 72 quilos queimaria em torno de 70 calorias por hora sentada ou dormindo. Um nível de atividade de 5 MET queima cinco vezes esse nível basal de gasto de energia.

Talvez também graças a todas as precauções e intervenções paralelas ao meu tratamento, pude continuar trabalhando quase até o fim. Com generosidade, meus colegas se organizaram para que eu não precisasse chegar antes do meio-dia. Eu ficava no hospital a maioria das vezes até as oito da noite, mas minhas jornadas eram ainda assim muito mais leves. À noite, eu dormia em um aposento separado da casa com nosso cachorro Mishka, um pastor-alemão bege de olhos cor de avelã. Quando eu acordava com náusea, e às vezes com muito medo, ele vinha encostar a cabeça nos meus joelhos e eu o acariciava suavemente até me sentir melhor. De manhã ele meditava comigo. (Os cachorros não estão sempre meditando, conectados sem esforço com o aqui e agora?) Depois ele se espreguiçava com os olhos semicerrados, como se a yoga fosse um dom inato para ele, e me olhava inclinando a cabeça para o lado, na direção da rua. Isso queria dizer que estava na hora de irmos correr juntos.

Nós corremos todas as manhãs daquele ano, eu creio. Sempre vinte minutos. Na neve, enrolado em diversas camadas de lã e com proteção nas orelhas, sob a chuva com uma capa, sob o sol da primavera de camiseta, no ar úmido dos dias de verão do Leste americano com uma faixa na testa para evitar que o suor escorresse para os olhos. Quando eu não fazia por mim, fazia por ele. Nós tínhamos o mesmo ritmo, mas era ele que me puxava. Eu sentia a violência do remédio dentro do meu corpo, acelerando meu ritmo cardíaco, cortando minha energia. Mas, cada passo adiante, cada tragada de ar me dava o sentimento de não me deixar vencer. De fazer circular o poder curador do remédio por todas as minhas células. De eliminar sua toxicidade. Como se trabalhássemos juntos — o remédio, meu corpo e eu.

Tive muita sorte de ter um cachorro. Nem todo mundo encontra tão facilmente o caminho para o exercício que mais lhe convém. Mesmo para os mais convictos, nada é mais difícil do que incorporar o exercício regular ao cotidiano. Mais ainda quando se está esgotado pela doença ou pelos tratamentos. Mas é preciso saber que é uma das coisas mais importantes que se pode fazer para ajudar a si mesmo. Trata-se nem mais nem menos de escolher entre se deixar levar pela doença ou ir atrás das forças vitais.

Atividade	MET	Categoria
Deitado	1	Atividades cotidianas
Sentado, televisão	1	
Sentado, costura	1,5	
Andar até o ônibus	2,5	
Carregar/descarregar o carro	3	
Levar o lixo para fora	3	
Passear com o cachorro	3	
Serviço doméstico, esforço moderado	3,5	
Passar o aspirador	3,5	
Varrer o jardim	4	
Jardinagem (sem levantar peso)	4,4	
Passar o cortador de grama (motorizado)	4,5	
Tocar piano	2,3	Fraca (menos de 3 MET por hora)
Canoagem (lentamente)	2,5	
Golfe (com carro elétrico)	2,5	
Caminhada (lenta, 3km/h)	2,5	
Dança (de salão)	2,9	
Caminhada (mais intensa, 5km/h)	3,3	Moderada (de 3 a 5 MET por hora)
Bicicleta (lentamente)	3,5	
Musculação (sem peso)	4	
Golfe (sem carro elétrico)	4,4	
Natação (lentamente)	4,5	
Caminhada rápida (6,5 km/h)	4,5	
Cortar madeira	4,9	
Tênis (em dupla)	5	Vigorosa (de 5 a 12 MET por hora)
Dança rápida (valsa animada, salsa etc.)	5,5	
Bicicleta (esforço moderado)	5,7	
Aeróbica	6	
Patinação	6,5	
Esqui (alpino, desnível suave)	6,8	
Escalar um morro (sem carga)	6,9	
Natação rápida	7	
Caminhada rápida (8 km/h)	8	
Arte marcial adaptada para quem tem câncer	8	
Corrida (10 km/h)	10,2	
Pular corda	12	
Treinamento intenso de uma arte marcial	12	
Squash	12,1	

TABELA 9 — O gasto de energia associado a diferentes atividades (em MET por hora).[55]

12
Aprender a mudar

Como vimos, mesmo que exista uma multiplicidade de fatores desencadeadores, o câncer, na maioria das vezes, não pode se desenvolver a não ser na presença de um terreno favorável. Não existe, portanto, nenhuma maneira de se proteger preventivamente, nem de retardar seu crescimento (quando ele já está enraizado), sem modificar esse terreno em profundidade. O princípio que deve nos guiar não é, no fundo, um princípio de guerra nem mesmo de luta. Trata-se antes de tudo de colocar um pouco mais de consciência em nossa vida para mudar nossa atitude. Mas até que ponto se pode verdadeiramente *mudar*? Um dos maiores cirurgiões oncologistas do mundo, o dr. William Fair, experimentou essa revolução interior contra sua vontade.

A transformação do dr. Fair

Especialista em câncer de próstata e de rins, Bill Fair era o chefe do prestigioso Departamento de Urologia do Hospital Memorial Sloan-Kettering de Nova York quando lhe anunciaram que ele tinha um câncer de cólon muito avançado. Após duas operações e um ano de quimioterapia intravenosa (que não o impediu de operar várias vezes por dia), seu tumor voltou, mais agressivo ainda, a ponto de seus médicos, escolhidos entre seus colegas de hospital, terem lhe anunciado com tristeza que seu câncer era doravante "incurável". Segundo os médicos, ele não tinha mais do que alguns meses de vida. Bill Fair estava muito "arrasado emocionalmente" para reagir, como ele mesmo contou mais tarde. Foi sua mulher, uma antiga enfermeira militar, que tomou a iniciativa:

ela lhe informou que chegara o momento de ele cuidar do próprio "terreno". Estimulado por ela, esse obcecado pelo trabalho que vivia a postos sete dias por semana e frequentemente trabalhava 36 horas sem parar iniciou-se na meditação e na yoga. Em vez de engolir as refeições às pressas no fast-food das lanchonetes do hospital, decidiu-se pelos benefícios do regime vegetariano. Como membro proeminente da elite médica ocidental, ele nunca tinha se interessado pelas contribuições das medicinas tradicionais do mundo. Mas então ele decidiu ir ao encontro dos práticos da medicina chinesa que acabavam de empreender um programa de pesquisas no Instituto Nacional de Saúde em Washington. Essa mutação foi tudo, menos tranquila. Com seu espírito ácido, língua mordaz e a arrogância típica dos cirurgiões, Bill Fair tinha durante muito tempo nutrido um profundo desdém por todas essas abordagens "alternativas", que ele qualificava de "balela sentimental típica da Califórnia".[1]

Armando-se de paciência e muita benevolência, sua mulher terminou convencendo-o de que ele não tinha nada a perder. De que ele podia abordá-las com sua mente de pesquisador: adotar o que funcionasse para ele e largar o resto. Podia ao mesmo tempo manter o espírito crítico e ouvir seu instinto de explorador. Bill Fair foi entrando progressivamente no jogo. Muito progressivamente. Por exemplo, no final de um estágio de relaxamento do qual fora participar na Califórnia, não hesitou em voltar para Nova York na mesma noite porque queria retomar o trabalho muito cedo no dia seguinte de manhã. Mas pouco a pouco, através da yoga, da meditação, da atenção concedida à alimentação, Bill Fair foi se transformando. De cirurgião agitado, de pesquisador autoritário e seguro de si, autor de mais de trezentos artigos publicados em revistas internacionais de oncologia, tornou-se um homem mais sereno, mais ponderado, mais acolhedor. Aprendeu a escolher com cuidado as pessoas com as quais passaria um tempo e a lhes dar em seguida toda sua atenção. Impressionado com o que estava aprendendo sobre si mesmo à luz daquela nova relação com seu corpo, sua mente e com as pessoas que o cercavam, Bill Fair se tornou em alguns anos a pessoa que, no fundo, sempre quisera ser. Quando lhe perguntaram, três anos depois, o que ele pensava dos benefícios daquela abordagem através do "terreno", ele respondeu com afabilidade: "Já ultrapassei em três anos os prognósticos dos meus colegas. Como cientista, sei que isso não prova nada, que se trata talvez de um golpe de sorte. Mas há uma coisa da qual tenho certeza: se tudo que fiz para ajudar a mim mesmo não me fez viver mais tempo, certamente me fez viver mais profundamente."

A vida inteira Bill tinha estado sob pressão para brilhar entre os mais brilhantes e manter o seu lugar, duramente conquistado, no ápice das maiores instituições de medicina e de pesquisa. Adorava seu trabalho, mas, no fundo, não tinha propriamente gostado da maneira brutal e intensa de praticá-lo — tão frequente entre os cirurgiões de seu nível. Construíra para si uma espécie de carapaça para funcionar em um mundo onde os julgamentos categóricos são entregues como golpes que se aprende tanto a dar quanto a receber.

Sua doença lhe permitiu descobrir abordagens que durante muito tempo desprezara, lhe trazendo um prazer e um bem-estar que passaram a ter para ele grande importância. Sentia como se tivesse se livrado de camadas inteiras de sua antiga personalidade. Aprendia, como muitos outros pacientes, a prestar mais atenção no que importava de verdade para ele, independentemente do julgamento dos outros. Não se sentia mais obrigado a desempenhar o papel de "primeiro da classe" que lhe era tão familiar desde a infância. Bill Fair jamais negou sua paixão de médico e suas exigências de cientista. Continuou sempre enfatizando a importância dos tratamentos convencionais do câncer e insistiu para que as abordagens complementares fossem submetidas a uma severa avaliação. Mas, ao longo dos meses, tornou-se mais autêntico, mais plenamente humano. Mais paciente, mais doce, mais aberto para o mistério e a riqueza da vida.

Bill Fair se tornou pouco a pouco o defensor dessas abordagens novas, que ele queria ver integradas aos programas de ensino e tratamento. Assim, convidou para jantar diversos reitores de faculdades de medicina de Nova York e os principais oncologistas, a fim de fazê-los se encontrar com um dos militantes americanos mais respeitados, Ralph W. Moss, jornalista da área das ciências e ardente promotor dos métodos complementares em oncologia. No decorrer do jantar, Fair se inclinou no ouvido de Moss: "Eu imagino que há dez anos você jamais teria pensado em se ver jantando com esta gente aqui." E o militante lhe respondeu: "Há dez anos eu jamais teria pensado em me ver jantando com *você*, Bill."[2] Bill Fair tinha, efetivamente, mudado muito.*

O caminho percorrido pelo dr. Fair pode ser adotado por qualquer um que se decidir. Aprisionado dentro de uma cultura que denegria sistematicamente essa busca pessoal, essa evolução era mais difícil para ele do que para qualquer outro. Se Bill pôde transformar tão radicalmente sua atitude diante da vida, todos nós seremos capazes de seguir seu exemplo.

---

* As ideias e a evolução de Bill Fair foram comentadas em diversos artigos. Um dos mais célebres é o que seu colega de Harvard e escritor, o dr. Jerome Groopman, publicou na revista *New Yorker*.[3] Eu conheci Bill Fair em Washington em outubro de 2001, três meses antes de sua morte, finalmente, em consequência do câncer. Ele sobrevivera quatro anos aos prognósticos de seus médicos.

Mudar de personalidade?

Na Universidade de Toronto, o psicólogo Alastair Cunningham acompanha há trinta anos grupos de pacientes com câncer. Ele lhes ensina relaxamento, visualização, meditação e yoga. Ajuda-os a encontrar forças para que se encontrem a si mesmos, reaproximando-se tanto quanto possível de seus valores mais profundos. Trabalha frequentemente com pacientes ditos incuráveis, aos quais foram dados não mais do que alguns meses de vida. Acompanhando-os de maneira sistemática, tem conseguido identificar as atitudes características daqueles de quem se pode prever uma chance de ultrapassar bastante os prognósticos.[4, 5] Alguns dos pacientes do grupo ultrapassaram o prognóstico em mais de sete anos. Suas pesquisas sugerem que tais pacientes estão entre os que, o mais tranquilamente possível, fizeram a si mesmos as perguntas fundamentais: "Quem sou eu de verdade?" e "Em que direção eu tenho vontade de ir?". E depois agiram de acordo. Um desses pacientes se expressa assim:

> O câncer reorientou meu caminho de vida e os objetivos que eu perseguia... Eu me concentrava inteiramente na construção de um Eu "poderoso"... Seguia de alguma maneira o que nossa cultura considera ser a via real. Mas quando me vi confrontado com o fato de que talvez não fosse viver muito mais tempo, compreendi que tudo aquilo ia morrer... e comecei a me perguntar quem eu era de verdade, já que tudo aquilo ia desaparecer... Então me pareceu que o centro de gravidade da minha vida se deslocava. [E agora] eu acho que sou capaz de sentir a vida mais profundamente [e]... de aceitar a vida como ela vem a mim, de fazer parte dela e simplesmente aproveitá-la.[6, 7]

Quanto mais os pacientes de Alastair Cunningham se aproximavam de seus verdadeiros valores, mais se libertavam do que só faziam por conveniência, por obrigação ou por medo de decepcionar e ficar sem afeição.

Um outro paciente:

> Eu era uma pessoa que procurava antes de mais nada seguir as regras e agradar a todo mundo; acho que agora eu me sinto mais à vontade com meu lugar no mundo do que antes do meu diagnóstico. Sem nenhuma dúvida.

A maior parte descobriu um verdadeiro prazer em fazer escolhas que antes não se autorizavam, e mesmo em dizer "não". Uma terceira paciente que teve uma sobrevida excepcional:

> Antes era uma agonia para mim dizer "não", mas agora eu consigo dizer "não, hoje não, isto não me convém"... Não me senti culpada quando decidi não voltar a trabalhar no ano que vem... Não é o que eu quero fazer... Estou muito contente com o que faço agora, e é bem mais fácil tomar uma decisão no impulso do momento, como ir ver um filme porque se está com vontade de ver um filme, ou se sentar e tentar desenhar mesmo sabendo que não sou boa em desenho, mas porque é muito tranquilo e agradável. Só isso.

O que esses pacientes conseguiram fazer em suas vidas, comenta o dr. Cunningham, foi se desfazer da "personalidade de tipo C", a que procura sempre evitar criar problemas (ver capítulo 9). Em vez de passar o resto da vida sendo passivos e submissos, eles aprenderam progressivamente a se apropriar de sua liberdade, autenticidade e autonomia. Cunningham chama isso de se "des-tipo-C-izar".

Essa evolução se manifesta também na maneira como esses pacientes abordam seus tratamentos, inclusive as maneiras de estimular suas defesas naturais. Quando eu perguntei ao dr. David Spiegel o que tinham de diferente as três mulheres dos grupos de apoio que sobreviveram mais de dez anos a um câncer metastático, numa época em que os tratamentos disponíveis tinham pouca eficiência, ele as descreveu assim: elas não chamavam atenção, permaneciam quase sempre calmas e silenciosas; mas tinham ideias muito precisas sobre o que fariam ou não para ajudar a si mesmas. Elas aceitavam certos tratamentos e recusavam outros. Pareciam animadas por uma espécie de força tranquila.

Essa atitude de consciência e liberdade nas escolhas aplica-se também aos métodos naturais, quer se trate de alimentação, quer de yoga ou de ajuda psicológica. Nem todos são igualmente indicados para todo mundo, nem em todos os momentos da vida. Um dia, o mais benéfico é a meditação, em outro, escrever um diário, em um terceiro, fazer exercício. Observa-se nesses sobreviventes fora da norma uma capacidade de se olhar sem véu, de se dizer: "É disto que eu preciso agora", e de prosseguir na vida com firmeza e flexibilidade.

Muitas vezes essa evolução não se limita ao fato de aprender a dizer não e a afirmar as próprias escolhas. Nos pacientes que conseguem sobreviver por um tempo considerável, a força que adquiriram é acompanhada de uma outra atitude, também ela nova, a da gratidão. Eles se tornaram capazes de perceber uma dimensão da vida que lhes escapava até então. Como se uma espécie de raios X lhes permitisse distinguir o essencial além do nevoeiro do cotidiano. Um deles conta, por exemplo, que uma noite, durante o jantar familiar, sua mulher e seus filhos começaram a brigar. Era uma cena costumeira que o exasperava. Mas naquela noite, em vez de sentir raiva, ele viu todo o amor que circulava em volta daquela mesa. Se os sentimentos se incendiavam daquela maneira, no fundo era porque a opinião de cada um contava terrivelmente para os outros. O amor que sustentava aqueles seres pareceu-lhe de repente tão palpável que as lágrimas lhe vieram aos olhos e ele se sentiu invadido pela gratidão.

Vivenciei um pouco dessa mesma gratidão anos depois da minha separação de Anna. Tínhamos resolvido nosso doloroso divórcio, depois de um processo que se arrastou por três anos muito difíceis. Estávamos sentados, de novo, à mesa da cozinha na casinha azul de madeira onde tínhamos vivido juntos em Pittsburgh. O estalar do fogo no fogão de ferro fundido preenchia os silêncios quando não conseguíamos encontrar as palavras nem mesmo olhar um para o outro. Sacha, naquele momento com 11 anos, estava brincando sozinho no andar de cima. Eu tinha amado aquela cozinha, aquele fogo, o jardim lá fora onde eu plantara quase todas as árvores sob o olhar de Sacha. E eu tinha amado aquela mulher. Então as palavras vieram. Eu consegui dizer que, se aquele divórcio fora tão difícil, talvez fosse porque uma grande parte de mim ainda a amava e amava o que tínhamos criado juntos. Que por trás do que eu talvez tivesse feito na hora da raiva houvesse principalmente meu sofrimento. Assim como o dela também, eu podia imaginar. E que agora eu estava agradecido por esse amor que permaneceu entre nós, um amor que ajudaria nosso filho a crescer. Ela não disse muito, só limpou algumas lágrimas que começaram a correr por seu rosto. Quando saí da casa — de novo —, ela colocou as mãos sobre meus braços, sorriu timidamente e disse: "Amo você também." Tínhamos nos separado.

Em suma, a mudança de atitude que parece melhor proteger contra o câncer corresponde ao processo de maturação valorizado por todas as grandes tradições psicológicas e espirituais. Para descrever o próprio fundamento do impulso vital, Aristóteles fala de enteléquia (necessidade de realização plena e completa de uma tendência, que leva o grão à árvore inteiramente realizada); Jung, de um "processo de individuação" que transforma a pessoa em um ser humano diferente de todos os outros, capaz de expressar plenamente seu potencial único; Abraham Maslow, o pai do movimento de desenvolvimento pessoal, da "atualização do eu".[8-10] As tradições espirituais, por sua vez, encorajam o "despertar", desenvolvendo em si o que há de único e precioso, em suma, de sagrado.[11] Em todos os casos, o que importa é estar mais perto dos valores mais autênticos e colocá-los em ação nos próprios comportamentos e nas relações com os outros. Desse esforço decorre um sentimento de gratidão pela vida tal como ela é — uma espécie de graça que vem igualmente banhar nossa biologia.

Conclusão

Chegados ao término desse périplo pelos segredos da doença e de nossas defesas naturais, o que é preciso reter para prevenir ou lutar contra o câncer? Para ajudar os que talvez estejam ameaçados? Para socorrer nosso planeta ferido, cada vez menos capaz de oferecer um meio ambiente favorável à saúde? As ideias-chave que eu apresentei a vocês neste livro, e que me inspiram todos os dias para minha própria proteção, podem ser resumidas em três pontos:

- a importância do "terreno";
- os efeitos da consciência;
- a sinergia das forças naturais.

Vamos passá-las em revista uma a uma.

A importância do nosso "terreno"

Meus colegas tibetanos reconhecem de boa vontade: a medicina ocidental que trata uma doença determinada com uma intervenção ou um medicamento preciso é maravilhosamente eficaz em situações de crise. Todos os dias, ela salva vidas graças a uma operação de apendicite, à penicilina para uma pneumonia, à epinefrina para uma reação alérgica aguda.

Mas ela revela rapidamente seus limites quando se trata de doenças crônicas. O exemplo do infarto é sem dúvida o mais marcante. Uma paciente chega à emergência à beira da morte — pálida, sufocando, o peito esmagado pela dor. A equipe médica, guiada por anos de pesquisa de ponta com dezenas de milhares de pacientes, sabe exatamente o que fazer: em alguns minutos, o oxigênio corre como um fluxo pelas cânulas nasais, a nitroglicerina dilata as veias, o betabloqueador diminui a frequência cardíaca, uma dose de aspirina impede a formação de coágulos adicionais e a morfina alivia a dor. Em menos de dez minutos a vida daquela mulher foi salva. Ela respira normalmente, fala com a família, chega a ser vista sorrindo. É este o milagre da medicina no que ela tem de mais espetacular, e de mais admirável também.

Contudo, para além desse sucesso maravilhoso, a doença propriamente dita — a obstrução progressiva por placas de colesterol das artérias coronárias acometidas de uma inflamação crônica — não foi tocada pela intervenção dos médicos da emergência. Mesmo a instalação de um *stent*, essa proeza técnica que consiste em colocar um pequeno tubo no interior da artéria coronária entupida para restabelecer o fluxo sanguíneo, não impede suficientemente as recaídas. Para evitá-las de maneira mais duradoura, é preciso mudar o terreno: corrigir a alimentação, modificar a atitude mental e reforçar o organismo por meio de exercício.*

As descobertas recentes sobre os mecanismos de desenvolvimento do câncer nos levam a uma conclusão similar. O câncer é a doença crônica por excelência. É pouco provável que possamos suprimi-lo focalizando todos os nossos esforços nas técnicas de tratamento dos tumores. É preciso, também neste caso, cuidar em profundidade do terreno. Como foi enfatizado pelo relatório do Fundo Mundial de Pesquisa do Câncer, as abordagens que reforçam os mecanismos de defesa do corpo (como a alimentação e o exercício) são ao mesmo tempo métodos efetivos de *prevenção* e contribuições essenciais para o *tratamento*. Por se basearem em processos naturais, elas diluem as fronteiras entre prevenção e tratamento. De um lado, impedem os microtumores de que todos nós somos portadores de se desenvolver (prevenção) e, de outro, potencializam os benefícios obtidos pela cirurgia, pela quimioterapia e pela radioterapia (tratamento).

Cada um de nós conhece pessoas que tiveram câncer — às vezes muito grave —, mas cujo tumor regrediu graças ao tratamento e que estão vivendo normalmente desde então. Às vezes, durante uma sessão de ressonância, detecta-se a presença de um tumor cujo tamanho diminuiu. De uma maneira ou de

* Um grande estudo recentemente publicado no *Journal of the American Association of Cardiology* chega a mostrar que o exercício físico é *mais* eficaz do que uma intervenção de alta tecnologia como a angioplastia com um *stent* em se tratando da prevenção da recaída.[1]

outra, as defesas naturais dessas pessoas mantiveram a doença controlada e a impediram de interferir na sua saúde. Como escreveu na revista *Nature* Judah Folkman, o grande descobridor da angiogênese, essas pessoas são portadoras de "um câncer sem doença".[2]

René Dubos, um pesquisador francês que fez toda sua carreira na Universidade Rockefeller de Nova York, é considerado um dos maiores pensadores da biologia do século XX. Depois de descobrir o primeiro antibiótico utilizado na medicina,* tornou-se um ardoroso defensor da ecologia, por causa da interdependência que observara entre os organismos vivos e seu meio ambiente. A frase usada como epígrafe no começo deste livro, e que abriu o caminho que acabamos de percorrer juntos, foi escrita no final de sua carreira: "*Sempre pensei que o único problema da medicina científica era o fato de ela não ser suficientemente científica. A medicina moderna só se tornará verdadeiramente científica quando os médicos e seus pacientes tiverem aprendido a tirar partido das forças do corpo e do espírito que agem através do poder de cura da natureza.*"

Sob esse ponto de vista, nós somos paradoxalmente vítimas dos formidáveis sucessos da medicina ocidental: a cirurgia, os antibióticos ou a radioterapia são avanços extraordinários, mas eles nos fazem esquecer do poder de cura do próprio corpo. Pois é possível — eu espero ter convencido vocês — se beneficiar ao mesmo tempo dos avanços da medicina e das defesas naturais do corpo.

Os efeitos da consciência

Cada um de nós pode tirar proveito dessa revolução no conhecimento do câncer para se proteger e para se cuidar. Mas isso passa primeiro por uma revolução na nossa *consciência*. Antes de tudo, devemos nos conscientizar do valor e da beleza da vida dentro de nós, e dedicar-lhe atenção e cuidado como se cuidássemos de uma criança que estivesse sob nossa responsabilidade. Esta consciência nos permite evitar o que degrada nossa fisiologia e a empurra para o câncer. Ela permite igualmente que nos apropriemos de tudo que nutre e anima nosso elã vital.

Não é necessário ter um câncer para começar a levar a própria vida de fato a sério, nem para perceber sua beleza. Ao contrário: quanto mais estivermos próximos de nossos valores e sensíveis à beleza vibrante da existência, mais

* A gramicidina, utilizada por vários anos antes da introdução da penicilina.

teremos chances de nos proteger da doença, como também de gozar plenamente nossa passagem pela terra.

Escolhendo um modo de vida mais consciente, não fazemos bem apenas para nós mesmos. Quando exigimos, por exemplo, alimentos originários de animais criados de modo equilibrado, estamos desencadeando aos poucos numerosos efeitos em cadeia. Nossa tomada de consciência terá assim impacto no equilíbrio dos cursos de água, que nós estaremos contribuindo para poluir menos (pelos pesticidas dos campos de milho e os dejetos de animais criados em estábulos). Ela contribuirá para o equilíbrio e a renovação dos solos deixados em repouso para se regenerar. Contribuirá até para o equilíbrio dos animais que nos fornecem seu leite, ovos e carne, pois eles ficam menos doentes quando alimentados de maneira natural. De maneira mais global, nossa consciência terá repercussões até sobre o equilíbrio do planeta: como vimos no capítulo 6, consumir menos produtos animais e exigir uma alimentação mais sadia para o gado contribui para reduzir consideravelmente o efeito estufa responsável pelo aquecimento global. A consciência, como acentuava o Buda (que eu acabei lendo!), tem de fato efeitos universais.

O eclipse dessa consciência pesa sobre todos nós, e mais ainda sobre os mais desfavorecidos. É uma das desigualdades sociais mais terríveis, e que no entanto poderia ser reduzida restaurando-se o equilíbrio global de nosso meio ambiente. Pois as pessoas mais desfavorecidas das nossas sociedades ocidentais são também as que têm as taxas de câncer mais elevadas.[3] Entregues às forças econômicas, têm que se contentar com os produtos mais baratos, que são também os mais desequilibrados (os mais doces, os mais carregados de ácidos graxos ômega-6 e de gorduras trans) e os mais contaminados pelos pesticidas. Profissionalmente, elas são as mais expostas aos produtos conhecidos por contribuir para o câncer (revestimentos, pinturas, produtos de limpeza, desengordurantes etc.). Quanto a suas habitações, que se concentram nas periferias mais poluídas, elas são expostas a dejetos industriais que atacam as defesas do corpo (proximidade de incineradores, descargas de produtos tóxicos, fumaça de fábrica etc.).[4] São as vítimas mais evidentes desse mundo, os que mais necessitam se apropriar dos meios naturais de resistir às agressões mas que têm menos acesso a eles.

A sinergia das forças naturais

Felizmente, não é necessário seguir à risca *todos* os métodos ativos contra os mecanismos biológicos do câncer para começar a se proteger. O corpo é um imenso sistema em equilíbrio, onde cada função está em interação com todas as outras. A modificação de um único desses elementos afeta necessariamente o conjunto. Cada um pode, pois, escolher por onde deseja começar: alimentação, atividade física, trabalho psicológico ou qualquer outra abordagem que traga mais sentido e consciência à própria vida. Cada situação, cada pessoa, é única, cada caminho será único também. O mais importante de tudo é alimentar o desejo de viver. Alguns o farão participando de um coral, mergulhando em filmes cômicos, outros escrevendo poemas, fazendo um diário íntimo, ou ainda participando da vida dos netos.

E então se descobre que acrescentar um pouco mais de consciência em um domínio provoca quase automaticamente progressos nos outros. Na Universidade de Cornell, o pesquisador T. Colin Campbell observou, por exemplo, que os ratos alimentados com proteínas vegetais em vez de proteínas animais começam espontaneamente a fazer mais exercício físico, como se o equilíbrio de sua alimentação tornasse mais fácil a atividade física.[5] Da mesma maneira, o fato de praticar meditação ou yoga liga a consciência ao corpo. Perde-se progressivamente o gosto pelos alimentos desequilibrados — cujo "peso" começa a ser sentido dentro do estômago e o impacto sobre o corpo em geral. Perde-se o gosto pelo tabaco — do qual se percebe o efeito sobre a respiração e sobre a aceleração do coração, assim como o cheiro no cabelo e nos dedos. Perde-se também a atração pelo álcool, cuja influência se detecta melhor sobre a clareza do espírito e a fluidez dos gestos. A saúde é um todo. Cada passo na direção de um maior equilíbrio torna os seguintes mais fáceis.

"Se fosse tão simples..."

Quando este livro foi publicado pela primeira vez, um professor de oncologia — que ainda não tinha dedicado um tempo a lê-lo — foi questionado sobre ele por um jornalista. A resposta dele foi: "Se fosse tão simples, você sabe que todos nós saberíamos sobre isso."

É realmente difícil imaginar que abordagens eficazes para o tratamento e a prevenção do câncer possam existir sem ainda terem sido colocadas largamente em prática. Por exemplo, no começo dos anos 1980, o dr. Barry Marshall descobriu que uma bactéria específica era a principal causa de úlceras do estômago e do duodeno. Ninguém queria acreditar nele. Só depois de ele deliberadamente se fazer ter uma úlcera ao engolir grandes quantidades da bactéria, ele começou a ser levado a sério. Mesmo assim, apesar da incrível eficácia do novo tratamento para úlcera, que produziu uma cura definitiva depois de algumas semanas com o uso de um antibiótico muito barato e bem tolerado, foi preciso quase dez anos para que a descoberta dele começasse a influenciar o tratamento das úlceras. Demorou mais dez anos para que Marshall recebesse o prêmio Nobel de medicina.[6]

O que poderia explicar essa relutância em abraçar novas estratégias médicas? Decidi debater esse assunto com um dos maiores nomes da oncologia europeia, o professor Lucien Israel, que conheci depois da primeira publicação de *Anticâncer*.* Nos anos 1950, enquanto ele trabalhava na ala pulmonar especializada no tratamento da tuberculose, o jovem Israel viu um número cada vez maior de cânceres de pulmão. Esses pacientes foram as primeiras mortes da crescente epidemia ligada ao uso do tabaco. Na época, havia apenas três agentes quimioterápicos disponíveis para o tratamento do câncer de pulmão. O protocolo era fazer uso de um de cada vez, mudando de um para o outro quando um dos agentes não funcionava, como acontecia com frequência. Israel sabia que os médicos só tinham conseguido curar a tuberculose quando se deram conta de que tinham que usar vários agentes antituberculose *ao mesmo tempo*. Então ele perguntou a um especialista em quimioterapia renomado no mundo todo, que estava apresentando seus protocolos em uma conferência médica: "Por que você não usa os três remédios juntos, em vez de em sequência?" A resposta foi seca: "Sua mente é completamente deturpada, meu jovem! Mesmo se funcionasse, jamais conseguiríamos saber que agente é eficiente!"

Israel não ficou nada impressionado pela lógica do homem, que claramente valorizava o conhecimento acadêmico em detrimento do tratamento para o bem dos pacientes. Ele se tornou um dos primeiros médicos a usar a poliquimioterapia — o uso de vários agentes de uma vez — e a combiná-la com a radioterapia também.**

Hoje em dia, o professor Israel está aposentado e escreve suas memórias. Um eterno combatente (ele é faixa preta de judô segundo dan), ele continua a ficar estupefato com a falta de boa vontade e imaginação demonstrada pela medicina acadêmica na luta contra o câncer. "Considerando todos os mecanismos que as células do câncer empregam para sobreviver e se desenvolver, precisamos ir muito mais longe no que estamos fazendo e multiplicar os meios a nosso dispor se queremos vencer", ele me disse. "Temos que usar todas as abordagens não tóxicas conhecidas *ao mesmo tempo*, como complemento aos

* Entrevista feita na casa dele, gravada em 20 de maio de 2009.

** Vários anos depois, o professor Israel foi o primeiro a usar a quimioterapia ambulatorial, que evita longos e difíceis períodos de hospitalização sem sacrificar a eficácia do tratamento. Hoje em dia, esse método é usado por milhões de pessoas no mundo todo.

tratamentos convencionais." Ele insistiu na importância de reforçar o sistema imunológico, reduzir a inflamação, a angiogênese e o IGF e na necessidade de explorar o arsenal de nutrientes que sabemos ser capazes de contribuir para a morte das células de câncer. (Ele citou a vitamina D, o resveratrol, os ácidos graxos ômega-3 e a melatonina — secretada durante o sono.) Ele enfatizou: "Observei bem durante minha carreira: quando ajudamos os pacientes dessa forma, aumentamos consideravelmente a taxa de cura."

Ouvindo o professor Israel, me perguntei como era possível um especialista em câncer da estatura dele, que tinha publicado em periódicos internacionais e obteve resultados impressionantes, ser ignorado hoje em dia. É possível que seja tão simples mas nós ainda não saibamos disso?

Mas é possível, sim. O professor Israel discutiu os obstáculos que ele encontrou quando forçava as barreiras do tratamento do câncer. "É muito difícil executar estudos sobre essas abordagens combinadas. Os bioestatísticos relutam em avaliar vários tratamentos administrados ao mesmo tempo, por medo de jamais sabermos qual é realmente eficiente. E além disso, não há muita motivação para montar protocolos de pesquisa caros para tratamentos que não são patenteáveis e não vão gerar dinheiro. Minhas publicações não convenceram o mundo médico a investir nesses estudos. Os médicos que treinei continuam a botar esses métodos em prática, mas não conseguem espaço entre os oncologistas mais convencionais. Para ser franco, essa má vontade em ir além dos protocolos-padrão sempre me chocou."

Hoje em dia, os estudos com os quais o professor Israel sonhou estão começando a aparecer. Neste livro, descrevi dois: o estudo da Universidade da Califórnia de São Francisco (capítulo 2), com intervenções de estilo de vida no câncer de próstata,[7] e o mais recente da Universidade Estadual de Ohio, que avalia a alimentação, a atividade física e o controle de estresse em pacientes com câncer de mama (capítulo 9).[8] As conclusões convergem: há uma relação dose-efeito entre a adoção das mudanças no estilo de vida anticâncer pelos pacientes e a redução da progressão dos cânceres deles. Quanto *mais* esses pacientes se envolvem em um programa para modificar o "terreno", *maiores* são os benefícios. De forma similar, os pesquisadores da Universidade de San Diego e da Universidade de Stanford mostraram que as mulheres que tiveram câncer de mama e que começaram a se alimentar de forma mais saudável *e* caminhar por trinta minutos seis dias por semana reduziram o risco de recaída em quase a metade.[9, 10] É verdadeiramente a *combinação* de abordagens — sejam elas puramente médicas ou que envolvam o estilo de vida — que nos permite diminuir o ritmo de evolução do câncer ou eliminá-lo.

Falsas esperanças?

Ao terminar este livro, confesso que me resta uma preocupação. Eu me preocupo, de fato, com a reação dos meus colegas, cientistas e médicos. Uma das maiores preocupações dos médicos — e em especial dos oncologistas — é "não dar falsas esperanças". Todos nós aprendemos que nada é mais doloroso para um paciente do que o sentimento de ter sido traído com promessas inconsequentes. Existe igualmente o perigo de que certos pacientes acreditem ingenuamente que, graças às abordagens naturais, podem continuar a fumar, negligenciar as mamografias de praxe ou recusar tratamentos difíceis como a quimioterapia. Em nome dessas preocupações, cuja legitimidade eu não contesto, meus colegas se veem às vezes tentados a recusar em bloco qualquer abordagem que fuja às práticas convencionais existentes. Mas isso acaba nos prendendo dentro dos limites de uma concepção médica que retira de cada um de nós o poder de se responsabilizar por si mesmo. Como se não pudéssemos fazer nada para aprender a nos proteger ativamente contra o câncer — antes *e* depois da doença. Encorajar tal passividade é criar uma cultura de *desespero*.

Ainda mais, é um *falso* desespero, uma vez que todas as indicações científicas mostram que podemos provocar um impacto substancial na capacidade do nosso corpo de neutralizar os mecanismos do câncer. É exatamente isso que o relatório retumbante do World Cancer Research Fund enfatizou quando afirmou que "a priori, a maior parte dos cânceres é prevenível".[11] Pessoalmente, recusei a me resignar à passividade dessa falsa desesperança, colocando em prática todas as abordagens descritas aqui. Ao escrever este livro, não quis impor recomendações de mudança no estilo de vida a pessoas que não estivessem preparadas para isso. Cada um de nós pode decidir por si mesmo o que melhor se encaixa em sua situação. No entanto, escolhi compartilhar minha experiência e o que aprendi na literatura científica com todos os que quiserem explorar a forma de se tornar mais ativo quanto à sua própria saúde. Quero acreditar que a maior parte de meus colegas pode compreender e se identificar com esse raciocínio.

Banhar-se na luz

A última vez que vi meu neuro-oncologista para a consulta habitual de controle, ele fez uma reflexão curiosa: "Não sei se devia lhe dizer", ele começou, com um ar um tanto incomodado, "mas sempre sinto um grande prazer quando você vem me ver. Você é um dos meus raros pacientes que vai bem". Eu estremeci interiormente. Apesar de sua gentileza, ele tinha me lembrado da sombra que pairava sobre minha cabeça — uma sombra que agora frequentemente chego a esquecer. Evocando meu caso neste livro, exponho-me a ouvir mais vezes do que gostaria esse gênero de menção.

Não ignoro que minha história corra o risco de suscitar dois tipos de reação — comuns entre os que têm dificuldade de admitir os usos não estabelecidos. Uma parte dirá provavelmente: "Se ele está bem hoje é porque o câncer dele não era tão grave." Como eu gostaria, apesar da minha recaída e da segunda operação que se seguiu, que fosse verdade!... Meu neuro-oncologista me disse também: "É curioso, seu tumor é de uma natureza agressiva segundo as análises biológicas, mas ele se comporta de maneira muito civilizada com você." Talvez seja apenas uma questão de sorte. Ou talvez se deva ao que eu faço todos os dias para viver diferentemente, como declarei aqui. Seja como for, meu caso não é uma experiência científica. Ele não serve para encerrar o debate. Só as pesquisas que continuam sendo feitas poderão transformar nossos métodos coletivos de prevenção e tratamento do câncer.*

Mas existe uma outra reação típica ao relato do meu caso, que corre o risco de surgir — uma reação que atenta mais contra a vida. Alguns céticos dirão talvez: "Antes de seguir os conselhos dele, espere para ver se ele ainda estará vivo no ano que vem." Em outras palavras, em vez de reavaliar suas ideias preconcebidas, eles preferem que ninguém escape à norma. A esses, eu responderia que não sei se ainda estarei aqui dentro de um ano, ou de dois, ou de sessenta. Eles têm razão, eu não sou invulnerável. Mas estou certo de que jamais lamentarei ter vivido como vivo hoje, porque a saúde e o ganho de cons-

---

* Desde a publicação de *Anticâncer: Prevenir e vencer usando nossas defesas naturais*, ouvi muitas perguntas a respeito da natureza do meu tumor e do meu estado de saúde. Entendi essa necessidade de informação, mas apesar de ter tornado pública minha doença, prefiro que os detalhes permaneçam confidenciais, para que as pessoas não comecem a fazer apostas sobre quanto tempo vou viver. Posso dizer que não sofro exatamente do mesmo câncer do senador Ted Kennedy (um glioblastoma de grau IV). No entanto, a biologia agressiva do meu tumor me levou a uma recaída, apesar da detecção precoce seguida de tratamento imediato, o que poderia em outras circunstâncias ter sido fatal. Já tive que me submeter a duas craniotomias, 13 meses de quimioterapia e cinco semanas de radioterapia. Mesmo assim, parte do tumor ainda é visível nas tomografias. Apesar disso, sou saudável e até mesmo um tanto atlético. Ando de bicicleta todo dia, em Pittsburgh ou em Paris, jogo squash regularmente e em 2008 comecei a praticar *kite surf*. Desde que comecei meu tratamento, perdi parte da qualidade do meu sono e da minha capacidade de trabalhar; mas sou feliz e mais equilibrado hoje em dia, e posso dizer com confiança que tenho "vivido com o câncer de maneira saudável" por 18 anos.

ciência que essa mutação íntima fez entrar na minha vida dão a ela, na minha opinião, um valor muito maior. Só tenho um anseio em relação a cada um de vocês ao terminar este livro. Quer estejam doentes, quer estejam bem de saúde, espero que também escolham se abrir plenamente a essa consciência — ela é seu direito de nascença — e que a vida de vocês se banhe, por muito tempo, na sua luz.

Siga o blog do dr. David Servan-Schreiber e registre-se para receber o informativo semanal em www.anticancerbook.com

Anticâncer

Plano de Ação

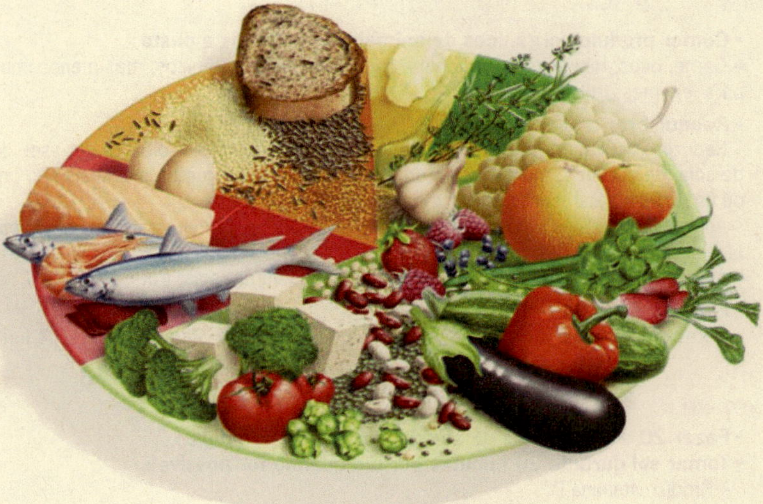

"Reuni neste folheto as tabelas e os gráficos que resumem gestos e reflexos anticâncer a serem adotados todos os dias, principalmente no campo das escolhas alimentares."

David Servan-Schreiber

Lista dos pequenos e grandes transformadores de vida

Proteger-se

Evitar os produtos químicos industriais quando for possível:

- Arejar as roupas depois da lavagem a seco;
- Evitar os pesticidas e inseticidas;
- Evitar os produtos de limpeza químicos;
- Evitar o alumínio em contato com a pele;
- Evitar os parabenos e os ftalatos nos cosméticos;
- Evitar os cremes que contêm estrógenos ou hormônios placentários.

Comer

- **Comer produtos orgânicos de animais alimentados a pasto**

– Carne, ovos, manteiga, leite, iogurte (preferivelmente orgânicos, mas menos importante para legumes, frutas e cereais).

- **Reequilibrar a alimentação:**

– Reduzir o açúcar, as farinhas brancas, as fontes de ômega-6: óleo de girassol, de milho, de soja, de cártamo, margarinas, gorduras hidrogenadas, gorduras animais não orgânicas ou não *bleu-blanc-coeur* (carne, ovos, laticínios);
– Aumentar as fontes de ômega-3: peixes e crustáceos, produtos animais orgânicos ou *bleu-blanc-coeur*;
– Aumentar os alimentos anticâncer: cúrcuma, chá verde, soja, frutas, legumes.

- **Filtrar a água da torneira:**

– Com um filtro a carvão ou de osmose invertida ou utilizar água mineral ou de fonte.

Mexer-se

- **Fazer 20 a 30 minutos de atividade física diariamente**
- **Tomar sol durante 20 minutos por dia quando for possível:**
  – Produz vitamina D.

Meditar

Praticar um método de autocentragem e tranquilidade:
– Ioga, coerência cardíaca, meditação em plena consciência, *qigong*, tai chi etc.

Libertar-se do sentimento de impotência

- **Resolver os traumas passados**
- **Aprender a acolher as próprias emoções:**
  – Inclusive o medo, a tristeza, o desespero, a raiva.
- **Aprender a deixar as emoções se dissiparem sem se prender a elas**
- **Encontrar uma pessoa com quem possa compartilhar as emoções**

O que inibe e o que encoraja as células imunológicas

Inibe	Encoraja
Dieta ocidental tradicional (pró-inflamatória)	Dieta mediterrânea, cozinha indiana, cozinha asiática (anti-inflamatória)
Raiva ou desespero persistentes	Lidar com suas dificuldades
Isolamento social	Apoio dos amigos e da família
Negação da verdadeira identidade (por exemplo, a homossexualidade)	Aceitação de si, com seus valores e sua história
Sedentarismo	Atividade física regular

As diferentes pesquisas sobre a atividade dos glóbulos brancos mostram que eles reagem à alimentação, ao meio ambiente, à atividade física e à vida emocional (capítulos 4 e 9).

As principais influências sobre a inflamação

Fatores de agravação	Fatores de proteção
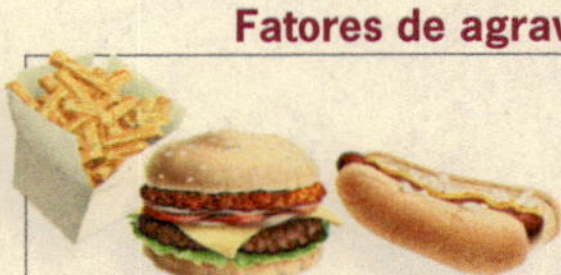 Dieta ocidental tradicional	Dieta mediterrânea, cozinha indiana, cozinha asiática 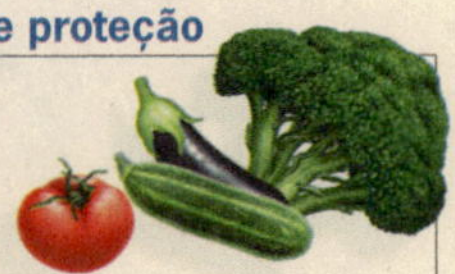
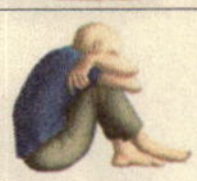 Depressão e sentimento de impotência	Domínio da própria vida, leveza, serenidade 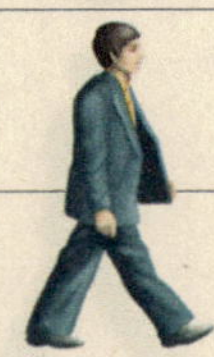
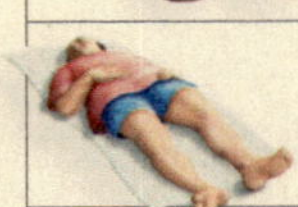 Menos de 20 minutos de atividade física por dia	30 minutos de caminhada seis vezes por semana
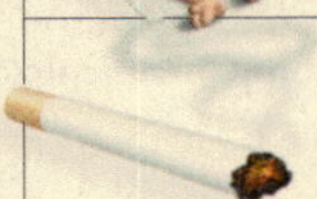 Fumaça de cigarro, poluição atmosférica, poluentes domésticos	Meio ambiente limpo

A inflamação desempenha um papel-chave na progressão dos cânceres. Nós podemos agir para reduzi-la em nosso organismo graças a meios naturais ao alcance de todos (capítulos 4 e 6).

O prato anticâncer

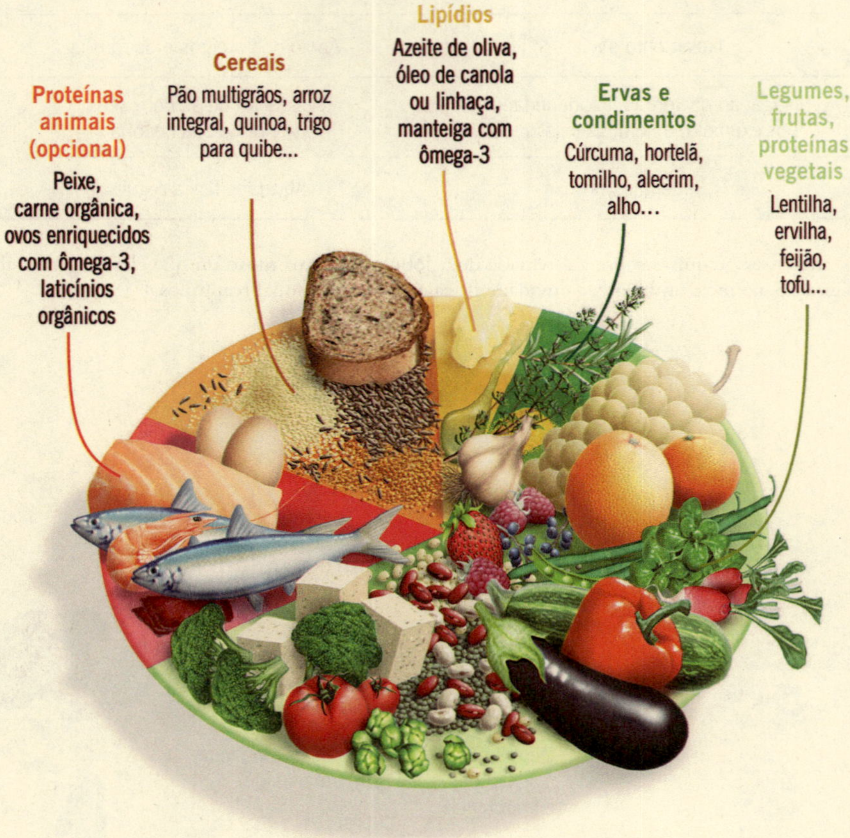
Proteínas animais (opcional)
Peixe, carne orgânica, ovos enriquecidos com ômega-3, laticínios orgânicos
Cereais
Pão multigrãos, arroz integral, quinoa, trigo para quibe...
Lipídios
Azeite de oliva, óleo de canola ou linhaça, manteiga com ômega-3
Ervas e condimentos
Cúrcuma, hortelã, tomilho, alecrim, alho…
Legumes, frutas, proteínas vegetais
Lentilha, ervilha, feijão, tofu...

A alimentação anticâncer é constituída sobretudo de legumes (e leguminosas) acompanhados de azeite de oliva (ou de óleo de linhaça ou de manteiga orgânica), alho, ervas e condimentos. Ao contrário da dieta ocidental típica, a carne e os ovos são opcionais e servem de acompanhamento só por seu sabor (capítulos 6 e 8).

Escolher os alimentos em função do índice glicêmico

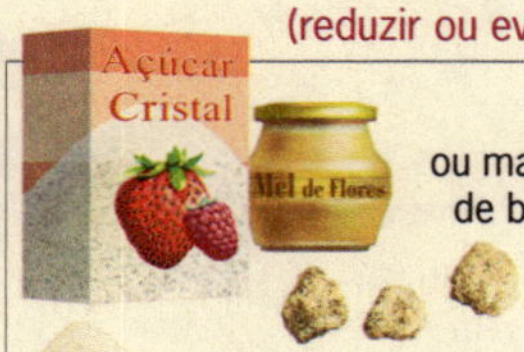

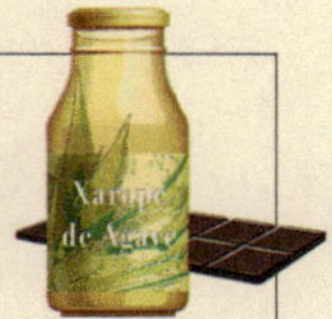

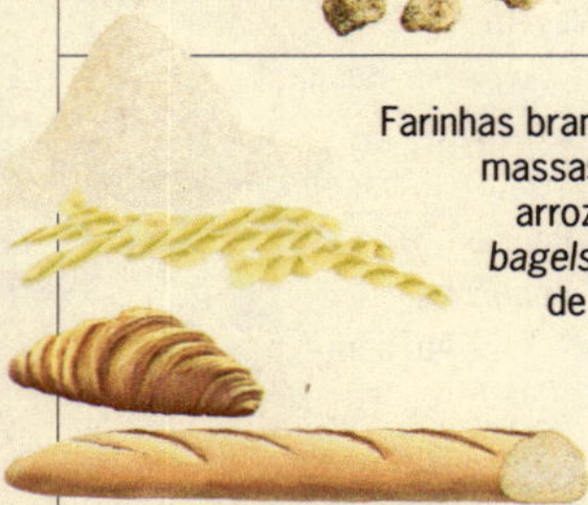

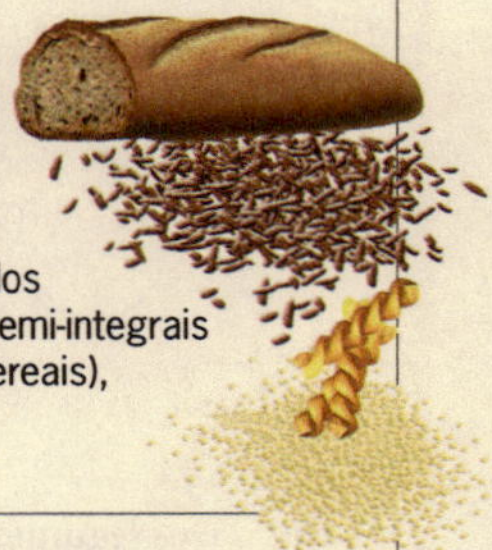

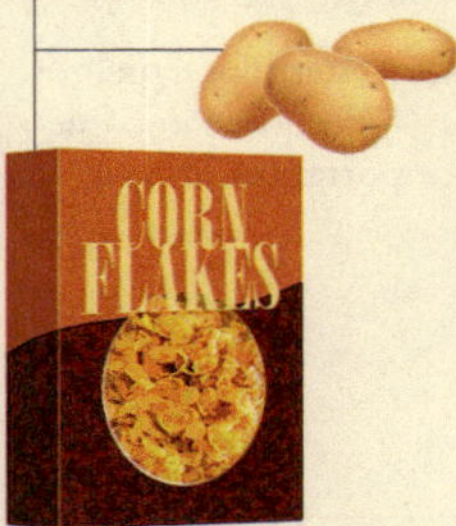

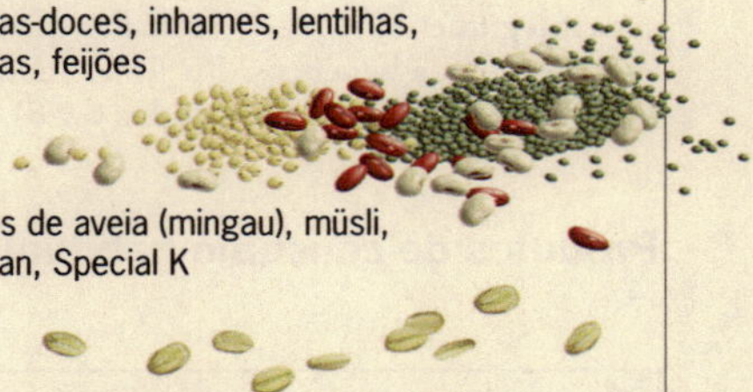

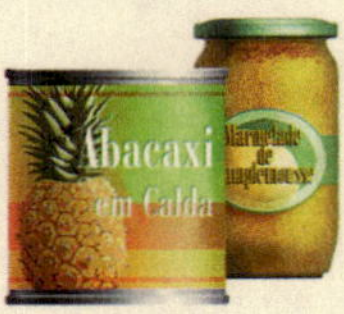

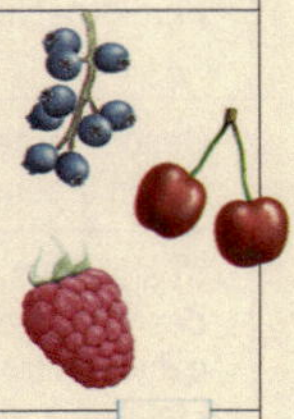

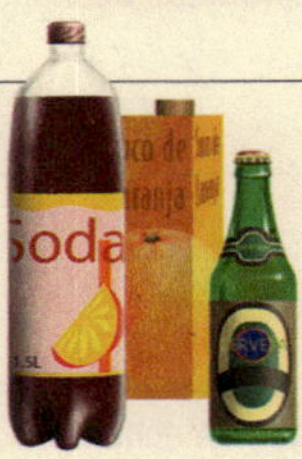

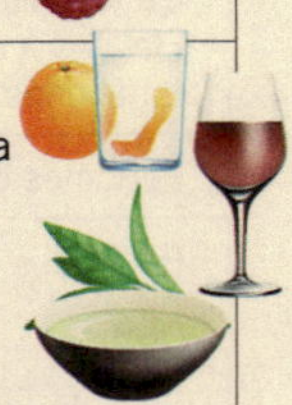

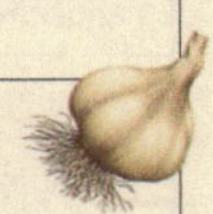

elevado (reduzir ou evitar)	**baixo** (preferir)
Açúcares: branco ou mascavo, mel, xarope de bordo (*maple syrup*), de milho, dextrose	Extratos adoçantes naturais: xarope de agave, adoçante Stevia, xilitol, glicine, chocolate amargo (mais de 70% de cacau)
Farinhas brancas: pão branco, massas (muito cozidas), arroz branco, *muffins*, *bagels*, bolos, biscoitos de arroz, cereais de café da manhã refinados e adoçados	Cereais integrais e misturados: pão multigrãos (não apenas trigo) ou feito com fermento biológico, arroz integral ou basmati, massas e macarrões cozidos *al dente* (preferir massas semi-integrais ou à base de mistura de cereais), quinoa, aveia, milhete, trigo sarraceno
Batata, principalmente purê (salvo batata da variedade *Nicola*), flocos de milho, cereais à base de arroz (e a maior parte dos outros cereais de café da manhã)	Batatas-doces, inhames, lentilhas, ervilhas, feijões Flocos de aveia (mingau), müsli, All Bran, Special K
Geleias, frutas cozidas com açúcar, frutas em calda	Frutas em estado natural, principalmente mirtilo, cereja, framboesa, que ajudam a regular a glicemia (pode-se acrescentar um fio de xarope de agave para adoçar, se necessário)
Bebidas açucaradas: sucos de fruta industrializados, refrigerantes Álcool entre as refeições	Água com suco de limão ou temperada com tomilho, sálvia, casca de laranja ou de tangerina orgânica Chá verde, que age diretamente contra o câncer (sem açúcar ou com xarope de agave) Uma taça de vinho por dia durante uma refeição
	Alho, cebolas, cebolinha, misturados aos outros alimentos, contribuem para reduzir picos de insulina

Numerosos estudos mostram que o boom do consumo de açúcar contribui — através da explosão da taxa de insulina em nosso organismo — para a epidemia de câncer. É preciso portanto evitar os alimentos de "índice glicêmico elevado" e privilegiar os que têm um "índice glicêmico baixo" (capítulo 6).

As frutas e os legumes mais e menos contaminados

Os mais contaminados (preferir orgânicos)

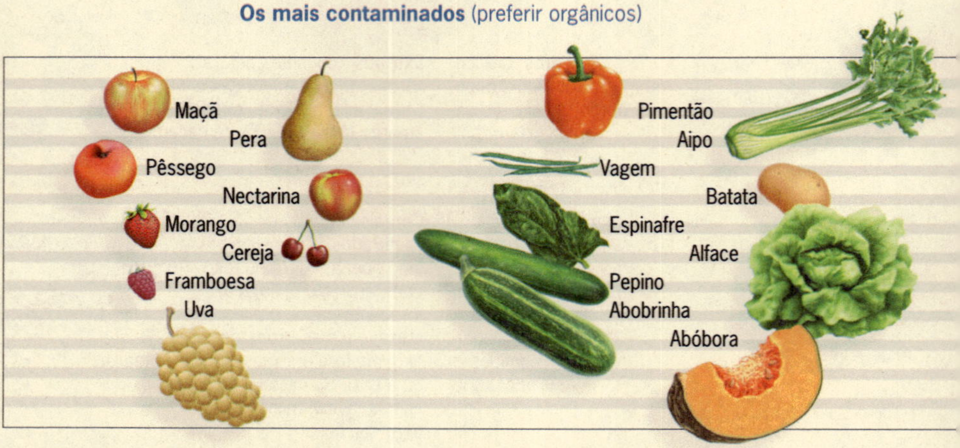

Maçã
Pera
Pêssego
Nectarina
Morango
Cereja
Framboesa
Uva
Pimentão
Aipo
Vagem
Batata
Espinafre
Alface
Pepino
Abobrinha
Abóbora

As frutas e os legumes mais contaminados e os que são menos contaminados. Atenção: é melhor comer legumes e frutas — inclusive quando trazem sinais de agrotóxicos — do que não comê-los. Os efeitos benéficos dos fitoquímicos anticâncer são de fato mais importantes do que os perigos dos agrotóxicos (capítulos 6 e 8).

Produtos de consumo habitual que devem ser evitados

Evitar tanto quanto possível
Percloroetileno da lavagem a seco
Desodorantes com antiperspirantes contendo alumínio (sobretudo as mulheres que raspam as axilas, facilitand assim a penetração do alumínio no organismo)
Cosméticos, loções, xampus, tintas de cabelo, laquês, musses, géis, esmaltes de unha, protetores solares, desodorantes que contêm estrógenos ou hormônios placentários (frequentes nos produtos destinados aos cabelos afro), parabenos ou ftalatos Ftalatos a evitar principalmente: BBP e DEHP Parabenos a evitar: metilparabeno, poliparabeno, butilparabeno
Perfumes que contêm ftalatos (quase todos)
Pesticidas e inseticidas químicos em casa
Aquecer comida ou líquidos (café, chá, mamadeiras) em recipientes de plástico que contenham PVC (que o aquecimento libera dentro dos líquidos) ou em frascos de poliestireno ou isopor
Panelas de Teflon arranhadas
Produtos de limpeza comuns: detergente líquido, desinfetantes, desodorizador de vaso de banheiro, que contê em geral alquifenóis (nonoxinol, octoxinol, nonilfenol, octilfenol etc.)
Exposição excessiva a campos eletromagnéticos de telefones celulares

Produtos com características cancerígenas ou suspeitos de contribuir para o desenvolvimento do câncer — e os produtos de substituição.

Os menos contaminados (origem menos importante)

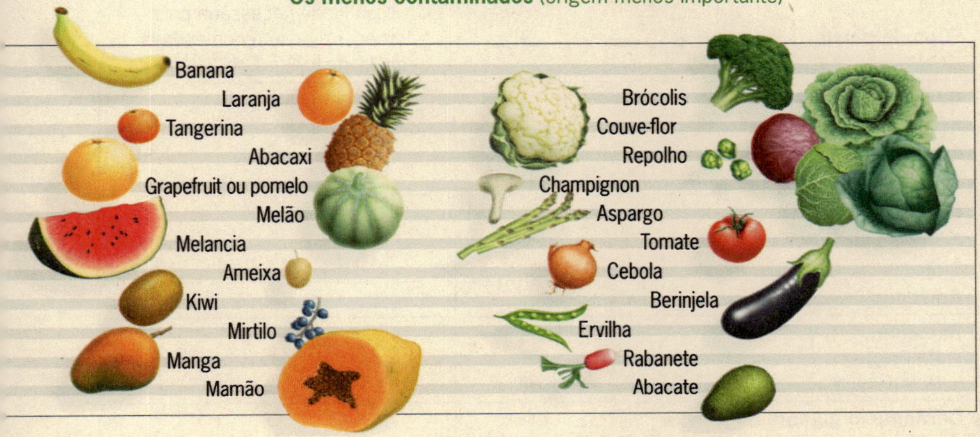

Substituir por
Arejar as roupas lavadas a seco por várias horas ao ar livre antes de vesti-las ou preferir lavagem normal, com CO_2 líquido ou silicone
Desodorantes naturais sem alumínio
Produtos naturais ou cosméticos sem parabenos nem ftalatos. Numerosos cosméticos biológicos não contêm parabenos nem ftalatos. Algumas empresas como a Body Shop ou Aveda também oferecem produtos sem ftalatos.
Nenhum perfume, ou usar somente *eau de toilette* (que contém menos)
Pesticidas à base de óleos essenciais, de ácido bórico ou de terra diatomácea. Ver lista completa (em inglês) dos produtos que podem substituir os pesticidas e inseticidas mais suspeitos em www.panna.org
Utilizar recipientes de vidro ou cerâmica (inclusive quando forem ao micro-ondas)
Superfície de Teflon intacta ou panelas sem Teflon (aço inoxidável 18/10)
Produtos ecológicos ou "verdes", ou então substituir por vinagre branco (para as superfícies e os solos) ou bicarbonato de sódio
Reduzir o uso de telefones celulares e usar fones de ouvido de tubo de ar

Alimentos ricos em ômega-3

Tipo de peixe	Quantidade necessária para fornecer a dose recomendada de 1g de EPA + DHA* (em g)
Cápsulas	
• Óleo de bacalhau	5,0
• Óleo de peixe padronizado	3,0
• Concentrado de ácidos graxos ômega-3	1,0-2,0
Bagre	
• Criado em cativeiro	565
• Selvagem	425
Amêijoas	350
Bacalhau	
• Do Pacífico	650
• Do Atlântico	350
Caranguejo gigante do Alaska	250
Linguado	200
Hadoque	425
Halibute	85-220
Arenque	
• Do Pacífico	45
• Do Atlântico	60
Lagosta	220-1.200
Carapau	60-250
Salmão, do Atlântico	
Criado em cativeiro**	45-70
Selvagem**	60-100
Sardinha	60-85
Vieiras	500
Camarão, várias espécies	300
Truta rosada	
Criada em cativeiro	85
Selvagem	100
Atum	
Em lata, light, na água	340
Em lata, carne branca, na água	115
Fresco	70 - 340

Os peixes representam a principal fonte de ômega-3 de longas cadeias (EPA e DHA). Segundo a espécie, a procedência, a conservação e a estação de pesca, eles serão mais ou menos ricos em ômega-3.

* EPA = ácido eicosapentaenoico e DHA = ácido docosahexaenóico. Peixes e frutos do mar representam a principal fonte de ácidos graxos ômega-3 de cadeia longa (EPA e DHA). Os níveis variam dependendo do tipo de peixe, a fonte, a criação e o tempo em que são pescados.

** O salmão criado em cativeiro, que não é tão ativo quanto o selvagem, é mais gorduroso e, portanto, contém mais ômega-3.

Classificação dos efeitos de certos alimentos contra vários cânceres específicos

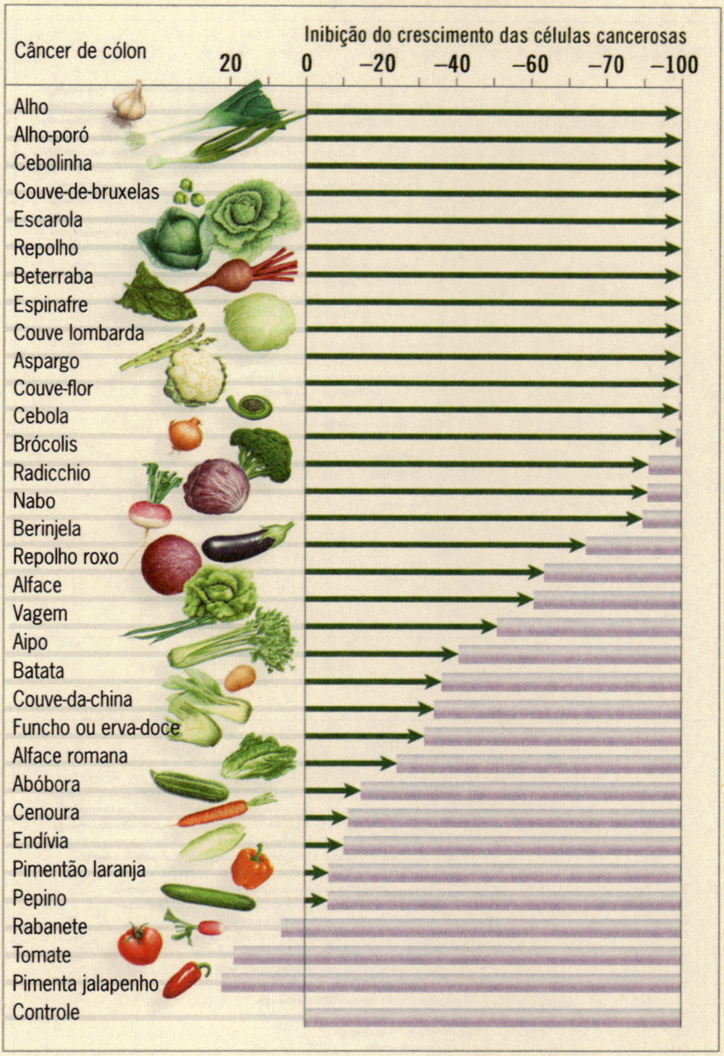

Certos alimentos inibem especificamente o crescimento das células de determinados cânceres. O laboratório do dr. Béliveau conseguiu testar extratos brutos de diferentes alimentos contra as células de vários cânceres, o que permite compor uma lista de alimentos que devem ser privilegiados ao máximo em uma alimentação focada em um câncer específico. Note-se que o alho, o alho-poró e as cebolas (a família dos aliáceos) fazem parte do pelotão de frente dos alimentos mais eficazes em quase todos os cânceres da lista a seguir. A última linha de cada quadro ("controle") corresponde ao crescimento das células cancerosas quando elas não estão expostas a nenhum ingrediente particular, o que permite mostrar a eficácia relativa de cada ingrediente.

Classificação dos efeitos de certos alimentos contra vários cânceres específicos

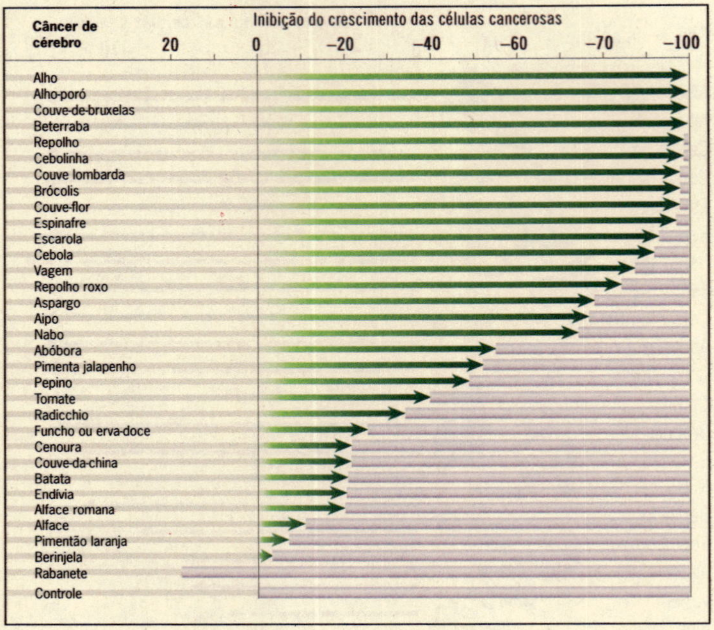

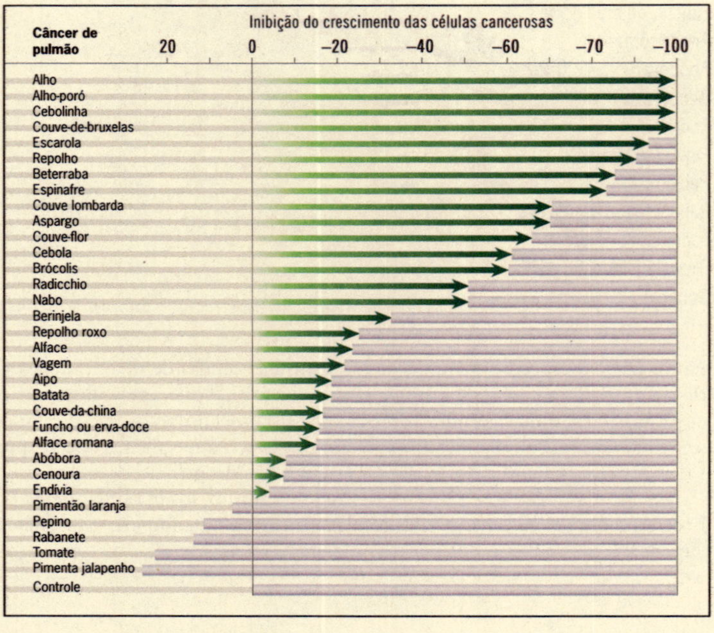

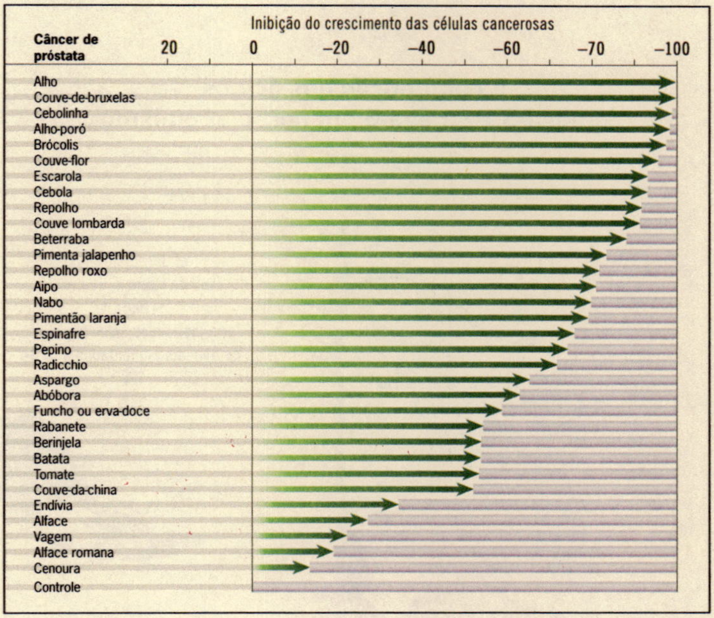
Câncer de próstata
Inibição do crescimento das células cancerosas
20
0
−20
−40
−60
−70
−100
Alho
Couve-de-bruxelas
Cebolinha
Alho-poró
Brócolis
Couve-flor
Escarola
Cebola
Repolho
Couve lombarda
Beterraba
Pimenta jalapenho
Repolho roxo
Aipo
Nabo
Pimentão laranja
Espinafre
Pepino
Radicchio
Aspargo
Abóbora
Funcho ou erva-doce
Rabanete
Berinjela
Batata
Tomate
Couve-da-china
Endívia
Alface
Vagem
Alface romana
Cenoura
Controle

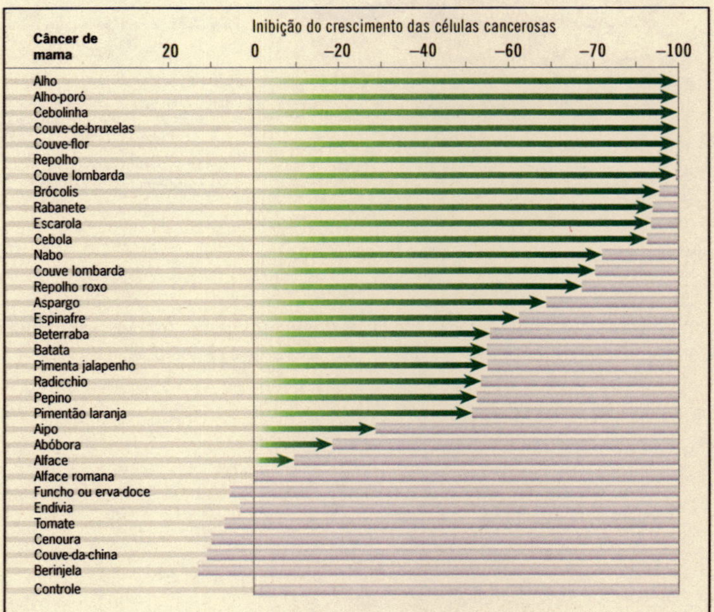
Câncer de mama
Inibição do crescimento das células cancerosas
20
0
−20
−40
−60
−70
−100
Alho
Alho-poró
Cebolinha
Couve-de-bruxelas
Couve-flor
Repolho
Couve lombarda
Brócolis
Rabanete
Escarola
Cebola
Nabo
Couve lombarda
Repolho roxo
Aspargo
Espinafre
Beterraba
Batata
Pimenta jalapenho
Radicchio
Pepino
Pimentão laranja
Aipo
Abóbora
Alface
Alface romana
Funcho ou erva-doce
Endívia
Tomate
Cenoura
Couve-da-china
Berinjela
Controle

A competição dos ácidos ômega-3 e ômega-6 em nosso organismo

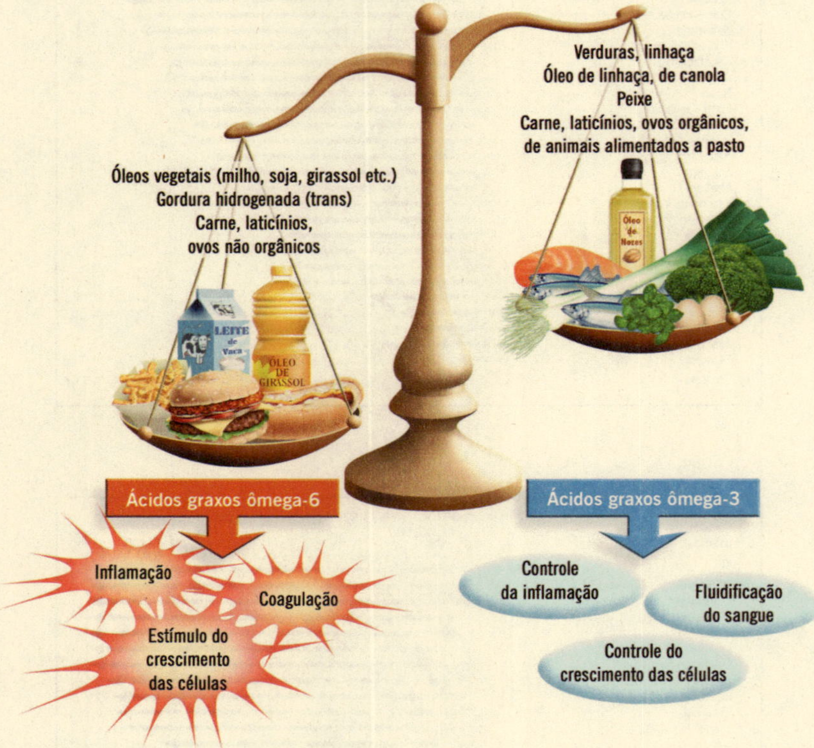

O desequilíbrio na nossa alimentação em favor dos ácidos graxos ômega-6 aumenta a inflamação, a coagulação e o crescimento das células adiposas e cancerosas.

O gasto de energia associado a diferentes atividades em MET por hora

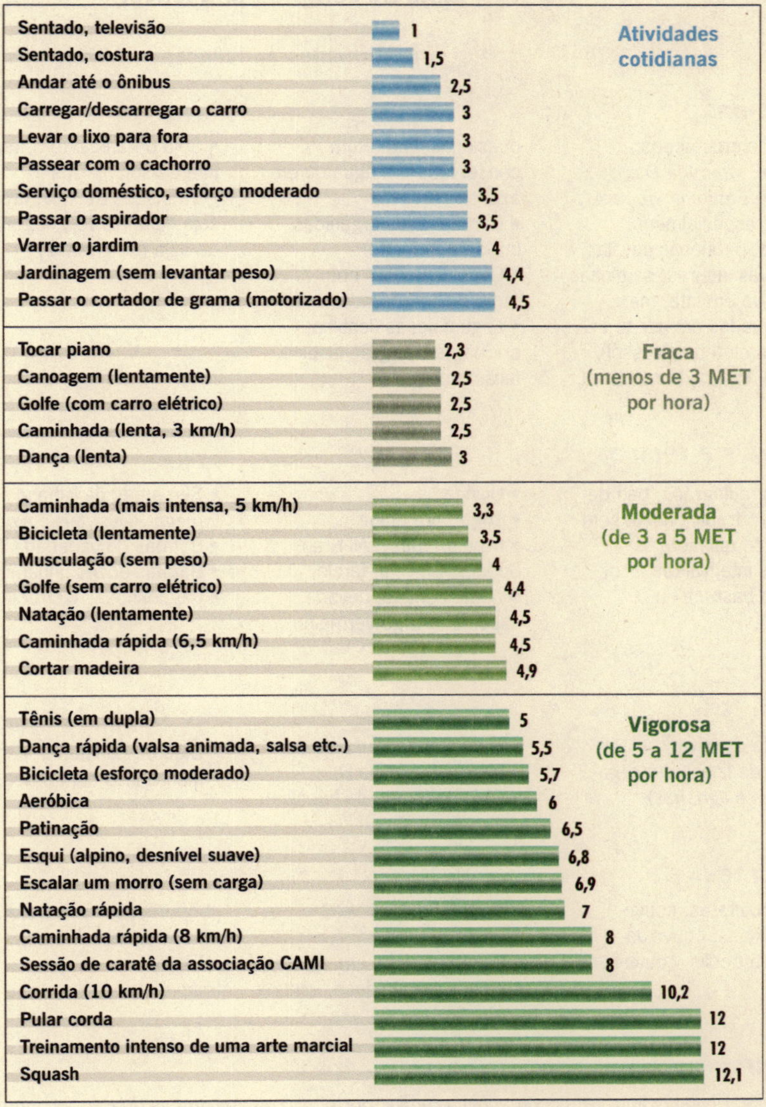

Os estudos mostram que a atividade física ajuda o corpo a lutar contra o câncer, mas a dose não é a mesma para todos os cânceres. Ela é calculada em unidades chamadas MET (sigla para equivalente metabólico, em inglês), sendo que um MET equivale à energia despendida por hora para ficar sentado. Para o câncer de mama, parece haver um efeito protetor mensurável a partir de três a cinco horas semanais de caminhada em ritmo normal (9 MET por semana). Para câncer de cólon e de reto, é preciso dobrar este número para atingir o mesmo efeito (18 MET por semana). Para tanto, pode-se dobrar a duração da caminhada ou a velocidade, ou encontrar atividades que requerem um esforço maior (por exemplo, andar de bicicleta numa velocidade que demanda esforço equivale ao dobro de MET que caminhar). Duas seções semanais de caratê, conforme praticada pelos pacientes do dr. Bouillet, correspondem a uma dose de 18 MET por semana. Por fim, para obter um efeito sobre o câncer de próstata, é preciso 30 MET por semana, o equivalente a três horas de corrida, divididas ao longo da semana (por exemplo, seis seções semanais de 30 minutos). Para calcular o gasto de energia da musculação, é preciso definir os pesos utilizados; assim, não se pode fornecer uma estimativa genérica.

Lista de compras anticâncer

I. Alimentos anticâncer

Proteínas

Peixes e crustáceos (*selênio, vitamina D e ômega-3 animais de cadeia longa*), especialmente salmão, pequenas cavalas, anchovas inteiras, sardinhas (inclusive em lata, mas conservadas em azeite e não em óleo de girassol), enguia, fígado de bacalhau, ocasionalmente atum conservado em água ou em azeite.
- Carne e aves orgânicas (moderadamente)
- Ovos orgânicos com ômega-3 (moderadamente)
- Leguminosas (lentilha, ervilha, feijão, grão-de-bico, feijão mung)
- Soja orgânica: tofu, *tempeh*, bife de soja, grãos germinados de soja, favas de soja, leite de soja, iogurte de soja (*isoflavonas*)

Cereais e féculas

- Pães multigrãos, pão de levedura tradicional (e sem fermento químico)
- Arroz integral (ou arroz branco *basmati* ou tailandês)
- Quinoa
- Trigo para quibe
- Mingau, müsli, All Bran, Special K, aveia, farelo, linhaça, centeio, cevada, espelta ou trigo vermelho
- Sementes de linhaça (*ômega-3 vegetais e lignanas*)
- Batatas da variedade *Nicola*
- Batatas-doces, inhames
- Leguminosas (ver acima)

Gorduras

- Azeite de oliva
- Óleo de linhaça (*ômega-3 vegetais e lignanas*)
- Manteiga enriquecida com ômega-3 (vitamina D)
- Óleo de fígado de bacalhau
- Óleo de canola
- Margarinas com ômega-3

Legumes

- As crucíferas: couve-de-bruxelas, couve-da-china, brócolis, couve-flor (*sulforafane e indole-3-carbinol*)
- Legumes ricos em caroteno: cenoura, batata-doce, inhame, abóboras, tomate, beterraba etc. (*vitamina A e licopenos*)
- Espinafre (*magnésio*)

Cogumelos

- *Shitake*, *maitake*, *kawaratake* ou *enoki*, *cremini*, *portobello*, *champignons de Paris*, *cogumelos ostras* (*lentinane e polissacarídeos*)

Ervas e condimentos

- Cúrcuma: misturar com pimenta-do-reino em azeite
- Curry
- Lamiáceas: menta, tomilho, manjerona, orégano, manjericão, alecrim (*terpenos*)
- Salsa, aipo (*apigenina*)
- Os aliáceos: alho, cebola, alho-poró, cebolinha miúda, cebolinha francesa (*disulfuro de dialil*)
- Canela (*proantocianidinas*)
- Raiz de gengibre (*gingerol*)

Probióticos

• Iogurte e *kefir* orgânico, iogurte de soja enriquecido com *Lactobacilus acidofilus* ou *Lactobacilus bifidus*

• Chucrute, *kimchee*

E os prebióticos:
• Alho, cebola, tomate, aspargo, banana, trigo

Algas

• *Nori, kombu, wakame, arame* e *dulse* (*fucoidane*)

Frutas

• Frutas vermelhas: morango, framboesa, mirtilo (*blueberry*), amora, airela (*ácido elágico e polifenóis*)
• Cereja (*ácido glucárico*)

• Cítricas: laranja, tangerina (inclusive a casca, quando são orgânicas), limão, grapefruit ou pomelo (*flavonoides*)

• Caqui, damasco (*vitamina A e licopeno*)
• Suco de romã

Nozes

• Nozes e avelãs (*ômega-3 vegetal, magnésio*)

• Noz-pecã (*ácido elágico*)
• Amêndoa (*magnésio*)

Sobremesas

• Chocolate amargo (+ de 70% de cacau) (*proantocianidina*)

• Frutas

• Adoçar com xarope de agave, Stevia, xilitol ou glicine

Bebidas

• Vinho tinto (*resveratrol*) com moderação (uma taça por dia)
• Água filtrada, água mineral ou de fonte (contanto que não tenha sido aquecida ao sol e que a água não tenha cheiro de plástico, que indica a presença de PVC)
• Água sabor limão (ou temperada com tomilho, sálvia, casca de laranja ou de tangerina orgânica)

• Todos os chás verdes (*EGCG*), em especial os japoneses: *sencha, gyokuro, matcha*
• Infusão de raiz de gengibre

Produtos Anticâncer

• Desodorantes naturais sem alumínio.
• Cosméticos orgânicos sem parabenos nem ftalatos.
• Inseticidas naturais à base de óleos essenciais.
• Vinagre branco ou produtos de uso doméstico ecológicos (sem pesticidas nem produtos de síntese).
• Recipientes de vidro ou de cerâmica para micro-ondas.
• Panelas de inox 18/10 (ou de Teflon com a condição de que o revestimento esteja intacto).

Resumo da alimentação desintoxicada

Reduzir	Substituir por
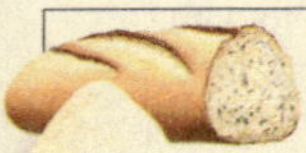 Alimentos de índice glicêmico elevado (açúcar, farinhas brancas etc.)	Frutas, farinhas e féculas de índice glicêmico baixo 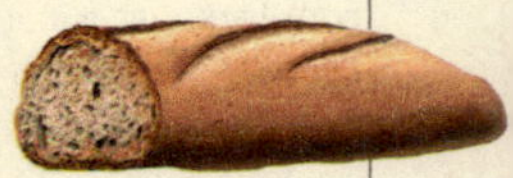
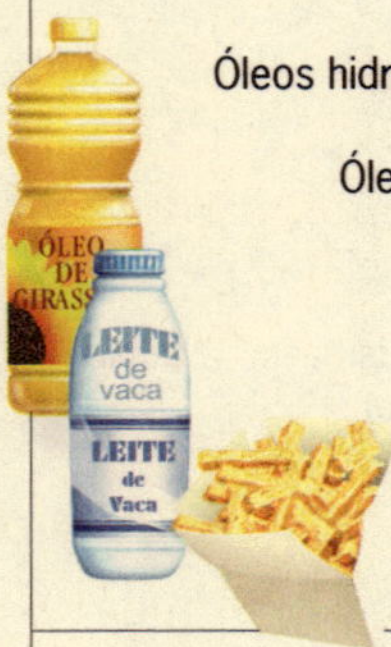 Óleos hidrogenados ou parcialmente hidrogenados Óleos de girassol, soja, milho Laticínios convencionais (muito ricos em ômega-6) Batata frita, frituras, biscoitinhos e outros aperitivos do gênero etc.	Azeite de oliva, óleo de linhaça Manteiga e laticínios orgânicos Leite de soja, iogurte de soja (contribuem para um bom equilíbrio ômega-6/ômega-3) Azeitona, *tapenade* ou *homus* passados em pão multigrãos, tomates cereja como aperitivo 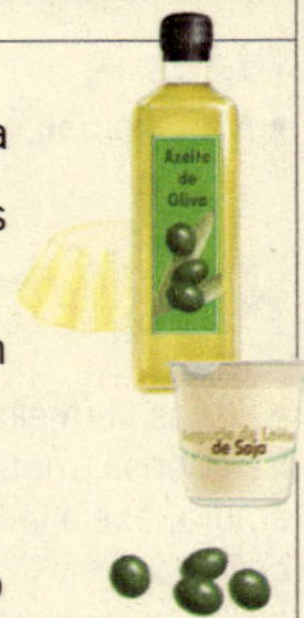
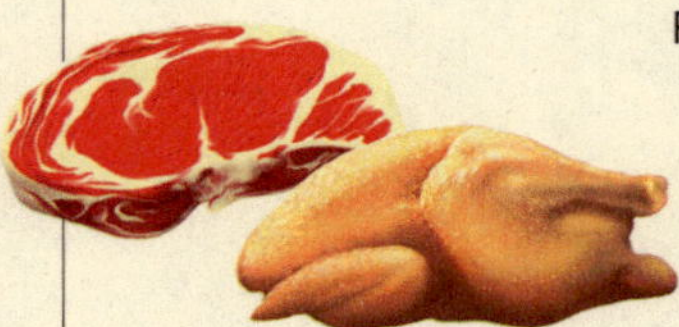 Carne vermelha Pele de aves	Legumes, grãos, tofu Aves, ovos orgânicos Carne vermelha orgânica (menos de 300 g por semana) Peixes (cavala, sardinha, salmão, mesmo de criação) 
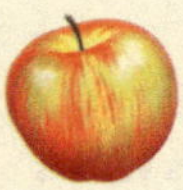 Casca de frutas e legumes não orgânicos (os pesticidas se acumulam na superfície)	Frutas e legumes descascados ou lavados ou orgânicos 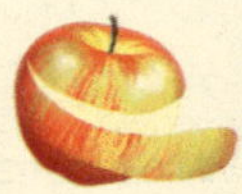
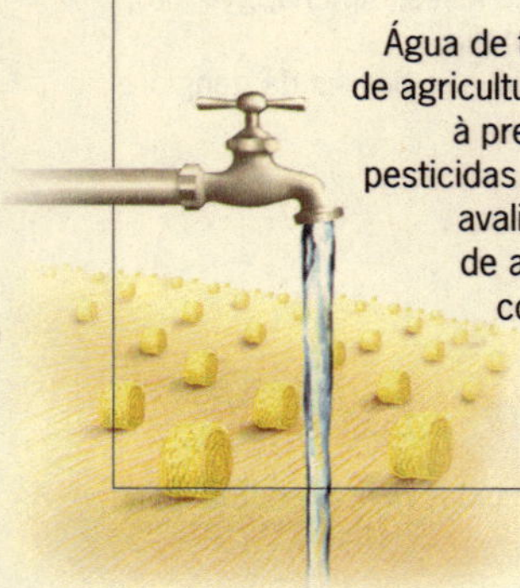 Água de torneira nas regiões de agricultura intensiva, devido à presença de nitratos e pesticidas (pode-se obter uma avaliação da quantidade de agrotóxicos e outros contaminadores junto ao departamento de águas ou na prefeitura)	Água de torneira filtrada com um filtro de carvão ou osmose invertida, água mineral ou de fonte, engarrafada (com a condição de que as garrafas não tenham sido aquecidas ao sol e que a água não tenha cheiro de plástico, que indica a presença de PVC) 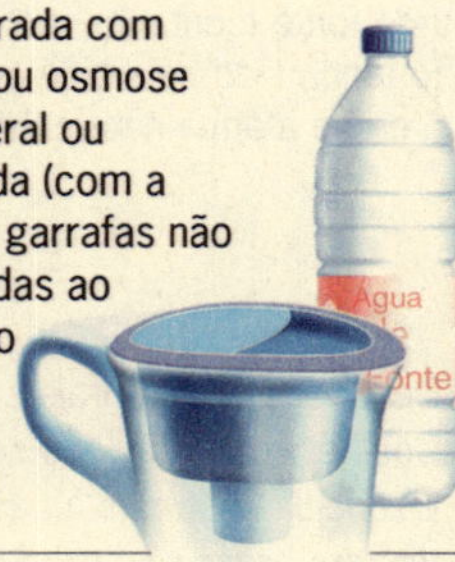

Ilustrações: © Sylvie Dessert

Resumo das principais medidas para tornar sadia a nossa alimentação diária (capítulos 6 e 8).

Agradecimentos

Escrever este livro não foi ideia minha. Ela germinou pela primeira vez numa noite de maio, no fundo de um pequeno restaurante italiano onde eu jantava com meu irmão Franklin. Falávamos de nossos projetos de futuro e ele achava que aos meus faltava entusiasmo. "Quando é que finalmente você vai se decidir a falar do que lhe aconteceu e do que descobriu ao procurar modos de ficar saudável?", ele me perguntou. Depois acrescentou, com todo o poder de persuasão de seu olhar ao mesmo tempo terno e penetrante: "Você não tem o direito de guardar isso para você." Eu não achava que tinha matéria suficiente para fazer um livro; em todo caso, não um livro verdadeiramente útil aos outros. Então ele começou a me questionar sobre o que tinha mais me marcado. Durante algumas horas, rimos, choramos e delineamos conceitos que ambos achávamos essenciais para este livro. Nos dias que se seguiram, eu não conseguia esquecer aquele projeto. Como tinha feito com tantas pessoas que tiveram a oportunidade de conhecê-lo, Franklin acendera uma chama que vive ainda hoje.

Pouco depois, eu pedi conselho a três mulheres cujos nomes quase nunca deixo de pronunciar sem acrescentar na mesma hora: "Ela é fantástica". Eu as conhecia bem, mas nunca tinha falado com elas da história da minha doença.

Falei com Nicole Lattès, a editora do meu livro precedente e cuja calorosa inteligência provoca uma sensação de luminosidade. Ela soube acolher com delicadeza, afabilidade e sabedoria a mistura de acanhamento, pudor, emoção e desejo de caminhar junto que eu lhe apresentei de forma desordenada e confusa. Mas ela soube canalizar tudo aquilo em um projeto de livro. Nicole é fantástica.

Falei com Susanna Lea, minha agente, cujo conhecimento quase inato do que é certo e coerente me dá o sentimento profundo de ser simultaneamente protegido e estimulado. Foi com ela que rapidamente traçamos as grandes linhas do que seria necessário dizer neste livro e imaginamos o cenário que me permitiria me dedicar quase que inteiramente à escrita durante um ano. Ao longo do caminho, nossas longas conversas e o fato de *não* comermos os doces nas melhores confeitarias de Paris juntos foram um prazer. Susanna, nunca poderei dizer o quanto você é fantástica.

Finalmente, fui me encontrar com Ursula Gauthier, a jornalista francesa que eu mais admiro, no terraço ensolarado de um café de Paris. Perguntei a ela se aceitaria trabalhar comigo durante uma semana inteira para me ajudar a recolher a maior quantidade possível de lembranças sobre a trajetória do meu câncer e ser a editora do manuscrito ao longo da escrita. O tema era sensível demais para eu imaginar escrever o livro sem o apoio de sua inteligência e a segurança de seu julgamento. Naquele dia, falamos sobre meu projeto durante três horas. Primeiro, ela me respondeu que estava ocupada demais para participar de um novo projeto. Depois, no dia seguinte, ela me telefonou para dizer que tinha refletido e que deixaria todo o resto à espera para ter o prazer de trabalhar junto comigo no projeto. E foi para mim um prazer imenso. Ursula, este livro nunca poderia ter sido escrito sem você. Eu já lhe disse bastante, me deixe escrevê-lo agora: você é fantástica!

Também recebi encorajamentos fraternais de meu antigo editor, Abel Gerschenfeld. Sua emoção tão sincera, e não habitual para ele, quando lhe falei do projeto pela primeira vez terminou de me convencer de que a ideia do livro poderia ser válida. Estes capítulos, eu os escrevi muitas vezes pensando em você, Abel, e nos seus conselhos que ainda ressoam na minha cabeça.

Em Logan, Utah, nas encostas dos Rockies, vive uma mulher que dedica sua energia ao tratamento do câncer com abordagens nutricionais complementares. Com seu doutorado em nutrição, Jeanne Wallace não é médica, mas seu conhecimento enciclopédico dos mecanismos bioquímicos que alimentam ou, ao contrário, permitem limitar a progressão do câncer me impressionou profundamente quando, em 2001, eu a vi apresentar seus resultados em uma conferência organizada pelo Instituto Nacional de Saúde americano. Como observado por pesquisadores do NIH, muitos dos pacientes acompanhados por Jeanne — paralelamente a seus tratamentos médicos convencionais — ultrapassaram bastante as chances de sobrevida que lhes tinham sido concedidas. Eu me beneficiei de seus conselhos desde essa época e sem dúvida devo a eles uma grande parte da saúde que me permitiu escrever este livro, tanto quanto numerosas ideias incluídas nele — principalmente a análise científica dos diferentes fatores que constituem o "terreno" e como influenciá-los com intervenções naturais.

Dentre os guias intelectuais que me prodigalizaram a luz de seu espírito tanto quanto a de sua amizade, quero agradecer à excepcional combinação de sensibilidade, inteligência e visão humanística de Francine Shapiro, a criadora da terapia EMDR; a visão quase extralúcida da sociedade e do indivíduo Michael Lerner (certamente um grande irmão em uma vida anterior); e a imensa contribuição à medicina e ao bem-estar de todos de Jon Kabat-Zinn, que introduziu a meditação em plena consciência em numerosos hospitais do mundo e fez uma enorme contribuição à medicina e ao bem-estar de tantas pessoas.

Em Pittsburgh, as pessoas que mais me inspiraram e apoiaram desde que passei a me dedicar à exploração da medicina integrativa (que integra a medicina convencional e as abordagens naturais) foram Emily Dorrance, morta aos 24 anos, com o rosto sereno das santas, de um câncer fulminante, assim como seus pais Susanne e Roy Dorrance, que, em meio à dor de sua perda, me abriram seu coração e me fizeram compartilhar a força de sua espiritualidade, no respeito absoluto por minhas convicções laicas por vezes obtusas. Guardo desde então uma fotografia do sorriso de Emily, cuja lembrança traz uma tranquilidade e me acompanhou muitas vezes quando, depois dela, minha vez de sofrer chegou.

Minha gratidão vai também para Michele Klein-Fedyshin, a bibliotecária do meu hospital de Shadyside, com quem me correspondi várias vezes por semana, a propósito das 375 referências científicas deste livro. Michele também compartilhou generosamente comigo a bela carta escrita por seu marido, Peter J. Fedyshin, que deu a ela a coragem e a força durante o tratamento do câncer de mama. A carta Mish é minha parte favorita deste livro.

Quero agradecer a Tohra Chalandon pelo estímulo constante, intelectual e amistoso que ela me proporcionou. As horas que Tohra passou procurando na internet dados complexos, por vezes escondidos de propósito, permitiram documentar algumas passagens essenciais. E as longas escapadas no mar onde juntos fomos nadar durante o verão foram simples e absolutos momentos de felicidade.

Também agradeço ao ator Bernard Giraudeau, por falar com tanta honestidade e coragem sobre o problema do câncer. Por meio de suas palavras e de seu exemplo, ele soube motivar muitas pessoas a tomar uma atitude. Inclusive eu.

Marie-France Gizard soube brigar comigo amistosamente para que eu fosse até o fundo das minhas ideias sobre o elo corpo-mente em relação ao câncer. Ela também soube me convencer a ir mais longe do que inicialmente eu tinha imaginado na descrição de minha própria trajetória psicológica. Não sei se isso vai ser tão útil para os leitores quanto ela afirmava, mas o esforço foi certamente útil para mim.

Quero citar também os médicos e pesquisadores que encontraram tempo, apesar de suas agendas sobrecarregadas, de me receber para responder às minhas perguntas ou fazer seus comentários a respeito das primeiras versões do manuscrito. Dentre eles, devo destacar a gentileza de Annie Sasco, David Spiegel, Devra Lee Davis, Richard Béliveau, Denis Gingras, Bharat Aggarwal, Zheng Cui, Luciano Bernardi, Linda Carlson, Susan Lutgendorf, Alastair Cunningham, Pierre Weill, Jean-Claude Lefeuvre, Claude Aubert, e os oncologistas franceses com quem mantive proveitosas discussões: Jean-Marie Andrieu, Bernard Asselain, Thierry Bouillet, Yvan Coscas e Jean-Marc Cosset. Que se sintam aqui agradecidos por tudo que este livro contém de bom e de correto. Quanto às ideias com as quais eles não estariam necessariamente de acordo, elas permanecem, evidentemente, sob minha responsabilidade, não sob a deles.

Meus próprios oncologistas e cirurgiões me salvaram a vida, e eu saúdo aqui sua paixão por uma profissão frequentemente penosa do ponto de vista humano, bem como pela flexibilidade com que acolheram minhas ideias sobre meu próprio tratamento, uma vez que nem sempre coincidiram com as deles. Alguns até me encorajaram a adotar um caminho que saía das vias tradicionais. Foi muito importante para mim sentir seu apoio. Obrigado a Richard Fraser, L. Dade Lunsford, David Schiff, Cliff Schold, Frank Lieberman e Hideho Okada.

A história que eu contei a vocês é a minha, mas é também a da mãe do meu filho. Nós nos amamos muito, antes de ambos sofrermos, muito também, com a incompreensão que se instalou entre nós. O que quer que tenha acontecido desde então, permaneço agradecido a ela por ter me mantido ancorado à vida no momento em que eu tinha medo do futuro, e infinitamente reconhecido por ela ter dado a vida, e tanto amor, ao nosso filho Sacha.

Por fim, gostaria de mencionar a afeição dos que hoje me cercam e que me acompanharam ao longo de todo o projeto, apesar das minhas ausências prolongadas, que eles admitiram com tolerância: minha mãe Sabine, com sua constância, sua generosidade e seus lampejos de brilho, meus dois outros irmãos, Edouard (que foi o primeiro a me falar da batalha de Stalingrado) e Emile (que escolheu a foto da capa das edições europeias), meu filho Sacha, a doce e paciente Gwenaëlle, que me deu tanta energia e risos, meu tio Jean-Louis e minha tia Perla — pilares de sabedoria e de serenidade —, minha prima Florence, pelo charme e o vigor que espalha em torno dela, minha prima Catherine, por sua força, coragem, humor e discernimento, minha prima Pascaline, por me ter dado vontade de ser médico quando tínhamos 5 anos, meu primo Simon, pelos acessos de riso em Oxford e em Montreal e por sua integridade, minha tia Bernadette, a incondicional protetora, a notável Liliane, que rege nossa vida familiar com leveza e segurança há 45 anos, minha assistente Delphine, que soube me preservar de quase todas as outras obrigações enquanto eu escrevia, e sem a qual nada que eu empreenda se faz com tanta eficiência, minha amiga Daniele Stern, que é meu anjo da guarda em Pittsburgh e quase uma segunda mãe, e depois, é claro, Madeleine Chapsal, em cuja casa eu escrevi quase todo o livro, entre o verão e o inverno e depois até o verão, pelo simples prazer de viver lado a lado na sua casa da Ilha de Ré, e cujos encorajamentos esclarecidos, apoio e calor me deram vontade de escrever e de me superar.

Alguns amigos quiseram ler estes capítulos em suas versões mais inacabadas e me fazer comentários. Foi muito proveitoso para mim: Guy Sautai, Pauline Guillerd, Claudia e Anna Sénik, Randa Chahal, Pascal Berti, Christian Regouby, Francis Lambert, Christophe Béguin, recebam o meu agradecimento, assim como Denis Lazat, meu amigo desde que tínhamos 11 anos, irmão honorário, o primeiro vegetariano que conheci e de quem tanto zombei!

Obrigado também a Anne Schofield-Guy, de quem eu me beneficiei do imenso conhecimento da língua inglesa e do senso agudo do que soa bem e *é* correto, na tradução inglesa.

Meu pai morreu enquanto eu me dedicava a este trabalho. Nunca chegou a lê-lo. Contudo, por ter me encorajado desde a infância a sempre olhar além das aparências e a sempre me voltar para o que devolve às pessoas o poder sobre elas mesmas, devo a ele o fato de ter explorado esses caminhos pouco percorridos. Ainda chego por vezes, durante a meditação da manhã, a sentir sua presença em mim, sobretudo nos momentos difíceis. Tenho certeza de que ele estará presente quando eu precisar de força para melhor afirmar estas ideias.

DSS, Ilha de Ré

Notas

INTRODUÇÃO À SEGUNDA EDIÇÃO

1. World Cancer Research Fund, *Food, Nutrition and the Prevention of Cancer: A Global Perspective* (Londres: World Cancer Research Fund and American Institute for Research on Cancer, 2007).
2. Institut National du Cancer, *Nutrition et prevéntion des cancers: des connaissances scientifi ques aux recommandations* (Paris: Ministere de la Santé et des Sports, 2009).
3. Knoops, K. T. B., et al., "Mediterranean Diet, Lifestyle Factors, and 10- Year Mortality in Elderly European Men and Women — The HALE Project," *JAMA* 292 (2004): 1433–39.
4. Khaw, K.-T., et al., "Combined Impact of Health Behaviours and Mortality in Men and Women: The EPIC-Norfolk Prospective Population Study," *PLoS Medicine* 5, no. 1 (2008), e12.

INTRODUÇÃO

1. Harach, H. R., K. O. Franssila, and V. M. Wasenius, "Occult Papillary Carcinoma of the Thyroid: A 'Normal' Finding in Finland: A Systematic Autopsy Study," *Cancer 56*, no. 3 (1985): 531–38.
2. Black, W. C., and H. G. Welch, "Advances in Diagnostic Imaging and Overestimations of Disease Prevalence and the Benefi ts of Therapy," *New England Journal of Medicine* 328, no. 17 (1993): 1237–43.
3. Stewart, B. W., and P. Kleihues, eds., *World Cancer Report* (Lyon, France: W.H.O. IARC Press, 2003).
4. Yatani, R., T. Shiraishi, K. Nakakuki, et al., "Trends in Frequency of Latent Prostate Carcinoma in Japan from 1965–1979 to 1982–1986," *Journal of the National Cancer Institute* 80, no. 9 (1988): 683–87.
5. Stewart and Kleihues, *World Cancer Report*.

6. Sorensen, T. I. A., G. G. Nielsen, P. K. Andersen, et al., "Genetic and Environmental Influences on Premature Death in Adult Adoptees," *New England Journal of Medicine* 318 (1988): 727–32.
7. Lichtenstein, P., N. V. Holm, P. K. Verkasalo, et al. "Environmental and Heritable Factors in the Causation of Cancer — Analyses of Cohorts of Twins from Sweden, Denmark, and Finland", *New England Journal of Medicine* 343, no. 2 (2000): 78–85.

CAPÍTULO 2: FUGIR DAS ESTATÍSTICAS

1. Spiegel, D., "A 43- Year- Old Woman Coping with Cancer," *JAMA* 282, no. 4 (1999): 371–78.
2. Van Baalen, D. C., M. J. deVries, and M. T. Gondrie, "Psycho-social Correlates of 'Spontaneous' Regression in Cancer", monografia, Departmento de Patologia Clínica, Faculdade de Medicina, Universidade Erasmus, Roterdã, Holanda, 1987.
3. Lerner, M., comunicação oral, Smith Farm Retreat, 2001.
4. Ornish, D., G. Weidner, W. R. Fair, et al., "Intensive Lifestyle Changes May Affect the Progression of Prostate Cancer", *Journal of Urology* 174, no. 3 (2005): 1065–69, discussão 9–70.
5. Ornish, D., M. J. Magbanua, G. Weidner, et al., "Changes in Prostate Gene Expression in Men Undergoing an Intensive Nutrition and Lifestyle Intervention", Proceedings of the National Academy of Sciences 105 (on press): 8369–74.
6. Ghadirian, P., S. Narod, E. Fafard, M. Costa, A. Robidoux, and A. Nkondjock, "Breast Cancer Risk in Relation to the Joint Effect of BRCA Mutations and Diet Diversity", *Breast Cancer Research & Treatment* (2009).
7. Fradet, V., I. Cheng, G. Casey, and J. S. Witte, "Dietary Omega-3 Fatty Acids, Cyclooxygenase-2 Genetic Variation, and Aggressive Prostate Cancer Risk", *Clinical Cancer Research* 15 (2009): 2559–66.
8. King, M.-C., J. H. Marks, J. B. Mandell, Nova York Breast Cancer Study Group, "Breast and Ovarian Cancer Risks Due to Inherited Mutations in BRCA1 and BRCA2", *Science* 302 (2003): 643–46.

CAPÍTULO 3: PERIGO E OPORTUNIDADE

1. Yalom, I., *Existenial Psychotherapy* (Nova York: Basic Books, 1977).
2. Ibid.

CAPÍTULO 4: AS FRAQUEZAS DO CÂNCER

1. Westcott, R., "Can Miracles Happen?" British Medical Journal 325, no. 7363 (2002): 553.
2. Everson, T. C., "Spontaneous Regression of Cancer", Progress in Clinical Cancer 3 (1967): 79–95.
3. Cole, W. H., "Efforts to Explain Spontaneous Regression of Cancer", Journal of Surgical Oncology 17, no. 3 (1981): 201–9.
4. Challis, G. B., H. J. Stam, G. B. Challis, et al., "The Spontaneous Regression of Cancer: A Review of Cases from 1900 to 1987", Acta Oncologica 29, no. 5 (1990): 545–50.

5. Bodey, B., B. Bodey, Jr., S. E. Siegel, et al., "The Spontaneous Regression of Neoplasms in Mammals: Possible Mechanisms and Their Application in Immunotherapy", In Vivo 12, no. 1 (1998): 107–22.
6. Papac, R. J., "Spontaneous Regression of Cancer: Possible Mechanisms", In Vivo 12, no. 6 (1998): 571–78.
7. Van Baalen, D. C., M. J. deVries, and M. T. Gondrie, "Psycho-social Correlates of 'Spontaneous' Regression in Cancer", monografia, Departamento de Patologia Clínica, Faculdade de Medicina, Universidade Erasmus, Roterdã, Holanda, 1987.
8. Cui, Z., M. C. Willingham, M. A. Alexander-Miller, et al., "Spontaneous Regression of Advanced Cancer: Identifi cation of a Unique Genetically Determined, Age-Dependent Trait in Mice", *Proceedings of the National Academy of Sciences of the United States of America* 100 (2003): 6682–87.
9. Hicks, A. M., G. Riedlinger, M. C. Willingham, et al., "Transferable Anticancer Innate Immunity in Spontaneous Regression/Complete Resistance Mice", *Proceedings of the National Academy of Sciences of the United States of America* 103, no. 20 (2006): 7753–58.
10. Trapani, J. A., and M. J. Smyth, "Functional Signifi cance of the Perforin/ Granzyme Cell Death Pathway", *Nature Reviews Immunology* 2 (2005): 735–47.
11. Voskoboinik, I., and J. A. Trapani, "Addressing the Mysteries of Perforin Function", *Immunology and Cell Biology* 84 (2006): 66–71.
12. Whiteside, T., and R. B. Herberman, "Characteristics of Natural Killer Cells and Lymphocyte-Activated Killer Cells", *Immunology and Allergy Clinics of North America* 10 (1990): 663–704.
13. Head, J. F., F. Wang, R. L. Elliott, et al., "Assessment of Immunologic Competence and Host Reactivity Against Tumor Antigens in Breast Cancer Patients: Prognostic Value and Rationale of Immunotherapy Development", *Annals of the New York Academy of Sciences* 690 (1993): 340–42.
14. Levy, S. M., R. B. Herberman, M. Lippman, et al., "Immunological and Psychosocial Predictors of Disease Recurrence in Patients with Early-Stage Breast Cancer", *Behavioral Medicine* 17, no. 2 (1991): 67–75.
15. Imai, K., S. Matsuyama, S. Miyake, et al., "Natural Cytotoxic Activity of Peripheral-Blood Lymphocytes and Cancer Incidence: An 11–Year Follow-Up Study of a General Population", *Lancet* 356, no. 9244 (2000): 1795–99.
16. Schantz, S. P., B. W. Brown, E. Lira, et al., "Evidence for the Role of Natural Immunity in the Control of Metastatic Spread of Head and Neck Cancer", *Cancer Immunology, Immunotherapy* 25, no. 2 (1987): 141–48.
17. Herberman, R. B., "Immunotherapy", in *Clinical Oncology*, ed. R. J. Lenhard, R.Osteen, and T. Gansler (Atlanta, GA: American Cancer Society, 2001), 215–23.
18. MacKie, R. M., R. Reid, and B. Junor, "Fatal Melanoma Transferred in a Donated Kidney 16 Years after Melanoma Surgery", *New England Journal of Medicine* 348, no. 6 (2003): 567–68.
19. Cui, Z., "The Winding Road to the Discovery of the SR/CR Mice", *Cancer Immunity* 3 (2003): 14.
20. Koebel, C. M., Vermi, W., Swann, J. B., et al., "Adaptive Immunity Maintains Occult Cancer in an Equilibrium State", *Nature* 159 (2008): 363–76.
21. Imai, Matsuyama, Miyake, et al., "Natural Cytotoxic Activity of Peripheral-Blood Lymphocytes and Cancer Incidence".
22. Herberman, "Immunotherapy".

23. Levy, S. M., R. B. Herberman, A. M. Maluish, et al., "Prognostic Risk Assessment in Primary Breast Cancer by Behavioral and Immunological Parameters", *Health Psychology* 4, no. 2 (1985): 99–113.
24. Lutgendorf, S. K., A. K. Sood, B. Anderson, et al., "Social Support, Psychological Distress, and Natural Killer Cell Activity in Ovarian Cancer", *Journal of Clinical Oncology* 23, no. 28 (2005): 7105–13.
25. Schantz, Brown, Lira, et al., "Evidence for the Role of Natural Immunity in the Control of Metastatic Spread of Head and Neck Cancer".
26. Dvorak, H. F., "Tumors: Wounds That Do Not Heal: Similarities Between Tumor Stroma Generation and Wound Healing", *New England Journal of Medicine* 315, no. 26 (1986): 1650–59.
27. Balkwill, F., and A. Mantovani, "Inflammation and Cancer: Back to Virchow?" *Lancet* 357, no. 9255 (2001): 539–45.
28. Peek, R. M., Jr., S. Mohla, and R. N. DuBois, "Inflammation in the Genesis and Perpetuation of Cancer: Summary and Recommendations from a National Cancer Institute-Sponsored Meeting", *Cancer Research* 65, no. 19 (2005): 8583–86.
29. Huang, M., M. Stolina, S. Sharma, et al., "Non–Small Cell Lung Cancer Cyclooxygenase-2-Dependent Regulation of Cytokine Balance in Lymphocytes and Macrophages: Up-Regulation of Interleukin 10 and Down-Regulation of Interleukin 12 Production", *Cancer Research* 58, no. 6 (1998): 1208–16.
30. Mantovani, A., B. Bottazzi, F. Colotta, et al., "The Origin and Function of Tumor-Associated Macrophages", *Immunology Today* 13, no. 7 (1992): 265–70.
31. Baxevanis, C. N., G. J. Reclos, A. D. Gritzapis, et al., "Elevated Prostaglandin E2 Production by Monocytes Is Responsible for the Depressed Levels of Natural Killer and Lymphokine- Activated Killer Cell Function in Patients with Breast Cancer", *Cancer* 72, no. 2 (1993): 491–501.
32. Marx, J., "Cancer Research: Inflammation and Cancer: The Link Grows Stronger", *Science* 306 (2004): 5698–966.
33. Wallace, J., "Nutritional and Botanical Modulation of the Inflammatory Cascade — Eicosanoids, Cyclooxygenases, and Lipoxygenases — as an Adjunct in Cancer Therapy", *Integrative Cancer Therapies* 1, no. 1 (2002): 7–37.
34. Crumley, A. B. C., D. C. McMillan, M. McKernan, et al., "Evaluation of an Inflammation-Based Prognostic Score in Patients with Inoperable Gastrooesophageal Cancer", *British Journal of Cancer* 94, no. 5 (2006): 637–41.
35. Al Murri, A. M., J. M. S. Bartlett, P. A. Canney, et al., "Evaluation of an Inflammation-Based Prognostic Score (GPS) in Patients with Metastatic Breast Cancer", *British Journal of Cancer* 94, no. 2 (2006): 227–30.
36 Forrest, L. M., D. C. McMillan, C. S. McArdle, et al., "Comparison of an Inflammation-Based Prognostic Score (GPS) with Performance Status (ECOG) in Patients Receiving Platinum-Based Chemotherapy for Inoperable Non-Small-Cell Lung Cancer", *British Journal of Cancer* 90, no. 9 (2004): 1704–6.
37. Harris, R. E., S. Kasbari, and W. B. Farrar, "Prospective Study of Nonsteroidal Anti--inflammatory Drugs and Breast Cancer", *Oncology Reports* 6, no. 1 (1999): 71–73.
38. Nelson, J. E., and R. E. Harris, "Inverse Association of Prostate Cancer and Non-steroidal Anti-Inflammatory Drugs (NSAIDs): Results of a Case-Control Study", *Oncology Reports* 7, no. 1 (2000): 169–70.

39. Thun, M. J., "NSAID Use and Decreased Risk of Gastrointestinal Cancers", *Gastroenterology Clinics of North America* 25, no. 2 (1996): 333–48.
40. Karin, M., and F. R. Greten, "NF- kappaB: Linking Inflammation and Immunity to Cancer Development and Progression", *Nature Reviews Immunology* 5, no. 10 (2005): 749–59.
41. Marx, "Cancer Research".
42. Ibid.
43. Calcagni, E., and I. Elenkov, "Stress System Activity, Innate and T Helper Cytokines, and Susceptibility to Immune-Related Diseases", *Annals of the New York Academy of Sciences* 1069 (2006): 62–76.
44. Glaser, R., "Stress-Associated Immune Dysregulation and Its Importance for Human Health: A Personal History of Psychoneuroimmunology", *Brain, Behavior,& Immunity* 19, no. 1 (2005): 3–11.
45. Beevor, A., *Stalingrad: The Fateful Siege: 1942–1943* (Nova York: Penguin Group, 1998).
46. Folkman, J., "Fighting Cancer by Attacking Its Blood Supply", *Scientific American*, Setembro 1996, 150–54.
47. Folkman, J., "Tumor Angiogenesis: Therapeutic Implications", *New England Journal of Medicine* 285, no. 21 (1971): 1182–86.
48. Ibid.
49. "Cancer Warrior", *NOVA* Online, 2001. (Accessed November 2, 2006, at http:// www.pbs.org/wgbh/nova/cancer/program.html.)
50. O'Reilly, M. S., L. Holmgren, Y. Shing, et al., "Angiostatin: A Novel Angiogenesis Inhibitor That Mediates the Suppression of Metastases by a Lewis Lung Carcinoma", *Cell 79*, no. 2 (1994): 315–28.
51. O'Reilly, M. S., L. Holmgren, C. Chen, et al., "Angiostatin Induces and Sustains Dormancy of Human Primary Tumors in Mice", *Nature Medicine 2*, no. 6 (1996): 689–92.
52. Rose, D. P., and J. M. Connolly, "Regulation of Tumor Angiogenesis by Dietary Fatty Acids and Eicosanoids", *Nutrition and Cancer 37*, no. 2 (2000): 119–27.
53. Béliveau, R., and D. Gingras, *Foods That Fight Cancer* (Nova York: McClelland & Stewart Ltd., 2006).
54. Béliveau, R., and D. Gingras, "Green Tea: Prevention and Treatment of Cancer by Nutraceuticals", *Lancet* 364, no. 9439 (2004): 1021–22.
55. Rose and Connolly, "Regulation of Tumor Angiogenesis by Dietary Fatty Acids and Eicosanoids".
56. Ziche, M., J. Jones, and P. M. Gullino, "Role of Prostaglandin E1 and Copper in Angiogenesis", *Journal of the National Cancer Institute* 69, no. 2 (1982): 475–82.

CAPÍTULO 6: O MEIO AMBIENTE ANTICÂNCER

1. Dinse, G. E., D. M. Umbach, A. J. Sasco, et al., "Unexplained Increases in Cancer Incidence in the United States from 1975 to 1994: Possible Sentinel Health Indicators?" *Annual Review of Public Health* 20 (1999): 173–209.
2. Institut de Veille Sanitaire, "Estimations Nationales: Tendances de l'Incidence et de la Mortalité par Cancer en France entre 1978 et 2000", Ministère de la Santé, de la Famille et des Personnes Handicapées, 2002.
3. Surveillance Epidemiology and End Results (SEER). Cancer incidence public use database, 2006; see http://seer.cancer.gov/.

4. McGrath, K. G., "An Earlier Age of Breast Cancer Diagnosis Related to More Frequent Use of Antiperspirants/Deodorants and Underarm Shaving", *European Journal of Cancer Prevention* 12, no. 6 (2003): 479–85.
5. Steliarova-Foucher, E., C. Stiller, P. Kaatsch, et al., "Geographical Patterns and Time Trends of Cancer Incidence and Survival Among Children and Adolescents in Europe Since the 1970s (the ACCIS Project): An Epidemiological Study", *Lancet* 364, no. 9451 (2004): 2097–2105.
6. Post, P. N., D. Stockton, T. W. Davies, et al., "Striking Increase in Incidence of Prostate Cancer in Men Aged <60 Years Without Improvement in Prognosis", *British Journal of Cancer* 79, no. 1 (1999): 13–17.
7. Institut de Veille Sanitaire, "Estimations Nationales".
8. Ries, L. A. G., M. P. Eisner, C. L. Kosary, et al., "SEER Cancer Statistics Review 1975–2001", National Cancer Institute, Bethesda, MD, 2004.
9. Institut de Veille Sanitaire, "Estimations Nationales."
10. Ries, Eisner, Kosary, et al., "SEER Cancer Statistics Review 1975–2001".
11. Ferlay, J., F. Bray, P. Piesci, et al., eds., WHO International Agency for Research on Cancer (IARC), IARC Cancer Epidemiology Database, Globocan 2000, *Cancer Incidence, Mortality and Prevalence Worldwide* (Lyon, France: IARC Press, 2000).
12. King, M-C., J. H. Marks, J. B. Mandell, et al., "Breast and Ovarian Cancer Risks Due to Inherited Mutations in BRCA1 and BRCA2", *Science* 302, no. 5645 (2003): 643–46.
13. Institut de Veille Sanitaire, "Estimations Nationales".
14. Rosenberg, C. E., *The Cholera Years: The United States in 1832, 1849, and 1866* (Chicago, IL: University of Chicago Press, 1962).
15. Steingraber, S., *Living Downstream: A Scientist's Personal Investigation of Cancer and the Environment* (Nova York: Vintage Books, 1998).
16. Davis, D., *The Secret History of the War on Cancer* (Nova York: Basic Books, 2007).
17. Waterhouse, J., C. Muir, K. Shamnugaratnam, et al., eds., *Cancer Incidence in Five Continents*, vol. IV (Lyon, France: IARC- W.H.O., 1982).
18. Sasco, A. J., "Migration and Cancer", *Revue de Médecine Interne* 10, no. 4 (1989): 341–48.
19. Davis, *The Secret History of the War on Cancer*.
20. Waterhouse and Shamnugaratnam, *Cancer Incidence in Five Continents*.
21. Stewart, B. W., and P. Kleihues, eds., *World Cancer Report* (Lyon, France: W.H.O. IARC Press, 2003).
22. National Cancer Institute, *Executive Summary of Cancer Etiology Think Tank* (Bethesda, MD: National Cancer Institute, 2004).
23. Eaton, S. B., and M. Konner, "Paleolithic Nutrition: A Consideration of Its Nature and Current Implications", *New England Journal of Medicine* 312, no. 5 (1985): 283–89.
24. Cordain, L., S. Eaton, A. Sebastian, et al., "Origins and Evolution of the Western Diet: Health Implications for the 21st Century", *American Journal of Clinical Nutrition* 81, no. 2 (2005): 341–54.
25. Ibid.
26. Grothey, A., W. Voigt, C. Schober, et al., "The Role of Insulin-Like Growth Factor I and Its Receptor in Cell Growth, Transformation, Apoptosis, and Chemoresistance in Solid Tumors", *Journal of Cancer Research & Clinical Oncology* 125, no. 3–4 (1999): 166–73.

27. Long, L., R. Navab, and P. Brodt, "Regulation of the Mr 72,000 Type IV Collagenase by the Type I Insulin-Like Growth Factor Receptor", *Cancer Research* 58m, no. 15 (1998): 3243–47.
28. Dunn, S. E., R. A. Hardman, F. W. Kari, et al., "Insulin-Like Growth Factor 1 (IGF- 1) Alters Drug Sensitivity of HBL 100 Human Breast Cancer Cells by Inhibition of Apoptosis Induced by Diverse Anticancer Drugs", *Cancer Research* 57, no. 13 (1997): 2687–93.
29. Cordain, L., S. Lindeberg, M. Hurtado, et al., "Acne Vulgaris: A Disease of Western Civilization", *Archives of Dermatology* 138, no. 12 (2002): 1584–90.
30. Smith, R., N. Mann, A. Braue, et al., "The Effect of a Low Glycemic Load, High Protein Diet on Hormonal Markers of Acne", *Asia Pacifi c Journal of Clinical Nutrition* 14 (supp.) (2005): S43.
31. Smith, R., N. Mann, A. Braue, et al., "Low Glycemic Load, High Protein Diet Lessens Facial Acne Severity", *Asia Pacifi c Journal of Clinical Nutrition* 14 (supp.) (2005): S97.
32. Santisteban, G. A., J. T. Ely, E. E. Hamel, et al., "Glycemic Modulation of Tumor Tolerance in a Mouse Model of Breast Cancer", *Biochemical & Biophysical Research Communications* 132, no. 3 (1985): 1174–79.
33. Parkin, D., F. Bay, J. Ferlay, et al., "Global Cancer Statistics, 2002", *CA: A Cancer Journal for Clinicians* 55 (2005): 74–108.
34. Weiderpass, E., G. Gridley, I. Persson, et al., "Risk of Endometrial and Breast Cancer in Patients with Diabetes Mellitus", *International Journal of Cancer* 71, no. 3 (1997): 360–63.
35. Hankinson, S. E., W. C. Willett, G. A. Colditz, et al., "Circulating Concentrations of Insulin-Like Growth Factor-I and Risk of Breast Cancer", *Lancet* 351, no. 9113 (1998): 1393–96.
36. Chan, J. M., M. J. Stampfer, E. Giovannucci, et al., "Plasma Insulin- Like Growth Factor-I and Prostate Cancer Risk: A Prospective Study", *Science* 279, no. 5350 (1998): 563–66.
37. Chan, J. M., M. J. Stampfer, J. Ma, et al., "Insulin-Like Growth Factor- I (IGF- I) and IGF Binding Protein-3 as Predictors of Advanced-Stage Prostate Cancer", *Journal of the National Cancer Institute* 94, no. 14 (2002): 1099–1106.
38. Michaud, D. S., S. Liu, E. Giovannucci, et al., "Dietary Sugar, Glycemic Load, and Pancreatic Cancer Risk in a Prospective Study", *Journal of the National Cancer Institute* 94, no. 17 (2002): 1293–1300.
39. Michaud, D. S., C. S. Fuchs, S. Liu, et al., "Dietary Glycemic Load, Carbohydrate, Sugar, and Colorectal Cancer Risk in Men and Women", *Cancer Epidemiology, Biomarkers & Prevention* 14, no. 1 (2005): 138–47.
40. Franceschi, S., L. Dal Maso, L. Augustin, et al., "Dietary Glycemic Load and Colorectal Cancer Risk", *Annals of Oncology* 12, no. 2 (2001): 173–78.
41. Augustin, L. S. A., J. Polesel, C. Bosetti, et al., "Dietary Glycemic Index, Glycemic Load and Ovarian Cancer Risk: A Case-Control Study in Italy", *Annals of Oncology* 14, no. 1 (2003): 78–84.
42. Gunter, M. J., et al., "Insulin, Insulin-Like Growth Factor-I, and Risk of Breast Cancer in Postmenopausal Women", *Journal of the National Cancer Institute* 101 (2009): 48–60.
43. McMillan- Price, J., et al., "Comparison of 4 Diets of Varying Glycemic Load on Weight Loss and Cardiovascular Risk Reduction in Overweight and Obese Young Adults: A Randomized Controlled Trial", *Archives of Internal Medicine* 166, no. 14 (2006): 1466–75.

44. Collectif LaNutrition.fr., *Le Régime IG Minceur: comment perdre du poids en maîtrisant son sucre sanguin* (Vergèze, France: Thierry Souccar Editions, 2007).
45. Heini, A. F., and R. L. Weinsier, "Divergent Trends in Obesity and Fat Intake Patterns: The American Paradox", *American Journal of Medicine* 102, no. 3 (1997): 259–64.
46. Willett, W.C., "Dierary Fat Plays a Major Role in Obesity: No", *Obesity Reviews* 3, no. 2 (2002): 59–68.
47. Weill, P., *Tous Gros Demain?* (Paris: Plon, 2007).
48. Ibid.
49. Ailhaud, G., and P. Guesnet, "Fatty Acid Composition of Fats Is an Early Determinant of Childhood Obesity: A Short Review and an Opinion", *Obesity Reviews* 5, no. 1 (2004): 21–26.
50. Ailhaud, G., F. Massiera, P. Weill, et al., "Temporal Changes in Dietary Fats: Role of n- 6 Polyunsaturated Fatty Acids in Excessive Adipose Tissue Development and Relationship to Obesity", *Progress in Lipid Research* 45, no. 3 (2006): 203–36.
51. Weill, P., B. Schmitt, G. Chesneau, et al., "Effects of Introducing Linseed in Livestock Diet on Blood Fatty Acid Composition of Consumers of Animal Products", *Annals of Nutrition & Metabolism* 46, no. 5 (2002): 182–91.
52. Ailhaud and Guesnet, "Fatty Acid Composition of Fats Is an Early Determinant of Childhood Obesity".
53. Simopoulos, A. P., "The Importance of the Ratio of Omega- 6/ Omega- 3 Essential Fatty Acids", *Biomedicine Pharmacotherapy* 56, no. 8 (2002): 365–79.
54. Simopoulos, A. P., and N. Salem, "Omega-3 Fatty Acids in Eggs from Range-Fed Greek Chickens", *New England Journal of Medicine* 321, no. 20 (1989): 1412.
55. Ip, C., J. A. Scimeca, and H. J. Thompson, "Conjugated Linoleic Acid: A Powerful Anticarcinogen from Animal Fat Sources", *Cancer* 74, 3 supp. (1994): 1050–54.
56. Lavillonniere, F., V. Chajes, J-C. Martin, et al., "Dietary Purifi ed cis-9, trans-11 Conjugated Linoleic Acid Isomer Has Anticarcinogenic Properties in Chemically Induced Mammary Tumors in Rats", *Nutrition and Cancer* 45, no. 2 (2003): 190–94.
57. Bougnoux, P., A. Barascu, M.-L. Jourdain, et al., "Acide Linoléique Conjugué et Cancer du Sein", *Oléagineux, Corps Gras, Lipides* 2005; 12(1): 56–60.
58. Dubnov, G., and E. M. Berry, "Omega-6/ Omega-3 Fatty Acid Ratio: The Israeli Paradox", *World Review of Nutrition & Dietetics* 92 (2003): 81–91.
59. Weill, *Tous Gros Demain?*
60. van Kreijl, C., Knaap, A., Busch, M., et al. *"Ons eten gemeten. Gezonde voiding en veilig voedsel in Nederland"*. Amsterdã: Departamento de Saúde Pública da Holanda, Holanda; 2004. Relatório: RIVM relatório 27055509, disponível em Bohn, Stafleu, Van Loghum.
61. Nationaal Kompas Volksgezondheid. *"Verkeersongevallen. Omvang van het probleem. Verkeersongevallen naar leeftijd en geslacht,* 2003–2007": Departamento de Saúde Pública, Holanda, 2004.
62. Chajes, V., et al., "Serum Trans-Monounsaturated Fatty Acids Are Associated with an Increased Risk of Breast Cancer in the E3 N- EPIC Study", *American Journal of Epidemiology* (2008). DOI: 10.1093/aje/kwn069.
63. Hibbeln, J., W. Lands, and E. Lamoreaux, "Quantitative Changes in the Availability of Fats in the US Food Supply", 5th Congress of the International Society for Study of Fatty Acids and Lipids, May 7–11, 2002 Montreal, Canadá, 2002, p. 10.

64. Bougnoux, P., et al., "Alpha-Linolenic Acid Content of Adipose Breast Tissue: A Host Determinant of the Risk of Early Metastasis in Breast Cancer", *British Journal of Cancer* 70, no. 2 (1994): 330–34.
65. Maillard, V., P. Bougnoux, P. Ferrari, et al., "N-3 and N-6 Fatty Acids in Breast Adipose Tissue and Relative Risk of Breast Cancer in a Case- Control Study in Tours, France", *International Journal of Cancer* 98, no. 1 (2002): 78–83.
66. Pollan, M., "Power Steer", *New York Times Magazine*, 31 de março, 2002.
67. Pollan, M., "Unhappy Meals", *Nova York Times Magazine*, 28 de janeiro, 2007.
68. Pollan, M., *O Dilema do Onívoro* (Rio de Janeiro: Intrínseca, 2007).
69. Cunnane, S., and L. U. Thomson, *Flaxseed in Human Nutrition* (Champaign, IL: AOCS Press, 1995).
70. Weill, Schmitt, Chesneau, et al., "Effects of Introducing Linseed in Livestock Diet on Blood Fatty Acid Composition of Consumers of Animal Products".
71. Weill, *Tous Gros Demain?*
72. Ailhaud, Massiera, Weill, et al., "Temporal Changes in Dietary Fats".
73. World Cancer Research Fund, *Food, Nutrition and the Prevention of Cancer: A Global Perspective* (Londres: World Cancer Research Fund and American Institute for Research on Cancer, 2007).
74. Pollan, "Unhappy Meals".
75. Pollan, *O Dilema do Onívoro*.
76. Ribeiro, C. A. O., Y. Vollaire, A. Sanchez-Chardi, et al., "Bioaccumulation and the Effects of Organochlorine Pesticides, PAH and Heavy Metals in the Eel (*Anguilla anguilla*) at the Camargue Nature Reserve, France", *Aquatic Toxicology* 74, no. 1 (2005): 53–69.
77. "Campagne Detox du WWF", World Wildlife Fund, 2005 (accessed at www.panda.org/detox).
78. Centers for Disease Control, *Third National Report on Human Exposure to Environmental Chemicals* (Atlanta: Centers for Disease Control and Prevention, 2005).
79. Davis, D. L., and B. H. Magee, "Cancer and Industrial Chemical Production", *Science* 206, no. 4425 (1979): 1356.
80. Ibid.
81. Davis, *The Secret History of the War on Cancer.*
82. Davis, D. L., *When Smoke Ran Like Water: Tales of Environmental Deception and the Battle Against Pollution* (Nova York: Basic Books, 2004).
83. Clapp R., G. Howe, and J. Lefevre, *Environmental and Occupational Causes of Cancer: Review of Recent Scientifi c Literature* (Lowell, MA: University of Massachusetts Lowell, 2005).
84. WWF-France, ed., *Planète Attitude — Santé* (Paris: Seuil, 2006).
85. Steingraber, *Living Downstream.*
86. Belpomme, D., "L'Appel de Paris", in *Guérir du Cancer ou s'en Protéger* (Paris: Fayard, 2005): 27–36.
87. Belpomme, D., P. Irigaray, A. Sasco, et al., "The Growing Incidence of Cancer: Role of Lifestyle and Screening Detection", *International Journal of Oncology* 30, no. 5 (2007): 1037–49.
88. Kortenkamp, A., *Breast Cancer and Exposure to Hormonally Active Chemicals: An Appraisal of the Scientifi c Evidence* (Londres: Chemical Health Monitor Alliance, 2008).

89. Relyea, R. "A Cocktail of Contaminants: How Mixtures of Pesticides at Low Concentrations Affect Aquatic Communities", *Decologia* 159 (2008): 373–76.
90. Irigaray, P., V. Ogier, S. Jacquenet, et al., "Benzo[a]pyrene Impairs Beta-Adrenergic Stimulation of Adipose Tissue Lipolysis and Causes Weight Gain in Mice: A Novel Molecular Mechanism of Toxicity for a Common Food Pollutant", *Federation of European Biochemical Societies Journal* 273, no. 7 (2006): 1362–72.
91. Davis, D. L., et al., "Medical Hypothesis: Xenoestrogens as Preventable Causes of Breast Cancer", *Environmental Health Perspectives* 101, no. 5 (1993): 372–74.
92. WWW-France, ed. *Planète Attitude — Santé.*
93. Environmental Working Group. *A Survey of Bisphenol A in U.S. Canned Foods* (2007). (Accessed March 23, 2009, at http://www.ewg.org/reports/bisphenola).
94. LaPensee, E. W., et al., "Bisphenol A at Low Nanomolar Doses Confers Chemoresistance in Estrogen Receptor Alpha Positive and Negative Breast Cancer Cells", *Environmental Health Perspectives* (2008). doi: 10.1289/ehp.11788 (Accessed at http://dx.doi.org/).
95. Carwile, J. L., et al., "Use of Polycarbonate Bottles and Urinary Bisphenol A Concentrations", *Environmental Health Perspectives* (2009).
96. Jin, H., et al., "High Dietary Inorganic Phosphate Increases Lung Tumorigenesis and Alters Akt Signaling", *American Journal of Respiratory and Critical Care Medicine* 179 (2009): 59–68.
97. Cho, E., et al., "Red Meat Intake and Risk of Breast Cancer Among Premenopausal Women", *Archives of Internal Medicine* 166, no. 20 (2006): 2253–59.
98. Norat, T., S. Bingham, P. Ferrari, et al., "Meat, Fish, and Colorectal Cancer Risk: The European Prospective Investigation into Cancer and Nutrition", *Journal of the National Cancer Institute* 97, no. 12 (2005): 906–16.
99. Eikelenboom, C., "Proof of Polychlorinated Biphenyls in Milk", *Zeitschrift fur Lebensmittel-Untersuchung und Forschung* 163, no. 4 (1977): 278.
100. Agence Française de Sécurité Sanitaire des Aliments, *Avis de l'agence française de sécurité sanitaire des aliments relatif à l'évaluation de l'exposition de la population française aux dioxines, furanes et PCB de type dioxine*, Agence Française de Sécurité Sanitaire des Aliments, 2005, Saisine no. 2005– SA-0372.
101. Kouba, M., "Quality of Organic Animal Products", *Lifestock Production Science* 80 (2003): 33–40.
102. Agence Française de Sécurité Sanitaire des Aliments, *Avis de l'agence française de sécurité sanitaire...*
103. Kouba, "Quality of Organic Animal Products".
104. Observatoire des Résidus et Pesticides (2006). (Accessed at http://www. observatoire-pesticides.gouv.fr/index.php?pageid=381).
105. Ibid.
106. Hayes, T., K. Haston, M. Tsui, et al., "Herbicides: Feminization of Male Frogs in the Wild", *Nature* 419, no. 6910 (2002): 895–96.
107. Hayes, T. B., A. Collins, M. Lee, et al., "Hermaphroditic, Demasculinized Frogs After Exposure to the Herbicide Atrazine at Low Ecologically Relevant Doses", *Proceedings of the National Academy of Sciences of the United States of America* 99, no. 8 (2002): 5476–80.
108. Batistatou, A., D. Stefanou, A. Goussia, et al., "Estrogen Receptor Beta (ERbeta) Is Expressed in Brain Astrocytic Tumors and Declines with Dedifferentiation of the Neoplasm", *Journal of Cancer Research & Clinical Oncology* 130, no. 7 (2004): 405–10.

109. Provost, D., A. Gruber, P. Lebailly, et al., "Brain Tumors and Exposure to Pesticides: A Case--Control Study in Southwestern France", *Occupational and Environmental Medicine* 2007.
110. Curl, C. L., R. A. Fenske, and K. Elgethun, "Organophosphorus Pesticide Exposure of Urban and Suburban Preschool Children with Organic and Conventional Diets", *Environmental Health Perspectives* 111, no. 3 (2003): 377–82.
111. Pesticide Action Network North America, "Chemical Trespass: Pesticides in Our Bodies and Corporate Accountability" (Pesticide Action Network of North America, 2004).
112. Aubert, C., *Présence de pesticides dans le lait maternel avec ou sans alimentation biologique.* In. Paris; 1986.
113. Lu, C., K. Toepel, R. Irish, et al., "Organic Diets Signifi cantly Lower Children's Dietary Exposure to Organophosphorus Pesticides", *Environmental Health Perspectives* 114, no. 2 (2006): 260–63.
114. Doll, R., and R. Peto, "The Causes of Cancer: Quantitative Estimates of Avoidable Risks of Cancer in the United States Today", *Journal of the National Cancer Institute* 66, no. 6 (1981): 1191–1308.
115. Wynder, E. L., and E. A. Graham, "Tobacco Smoking as a Possible Etiological Factor in Bronchogienic Carcinoma", *JAMA* 143 (1950): 329–36.
116. Sasco, A. J., M. B. Secretan, and K. Straif, "Tobacco Smoking and Cancer: A Brief Review of Recent Epidemiological Evidence", *Lung Cancer* 45 Supp. 2 (2004): S3–9.
117. Bach, P. B., et al., "Variations in Lung Cancer Risk Among Smokers", *Journal of the National Cancer Institute* 95 (2003): 470–78.
118. Pimentel, D., *Techniques for Reducing Pesticide Use: Economic and Environmental Benefits* (Chichester, Reino Unido: John Wiley & Sons, 1997).
119. Cardis, Elizabeth, entrevista, *France Evening News,* 15 de junho, 2008.
120. Hardell, L., M. Carlberg, and K. Mild, "Case-Control Study of the Association Between the Use of Cellular and Cordless Telephones and Malignant Brain Tumors Diagnosed During 2000–2003", *Environmental Research* 100 (2006): 232–41.
121. U.S. Department of Health and Human Services, *The Health Consequences of Smoking: A Report of the Surgeon General* (Atlanta, EUA: U.S. Department of Health and Human Services, Centers for Disease Control and Prevention, National Center for Chronic Disease Prevention and Health Promotion Office on Smoking and Health, 2004).
122. Travis, L., et al., "Cancer Survivorship — Genetic Susceptibility and Second Primary Cancers: Research Strategies and Recommendations", *Journal of the National Cancer Institute* 98, no. 1 (2006): 15–25.
123. Dupont, G., "L'élevage Contribue Beaucoup au Réchauffement Climatique", *Le Monde*, 5 de dezembro, 2006, seção 9.
124. Bittman, M., "Rethinking the Meat-Guzzler", *New York Times*, January 27, 2008.
125. Environmental Working Group, "The Full List: 43 Fruits and Veggies", disponível em www.ewg.org, acessado em 2006.

CAPÍTULO 7: A LIÇÃO DA RECAÍDA

1. Baclesse, F., A. Ennuyer, and J. Cheguillaume, "May a Simple Tumorectomy Followed by Radiotherapy Be Performed in the Case of Mammary Tumor?" *Journal de Radiologie, d'Electrologie, et de Medecine Nucleaire* 41 (1960): 137–9.

2. Fisher, B., et al., "Twenty-Year Follow-up of a Randomized Trial Comparing Total Mastectomy, Lumpectomy, and Lumpectomy Plus Irradiation for the Treatment of Invasive Breast Cancer", *New England Journal of Medicine* 347, no. 16 (2002): 1233–41.

CAPÍTULO 8: OS ALIMENTOS ANTICÂNCER

1. Cao, Y., and R. Cao, "Angiogenesis Inhibited by Drinking Tea", *Nature* 398, no. 6726 (1999): 381.
2. Béliveau, R., and D. Gingras, *Les aliments contre le cancer* (Outremont, Canadá: Trécarré, 2005).
3. Béliveau, R., and D. Gingras, *Foods That Fight Cancer: Preventing Cancer Through Diet* (Nova York: Random House, 2006).
4. Campbell, T. C., and T. M. Campbell, *Le Rapport Campbell: La plus vaste étude internationale à ce jour sur la nutrition par Colin Campbell, Thomas M Campbell, et Annie Ollivier* (Outremont, Canadá: Editions Ariane, 2008).
5. Campbell, T. C., *The China Study* (Dallas, EUA: BenBella Books, 2005).
6. Fidler, I. J., "Angiogenic Heterogeneity: Regulation of Neoplastic Angiogenesis by the Organ Microenvironment", *Journal of the National Cancer Institute* 93, no. 14 (2001): 1040–41.
7. Fidler, I. J., "Critical Factors in the Biology of Human Cancer Metastasis: Twenty-Eighth G. H. A. Clowes Memorial Award Lecture", *Cancer Research* 50, no. 19 (1990): 6130–38.
8. Paget, S., "The Distribution of Secondary Growths in Cancer of the Breast", *Lancet* 1 (1889): 571–3.
9. Coussens, L. M., Z. Werb, L. M. Coussens, et al., "Inflammation and Cancer", *Nature* 420, no. 6917 (2002): 860–67.
10. Jankun, J., S. H. Selman, R. Swiercz, et al., "Why Drinking Green Tea Could Prevent Cancer", *Nature* 387, no. 6633 (1997): 561.
11. Cao and Cao, "Angiogenesis Inhibited by Drinking Tea".
12. Demeule, M., B. Annabi, J. Michaud-Levesque, et al., "Dietary Prevention of Cancer: Anticancer and Antiangiogenic Properties of Green Tea Polyphenols", *Medicinal Chemistry Reviews-Online* 2 (2005): 49–58.
13. Ibid.
14. Zhou J.-R., L. Yu, Z. Mai, G. L. Blackburn, "Combined Inhibition of Estrogen-Dependent Human Breast Carcinoma by Soy and Tea Bioactive Components in Mice", *International Journal of Cancer*, 2004; 108(1): 8–14.
15. Zhou, J-R., L. Yu, Y. Zhong, et al., "Soy Phytochemicals and Tea Bioactive Components Synergistically Inhibit Androgen-Sensitive Human Prostate Tumors in Mice", *Journal of Nutrition* 133, no. 2 (2003): 516–21.
16. Inoue, M., et al., "Regular Consumption of Green Tea and the Risk of Breast Cancer Recurrence: Follow-up Study from the Hospital-Based Epidemiologic Research Program at Aichi Cancer Center (HERPACC), Japan", *Cancer Letters* 167, no. 2 (2001): 175–82.
17. Kurahashi, N., et al., "Green Tea Consumption and Prostate Cancer Risk in Japanese Men: A Prospective Study", *American Journal of Epidemiology* 167, no. 1 (2007): 71–77.
18. Knoops, K. T. B., et al., "Mediterranean Diet, Lifestyle Factors, and 10-Year Mortality in Elderly European Men and Women — The HALE Project", *JAMA* 292 (2004): 1433–39.

19. Oldways Trust Mediterranean Diet Foundation US, "Mediterranean Diet: The Scientifi c Evidence" (2009). (Accessed March 15, 2009, at http://www.oldwayspt .org/.)
20. Sofi, F., "Adherence to Mediterranean Diet and Health Status: Meta-Analysis", *British Medical Journal* (2008).
21. Owen, R. W., Haubner, R., Wurtele, G., Hull, E., Spiegelhalder, B., Bartsch, H., "Olives and Olive Oil in Cancer Prevention", *European Journal of Cancer Prevention* 13 (2004): 319–26.
22. Martin-Moreno, J. M., et al., "Dietary Fat, Olive Oil Intake and Breast Cancer Risk", *International Journal of Cancer* 58, no. 6 (1994): 774–80.
23. Stoneham, M., et al., "Olive Oil, Diet and Colorectal Cancer: An Ecological Study and a Hypothesis", *Journal of Epidemiology & Community Health* 54, no. 10 (2000): 756–60.
24. Lipworth, L., et al., "Olive Oil and Human Cancer: An Assessment of the Evidence", *Preventive Medicine* 26, no. 2 (1997): 181–90.
25. Menendez, J. A., et al., "Oleic Acid, the Main Monounsaturated Fatty Acid of Olive Oil, Suppresses Her-2/neu (erbB-2) Expression and Synergistically Enhances the Growth Inhibitory Effects of Trastuzumab (Herceptin) in Breast Cancer Cells with Her-2/neu Oncogene Amplification", *Annals of Oncology* 16, no. 3 (2005): 359–71.
26. Menendez, J. A., et al., "Analyzing Effects of Extra-Virgin Olive Oil Polyphenols on Breast Cancer–Associated Fatty Acid Synthase Protein Expression Using Reverse-Phase Protein Microarrays", *International Journal of Molecular Medicine* 22, no. 4 (2008): 433–39.
27. Wu, A. H., M. C. Pike, and D. O. Stram, "Meta-analysis: Dietary Fat Intake, Serum Estrogen Levels, and the Risk of Breast Cancer", *Journal of the National Cancer Institute* 91 (1999): 529–34.
28. Ravdin, P. M., K. A. Cronin, N. Howlader, et al., "The Decrease in Breast-Cancer Incidence in 2003 in the United States", *New England Journal of Medicine* 356, no. 16 (2007): 1670–74.
29. Agence Française de Sécurité Sanitaire des Aliments, *Sécurité et bénéfi ces des phyto-estrogènes apportés par l'alimentation*, Agence Française de Sécurité Sanitaire des Aliments, 2005, Saisine no. 2002–SA-231.
30. Aggarwal, B. B., H. Ichikawa, P. Garodia, et al., "From Traditional Ayurvedic Medicine to Modern Medicine: Identifi cation of Therapeutic Targets for Suppression of Inflammation and Cancer", *Expert Opinion on Therapeutic Targets* 10, no. 1 (2006): 87–118.
31. Ferlay, J., F. Bray, P. Piesci, et al., eds., WHO International Agency for Research on Cancer (IARC), IARC Cancer Epidemiology Database, Globocan 2000, *Cancer Incidence, Mortality and Prevalence Worldwide* (Lyon, França: IARC Press, 2000).
32. Institute for Scientific Information, isihighlycited.com, 2005.
33. Shishodia, S., and B. B. Aggarwal, "Nuclear Factor-kappaB Activation: A Question of Life or Death", *Journal of Biochemistry & Molecular Biology* 35, no. 1 (2002): 28–40.
34. Mehta, K., P. Pantazis, T. McQueen, et al., "Antiproliferative Effect of Curcumin (Diferuloylmethane) Against Human Breast Tumor Cell Lines", *Anti-Cancer Drugs* 8, no. 5 (1997): 470–81.
35. Aggarwal, B. B., S. Shishodia, Y. Takada, et al., "Curcumin Suppresses the Paclitaxel-Induced Nuclear Factor-kappaB Pathway in Breast Cancer Cells and Inhibits Lung Metastasis of Human Breast Cancer in Nude Mice", *Clinical Cancer Research* 11, no. 20 (2005): 7490–98.

36. Carter, A., "Curry Compound Fights Cancer in the Clinic", *Journal of the National Cancer Institute* (2008). p. djn141.
37. Cheng, A. L., C. H. Hsu, J. K. Lin, et al., "Phase I Clinical Trial of Curcumin, a Chemopreventive Agent, in Patients with High-Risk or Pre-malignant Lesions", *Anticancer Research* 21, no. 4B (2001): 2895–900.
38. Shoba, G., D. Joy, T. Joseph, et al., "Influence of Piperine on the Pharmacokinetics of Curcumin in Animals and Human Volunteers", *Planta Medica* 64, no. 4 (1998): 353–56.
39. Gao, X., D. Deeb, H. Jiang, et al., "Curcumin Differentially Sensitizes Malignant Glioma Cells to TRAIL/Apo2 L-Mediated Apoptosis Through Activation of Procaspases and Release of Cytochrome c from Mitochondria", *Journal of Experimental Therapeutics & Oncology* 5, no. 1 (2005): 39–48.
40. Ooi, V. E., and F. Liu, "Immunomodulation and Anti-Cancer Activity of Polysaccharide--Protein Complexes", *Current Medicinal Chemistry* 7, no. 7 (2000): 715–29.
41. Torisu, M., Y. Tayashi, T. Ishimitsu, et al., "Signifi cant Prolongation of Disease-Free Period Gained by Oral Polysaccharide K (PSK) Administration After Curative Surgical Operation of Colorectal Cancer", *Cancer Immunology Immunotherapy* 31 (1999): 261–68.
42. Nakazato, H., A. Koike, S. Saji, et al., "Efficacy of Immunochemotherapy as Adjuvant Treatment After Curative Resection of Gastric Cancer", *Lancet* 343 (1994): 1122–26.
43. Hara, M., T. Hanaoka, M. Kobayashi, et al., "Cruciferous Vegetables, Mushrooms, and Gastrointestinal Cancer Risks in a Multicenter, Hospital-Based Case-Control Study in Japan", *Nutrition and Cancer* 46, no. 2 (2003): 138–47.
44. Torisu, Tayashi, Ishimitsu, et al., "Significant Prolongation of Disease-Free Period... "
45. Kikuchi, Y., I. Kizawa, K. Oomori, et al., "Effects of PSK on Interleukin-2 Production by Peripheral Lymphocytes of Patients with Advanced Ovarian Carcinoma During Chemotherapy", *Japanese Journal of Cancer Research* 79, no. 1 (1988): 125–30.
46. Tsujitani, S., Y. Kakeji, H. Orita, et al., "Postoperative Adjuvant Immunochemotherapy and Infiltration of Dendritic Cells for Patients with Advanced Gastric Cancer", *Anticancer Research* 12, no. 3 (1992): 645–48.
47. Kariya, Y., N. Inoue, T. Kihara, et al., "Activation of Human Natural Killer Cells by the Protein-Bound Polysaccharide PSK Independently of Interferon and Interleukin 2", *Immunology Letters* 31, no. 3 (1992): 241–45.
48. Mizutani, Y., and O. Yoshida, "Activation by the Protein-Bound Polysaccharide PSK (Krestin) of Cytotoxic Lymphocytes That Act on Fresh Autologous Tumor Cells and T24 Human Urinary Bladder Transitional Carcinoma Cell Line in Patients with Urinary Bladder Cancer", *Journal of Urology* 145, no. 5 (1991): 1082–87.
49. Torisu, Tayashi, Ishimitsu, et al., "Significant Prolongation of Disease-Free Period..."
50. Labrecque, L., S. Lamy, A. Chapus, et al., "Combined Inhibition of PDGF and VEGF Receptors by Ellagic Acid, a Dietary-Derived Phenolic Compound", *Carcinogenesis* 26, no. 4 (2005): 821–26.
51. Ibid.
52. Hanausek, M., Z. Walaszek, and T. J. Slaga, "Detoxifying Cancer Causing Agents to Prevent Cancer", *Integrative Cancer Therapies* 2, no. 2 (2003): 139–44.
53. Seeram, N., L. Adams, Y. Zhang, et al., "Blackberry, Black Raspberry, Blueberry, Cranberry, Red Raspberry, and Strawberry Extracts Inhibit Growth and Stimulate Apoptosis

of Human Cancer Cells in Vitro", *Journal of Agricultural and Food Chemistry* 54 (2006): 9329–39.

54. Béliveau, R., and D. Gingras, *Les aliments contre le cancer.*
55. Stoner, G. D., et al., "Cancer Prevention with Freeze-Dried Berries and Berry Components", *Seminars in Cancer Biology* 17, no. 5 (2007): 403–10.
56. Stoner, G. D., "Commentary — Foodstuffs for Preventing Cancer: The Preclinical and Clinical Development of Berries", *Cancer Prevention Research* 187 (2009). DOI: doi: 10.1158/1940-6207. CAPR-08-0226.
57. Vizzotto, M., "Inhibition of Invasive Breast Cancer Cells by Selected Peach and Plum Phenolic Antioxidants" (PhD diss., Texas A&M University, August 2005).
58. Altman, L. K., "New Drug Fights Second Kind of Cancer", *New York Times*, 14 de maio, 2001.
59. Folkman J., and R. Kalluri, "Cancer Without Disease", *Nature* 427, no. 6977 (2004): 787.
60. Plouzek, C. A., H. P. Ciolino, R. Clarke, et al., "Inhibition of P-glycoprotein Activity and Reversal of Multidrug Resistance in Vitro by Rosemary Extract", *European Journal of Cancer* 35, no. 10 (1999): 1541–45.
61. Lamy, S., et al., "The Dietary Flavonols Apigenin and Luteolin Inhibit PDGF-Dependent Vascular Smooth Muscle Cell Migration", *Cancer Research*, submetido à publicação.
62. Béliveau, R., and D. Gingras, *Cuisiner avec les aliments contre le cancer* (Outremont, Canadá: Trécarré, 2006).
63. Yokoi, K., T. Sasaki, C. D. Bucana, et al., "Simultaneous Inhibition of EGFR, VEGFR, and Platelet-Derived Growth Factor Receptor Signaling Combined with Gemcitabine Produces Therapy of Human Pancreatic Carcinoma and Prolongs Survival in an Orthotopic Nude Mouse Model", *Cancer Research* 65, no. 22 (2005): 10371–80.
64. Ramesha, A., N. Rao, A. R. Rao, et al., "Chemoprevention of 7, 12-Dimethylbenz-[a] anthracene-Induced Mammary Carcinogenesis in Rat by the Combined Actions of Selenium, Magnesium, Ascorbic Acid and Retinyl Acetate", *Japanese Journal of Cancer Research* 81, no. 12 (1990): 1239–46.
65. Ibid.
66. Canene-Adams, K., et al., "Combinations of Tomato and Broccoli Enhance Antitumor Activity in Dunning r3327-h Prostate Adenocarcinomas", *Cancer Research* 67, no. 2 (2007): 836–43.
67. Ramesha, et al., "Chemoprevention of 7, 12-Dimethylbenz[a] anthracene-Induced Mammary Carcinogenesis... "
68. Chohan, M., G. Forster-Wilkins, and E. Opara, "Determination of the Antioxidant Capacity of Culinary Herbs Subjected to Various Cooking and Storage Processes Using the ABTS(*+) Radical Cation Assay", *Plant Foods for Human Nutrition* 63, no. 2 (June 2008): 47–52.
69. Lamy, S., et al., "The Dietary Flavonols... "
70. Campbell, *The China Study.*
71. Lanzmann-Petithory, D., *CANCERALCOOL: Consommation de boissons alcoolisées (vin, bière et alcools forts) et mortalité par différents types de cancers sur une cohorte de 100 000 sujets suivie depuis 25 ans.*, in *Premier Colloque Final — Programme National de Recherche en Alimentation et Nutrition Humaine (PNRA).* (Paris: Agence Nationale de la Recherche et INRA, 2009).

72. Servan-Schreiber, D., R. Béliveau, and M. De Lorgeril, "Deux verres de vin rouge n'augmentent pas les risques de cancer", *Le Monde*, 21 de março, 2009.
73. De Lorgeril, M., and P. Salen, *Alcool, vin et santé* (Monaco: Alpen Editions, 2007).
74. Baglietto, L., et al., "Does Dietary Folate Intake Modify Effect of Alcohol Consumption on Breast Cancer Risk? Prospective Cohort Study", *BMJ* 331, no. 7520 (2005): 80.
75. Thorand, B., et al., "Intake of Fruits, Vegetables, Folic Acid and Related Nutrients and Risk of Breast Cancer in Postmenopausal Women", *Public Health Nutrition* 1, no. 3 (1998): 147–56.
76. Tjonneland, A., et al., "Folate Intake, Alcohol and Risk of Breast Cancer Among Postmenopausal Women in Denmark", European Journal of Clinical Nutrition, 60, no. 2 (2006): 280–86.
77. Chao, C., et al., *Alcoholic Beverage Intake and Risk of Lung Cancer: The California Men's Health Study* (2008).
78. Surh, Y.-J., "Cancer Chemoprevention with Dietary Phytochemicals", *Nature Reviews Cancer* 3, no. 10 (2003): 768–80.
79. Ibid.
80. DeVita, V. T., S. A. Rosenberg, and S. Hellman, eds., *Cancer: Principles and Practice of Oncology*, 7th ed. (Baltimore: Lippincott Williams & Wilkins, 2005).
81. American Cancer Society, "Nutrition for the Person with Cancer During Treatment: A Guide for Patients and Families", 2006.
82. Campbell, *The China Sudy*.
83. O'Keefe, J. J., and L. Cordain, "Cardiovascular Disease Resulting from a Diet and Lifestyle at Odds with Our Paleolithic Genome: How to Become a 21 st-Century Hunter--Gatherer", *Mayo Clinic Proceedings* 79, no. 1 (2004): 101–8.
84. Cordain, L., S. Eaton, A. Sebastian, et al., "Origins and Evolution of the Western Diet: Health Implications for the 21st Century", *American Journal of Clinical Nutrition* 81, no. 2 (2005): 341–54.
85. Knoops, et al., "Mediterranean Diet... "
86. De Lorgeril, M., P. Salen, J. L. Martin, et al., "Mediterranean Diet, Traditional Risk Factors, and the Rate of Cardiovascular Complications After Myocardial Infarction: Final Report of the Lyon Diet Heart Study", *Circulation* 99, no. 6 (1999): 779–85.
87. Kris-Etherton, P., R. H. Eckel, B. V. Howard, et al., "AHA Science Advisory: Lyon Diet Heart Study. Benefi ts of a Mediterranean-Style, National Cholesterol Education Program/American Heart Association Step I Dietary Pattern on Cardiovascular Disease", *Circulation* 103, no. 13 (2001): 1823–25.
88. Renaud, S., M. de Lorgeril, J. Delaye, et al., "Cretan Mediterranean Diet for Prevention of Coronary Heart Disease", *American Journal of Clinical Nutrition* 61, no. 6, supp. (1995): 1360S–67S.
89. Pollan, M., "Unhappy Meals", *New York Times Magazine*, 28 de janeiro, 2007.
90. World Cancer Research Fund, *Food, Nutrition and the Prevention of Cancer: A Global Perspective* (Londres: World Cancer Research Fund e American Institute for Research on Cancer, 2007).
91. Kikuzaki, H., and N. Nakatani, "Antioxidant Effects of Some Ginger Constituents", *Journal of Food Science* 58, no. 6 (1993): 1407–10.
92. Zhou, H.-Y., J.-K. Shen, J.-S. Hou, et al., "Experimental Study on Apoptosis Induced by Elemene in Glioma Cells", *Aizheng* 22, no. 9 (2003): 959–63.

93. Wang, G., "Element of Ginger Triggers Cell Death, Enhances Cisplatin — Abstract 2981", *American Association for Cancer Research* (2004).
94. Jaga, K., and H. Duvvi, "Risk Reduction for DDT Toxicity and Carcinogenesis Through Dietary Modification", *Journal of the Royal Society of Health* 121, no. 2 (2001): 107–13.
95. Cover, C. M., S. J. Hsieh, E. J. Cram, et al., "Indole-3-Carbinol and Tamoxifen Cooperate to Arrest the Cell Cycle of MCF-7 Human Breast Cancer Cells", *Cancer Research* 59, no. 6 (1999): 1244–51.
96. Gamet-Payrastre, L., P. Li, S. Lumeau, et al., "Sulforaphane, a Naturally Occurring Isothiocyanate, Induces Cell Cycle Arrest and Apoptosis in HT29 Human Colon Cancer Cells", *Cancer Research* 60, no. 5 (2000): 1426–33.
97. Singh, S. V., et al., "Sulforaphane Inhibits Prostate Carcinogenesis and Pulmonary Metastasis in TRAMP Mice in Association with Increased Cytotoxicity of Natural Killer Cells", *Cancer Research* 69 (2009): 2117–25.
98. Canane-Adams, et al., "Combinations of Tomato and Broccoli... "
99. Knoops, et al., "Mediterranean Diet... "
100. Ramesha, et al., "Chemoprevention of 7, 12-dimethylbenz[a] anthracene-Induced Mammary Carcinogenesis... "
101. Canane-Adams, et al., "Combinations of Tomato and Broccoli... "
102. Ballard-Barbash, R., and A. McTiernan, "Is the Whole Larger Than the Sum of the Parts? The Promise of Combining Physical Activity and Diet to Improve Cancer Outcomes", *Journal of Clinical Oncology* 25, no. 17 (2007): 2335–37.
103. Beljanski, M., and M. S. Beljanski, "Three Alkaloids as Selective Destroyers of Cancer Cells in Mice: Synergy with Classic Anticancer Drugs", *Oncology* 43, no. 3 (1986): 198–203.
104. Jacobs, D. R., et. al., "Food Synergy: An Operational Concept for Understanding Nutrition", *American Journal of Clinical Nutrirtion* 89, supl. (2009): 1S–6S.
105. Liu, R. H., "Potential Synergy of Phytochemicals in Cancer Prevention: Mechanism of Action", *Journal of Nutrition* 134, no. 12 supl., 3479S–3485S.
106. Pierce, J. P., et al., "Greater Survival After Breast Cancer in Physically Active Women with High Vegetable-Fruit Intake Regardless of Obesity", *Journal of Clinical Oncology* 25, no. 17 (2007): 2345–51.
107. Khaw, K.-T., et al., "Combined Impact of Health Behaviours and Mortality in Men and Women: The EPIC-Norfolk Prospective Population Study", *PLoS Medicine* 5, no. 1 (2008): e12.
108. Hsing, A. W., A. P. Chokkalingam, Y.-T. Gao, et al., "Allium Vegetable and Risk of Prostate Cancer: A Population-Based Study", *Journal of the National Cancer Institute* 94, no. 21 (2002): 1648–51; Thomson, M., and M. Ali, "Garlic [*Allium sativum*]: A Review of Its Potential Use as an Anti-Cancer Agent", *Current Cancer Drug Targets* 3, no. 15 (2003): 67–81.
109. Ingram, D., "Diet and Subsequent Survival in Women with Breast Cancer", *British Journal of Cancer* 69, no. 3 (1994): 592–95.
110. Chan, J. M., C. N. Holick, M. F. Leitzmann, et al., "Diet After Diagnosis and the Risk of Prostate Cancer Progression, Recurrence, and Death (United States)", *Cancer Causes & Control* 17, no. 2 (2006): 199–208.
111. Canene-Adams, et al., "Combinations of Tomato and Broccoli..."

112. Zhang, M., et al., "Dietary Intakes of Mushrooms and Green Tea Combine to Reduce the Risk of Breast Cancer in Chinese Women", *International Journal of Cancer* 15 (2009): 1404–8.

113. Maruyama, H., H. Tamauchi, M. Hashimoto, et al., "Antitumor Activity and Immune Response of Mekabu Fucoidan Extracted from Sporophyll of *Undaria pinnatifida*", *Vivo* 17, no. 3 (2003): 245–49.

114. Shimizu, J., "Proportion of Murine Cytotoxic T Cells Is Increased by High Molecular--Weight Fucoidan Extracted from Okinawa Mozuku (*Cladosiphon okamuranus*)", *Journal of Health Sciences* 51 (2005): 394–97.

115. Vizzotto, "Inhibition of Invasive Breast Cancer Cells..."

116. Taraphdar, A. K., M. Roy, and R. K. Bhattacharya, "Natural Products as Inducers of Apoptosis: Implication for Cancer Therapy and Prevention", *Current Science* 80 (2001): 1387–96.

117. Rooprai, H. K., A. Kandanearatchi, S. L. Maidment, et al., "Evaluation of the Effects of Swainsonine, Captopril, Tangeretin and Nobiletin on the Biological Behaviour of Brain Tumour Cells in Vitro", *Neuropathology & Applied Neurobiology* 27, no. 1 (2001): 29–39.

118. Pantuck, A. J., "Phase-II Study of Pomegranate Juice for Men with Prostate Cancer and Increasing PSA", American Urological Association Annual Meeting, San Antonio, TX, 2005.

119. Manna, S. K., A. Mukhopadhyay, B. B. Aggarwal, "Resveratrol Suppresses TNF-Induced Activation of Nuclear Transcription Factors NF-[kappa]B, Activator Protein-1, and Apoptosis: Potential Role of Reactive Oxygen Intermediates and Lipid Peroxidation", *Journal of Immunology* 164, no. 12 (2000): 6509–19.

120. Kaeberlein, M., T. McDonagh, B. Heltweg, et al., "Substrate-Specific Activation of Sirtuins by Resveratrol", *Journal of Biological Chemistry* 280, no. 17 (2005): 17038–45.

121. Lappe, J. M., K. Travers-Gustafson, K. M. Davies, "Vitamin D and Calcium Supplementation Reduces Cancer Risk: Results of a Randomized Trial", *American Journal of Clinical Nutrition* 85 (2007): 1586–91.

122. Woo, T. C. S., et al., "Pilot Study: Potential Role of Vitamin D (Cholecalciferol) in Patients with PSA Relapse After Defi nitive Therapy", *Nutrition & Cancer* 51, no. 1 (2005): 32–36.

123. Cannell, J. J. and B. W. Hollis, "Use of Vitamin D in Clinical Practice", *Alternative Medicine Review* 13 (2003).

124. Canadian Cancer Society, "La Société Canadienne du Cancer Annonce Ses Recommandations Concernant la Vitamine D", 2007. (Acessado em 10 de junho, 2007, em www.cancer.ca).

125. Chan, Holick, Leitzman, et al., "Diet After Diagnosis and the Risk of Prostate Cancer Progression, Recurrence, and Death".

126. Gago-Dominguez, M., J. Yuan, C. Sun, et al., "Opposing Effects of Dietary n-3 and n-6 Fatty Acids on Mammary Carcinogenesis: The Singapore Chinese Health Study", *British Journal of Cancer* 89, no. 9 (2003): 1686–92.

127. Goodstine, S. L., T. Zheng, T. R. Holford, et al., "Dietary (n-3)/(n-6) Fatty Acid Ratio: Possible Relationship to Premenopausal but Not Postmenopausal Breast Cancer Risk in U.S. Women", *Journal of Nutrition* 133, no. 5 (2003): 1409–14.

128. Leitzmann, M., M. Stampfer, D. Michaud, et al., "Dietary Intake of n-3 and n-6 Fatty Acids and the Risk of Prostate Cancer", *American Journal of Clinical Nutrition* 80 (2004): 204–16.

129. Hedelin, M., "Association of Frequent Consumption of Fatty Fish with Prostate Cancer Risk Is Modifi ed by COX-2 Polymorphism", *Internation Journal of Cancer* 120, no. 2 (2006): 398–405.
130. Norat, T., S. Bingham, P. Ferrari, et al., "Meat, Fish, and Colorectal Cancer Risk: The European Prospective Investigation into Cancer and Nutrition", *Journal of the National Cancer Institute* 97, no. 12 (2005): 906–16.
131. Terry, P., A. Wolk, H. Vainio, et al., "Fatty Fish Consumption Lowers the Risk of Endometrial Cancer: A Nationwide Case-Control Study in Sweden", *Cancer Epidemiology, Biomarkers & Prevention* 11, no. 1 (2002): 143–45.
132. Terry, P., P. Lichtenstein, M. Feychting, et al., "Fatty Fish Consumption and Risk of Prostate Cancer", *Lancet* 357, no. 9270 (2001): 1764–66.
133. Hooper, L. T., R. Thompson, R. Harrison, et al., "Risks and Benefi ts of Omega 3 Fats for Mortality, Cardiovascular Disease, and Cancer: Systematic Review", *British Medical Journal* 332 (2006): 752–60.
134. MacLean, C. H., S. J. Newberry, W. A. Mojica, et al., "Effects of Omega-3 Fatty Acids on Cancer Risk: A Systematic Review", *JAMA* 295, no. 4 (2006): 403–15.
135. Norat, Bingham, Ferrari, et al., "Meat, Fish, and Colorectal Cancer Risk".
136. George, S. L., et al., "Impact of Flaxseed Supplementation and Dietary Fat Restriction on Prostate Cancer Proliferation and Other Biomarkers: Results of a Phase II Randomized Controlled Trial (RCT) Using a Presurgical Model", *Journal of Clinical Oncology* 63S (2007).
137. Bougnoux, P., et al., "Alpha-Linolenic Acid Content of Adipose Breast Tissue: A Host Determinant of the Risk of Early Metastasis in Breast Cancer", *British Journal of Cancer* 70, no. 2 (1994): 330–34.
138. Wollowski, I., G. Rechkemmer, and B. L. Pool-Zobel, "Protective Role of Probiotics and Prebiotics in Colon Cancer", *American Journal of Clinical Nutrition* 73, no. 2 (2001): 451S–55.
139. Kim, H. S., et al., "Dietary Supplementation of Probiotic Bacillus Polyfermenticus, Bispan Strain, Modulates Natural Killer Cell and T Cell Subset Populations and Immunoglobulin G Levels in Human Subjects", *Journal of Medicinal Food* 9, no. 3 (2006): 321–27.
140. Rayman, M. P., "The Importance of Selenium to Human Health", *Lancet* 356, no. 9225 (2000): 233–41.
141. Kiremidjian-Schumacher, L., M. Roy, H. I. Wishe, "Supplementation with Selenium and Human Immune Cell Functions: II. Effect on Cytotoxic Lymphocytes and Natural Killer Cells", *Biological Trace Element Research* 41, no. 1–2 (1994): 115–27.

CAPÍTULO 9: ESTADO DE ESPÍRITO ANTICÂNCER

1. Dolbeault, S., "Quantité de survie versus qualité de vie: quel impact des interventions psychothérapeutiques en oncologie? Le point en 2008", *Revue de presse d'oncologie clinique* 17, no. 3 (2008).
2. Lerner, M., *Choices in Healing: Integrating the Best of Conventional and Complementary Approaches to Cancer* (Boston, EUA: MIT Press, 1994).
3. Simonton, C. O., S. Matthews-Simonton, and J. Creighton, *Guérir Envers et Contre Tout* (Paris: Desclée de Brouwer, 1990).

4. Baghurst, K. I., P. A. Baghurst, and S. J. Record, “Public Perceptions of the Role of Dietary and Other Environmental Factors in Cancer Causation or Prevention”, *Journal of Epidemiology and Community Health* 46 (1992): 120–26.
5. Antoni, M. H., S. K. Lutgendorf, S. W. Cole, et al., “The Influence of Bio-Behavioural Factors on Tumour Biology: Pathways and Mechanisms”, *Nature Reviews Cancer* 6, no. 3 (2006): 240–48.
6. Temoshok, L., “Biopsychosocial Studies on Cutaneous Malignant Melanoma: Psychosocial Factors Associated with Prognostic Indicators, Progression, Psychophysiology and Tumor-Host Response”, *Social Science & Medicine* 20, no. 8 (1985): 833–40.
7. Temoshok, L., “Personality, Coping Style, Emotion and Cancer: Towards an Integrative Model”, *Cancer Surveys* 6, no. 3 (1987): 545–67.
8. Simonton, et al., *Guérir Envers et Contre Tout.*
9. LeShan, L., *Cancer as Turning Point* (Nova York: Plume, 1990).
10. Gawler, I., *You Can Conquer Cancer — Prevention and Treatment* (South Yarra, Australia: Michelle Anderson, 2001).
11. Laplanche, J., and J. B. Pontalis, *Vocabulaire de la Psychanalyse* (Paris: Presses Universitaires de France, 1967).
12. Pace, T. T., T. Mletzko, O. Alagbe, et al., “Increased Stress-Induced Inflammatory Responses in Male Patients with Major Depression and Increased Early Life Stress”, *American Journal of Psychiatry* 163, no. 9 (2006): 1630–33.
13. Palesh, O., et al., “Stress History and Breast Cancer Recurrence”, *Journal of Psychosomatic Research* 63, no. 3 (2007): 233–39.
14. Visintainer, M. A., J. R. Volpicelli, and M. E. P. Seligman. “Tumor Rejection in Rats After Inescapable or Escapable Shock”, *Science* 216 (1982): 437–39.
15. Ben-Eliyahu, S., et al., “Stress Increases Metastatic Spread of a Mammary Tumor in Rats: Evidence for Mediation by the Immune System”, *Brain, Behavior, & Immunity* 5, no. 2 (1991): 193–205.
16. Sapolsky, R. M., and T. M. Donnelly, “Vulnerability to Stress-Induced Tumor Growth Increases with Age in Rats: Role of Glucocorticoids”, *Endocrinology* 117, no. 2 (1985): 662–66.
17. Thaker, P. H., et al., “Chronic Stress Promotes Tumor Growth and Angiogenesis in a Mouse Model of Ovarian Carcinoma”, *Nature Medicine* 12, no. 8 (2006): 939–44.
18. Visintainer, et al., “Tumor Rejection in Rats...”
19. Meares, A., “Regression of Osteogenic Sarcoma Metastases Associated with Intensive Meditation”, *Medical Journal of Australia* 2, no. 9 (1978): 433.
20. Spiegel, D., and J. R. Bloom. “Group Therapy and Hypnosis Reduce Metastatic Breast Carcinoma Pain”, *Psychosomatic Medicine* 45, no. 4 (1983): 333–39.
21. Spiegel, D., J. R. Bloom, and I. Yalom, “Group Support for Patients with Metastatic Cancer, a Randomized Outcome Study”, *Archives of General Psychiatry* 38, no. 5 (1981): 527–33.
22. Spiegel, D., et al., “Effect of Psychosocial Treatment on Survival of Patients with Metastatic Breast Cancer”, *Lancet 2,* no. 8673 (Nov. 18, 1989): 1209–10.
23. McCorkle, R., N. E. Strumpf, I. F. Nuamah, et al., “A Specialized Home Care Intervention Improves Survival Among Older Post-surgical Cancer Patients”, *Journal of the American Geriatrics Society* 48, no. 12 (2000): 1707–13.

24. Kuchler, T., D. Henne-Bruns, S. Rappat, et al., "Impact of Psychotherapeutic Support on Gastrointestinal Cancer Patients Undergoing Surgery: Survival Results of a Trial", *Hepato--Gastroenterology* 46, no. 25 (1999): 322–35.
25. Richardson, J. L., D. R. Shelton, M. Krailo, et al., "The Effect of Compliance with Treatment on Survival Among Patients with Hematologic Malignancies", *Journal of Clinical Oncology* 8, no. 2 (1990): 356–64.
26. Fawzy, F. I., A. L. Canada, and N. W. Fawzy, "Malignant Melanoma: Effects of a Brief, Structured Psychiatric Intervention on Survival and Recurrence at 10-Year Follow-Up", *Archives of General Psychiatry* 60, no. 1 (2003): 100–103.
27. Linn, M. W., B. S. Linn, and R. Harris, "Effects of Counseling for Late Stage Cancer Patients", *Cancer* 49, no. 5 (1982): 1048–55.
28. Goodwin, P. J., M. Leszcz, M. Ennis, et al., "The Effect of Group Psychosocial Support on Survival in Metastatic Breast Cancer", *New England Journal of Medicine* 345, no. 24 (2001): 1719–26.
29. Edelman, S., J. Lemon, D. R. Bell, et al., "Effects of Group CBT on the Survival Time of Patients with Metastatic Breast Cancer", *Psycho-Oncology* 8, no. 6 (1999): 474–81.
30. Ilnyckyj, A., J. Farber, M. Chang, et al., "A Randomized Controlled Trial of Psychotherapeutic Intervention in Cancer Patients", *Annals of the Royal College of Physicians and Surgeons of Canada* 27 (1994): 93–96.
31. Cunningham, A. J., C. V. Edmonds, G. P. Jenkins, et al., "A Randomized Controlled Trial of the Effects of Group Psychological Therapy on Survival in Women with Metastatic Breast Cancer", *Psycho-Oncology* 7, no. 6 (1998): 508–17.
32. Kissane, D. W., A. Love, A. Hatton, et al., "Effect of Cognitive-Existential Group Therapy on Survival in Early-Stage Breast Cancer", *Journal of Clinical Oncology* 22, no. 21 (2004): 4255–60.
33. Spiegel, D., et al., "Effects of Supportive-Expressive Group Therapy on Survival of Patients with Metastatic Breast Cancer: A Randomized Prospective Trial", *Cancer* 110, no. 5 (2007): 1130–38.
34. Everson, S. A., et al., "Hopelessness and Risk of Mortality and Incidence of Myocardial Infarction and Cancer", *Psychosomatic Medicine* 58, no. 2 (1996): 113–121.
35. Chida, Y., et al., "Do Stress-Related Psychosocial Factors Contribute to Cancer Incidence and Survival?" *Nature Clinical Practice Oncology* 5, no. 8 (2008). Doi: 10.1038/ncponc1134.
36. Levy, S. M., R. B. Herberman, M. Lippman, et al., "Immunological and Psychosocial Predictors of Disease Recurrence in Patients with Early-Stage Breast Cancer", *Behavioral Medicine* 17, no. 2 (1991): 67–75.
37. Levy, S. M., R. B. Herberman, A. M. Maluish, et al., "Prognostic Risk Assessment in Primary Breast Cancer by Behavioral and Immunological Parameters", *Health Psychology* 4, no. 2 (1985): 99–113.
38. Levy, S., R. Herberman, M. Lippman, et al., "Correlation of Stress Factors with Sustained Depression of Natural Killer Cell Activity and Predicted Prognosis in Patients with Breast Cancer", *Journal of Clinical Oncology* 5, no. 3 (1987): 348–53.
39. Lutgendorf, S. K., A. K. Sood, B. Anderson, et al., "Social Support, Psychological Distress, and Natural Killer Cell Activity in Ovarian Cancer", *Journal of Clinical Oncology* 23, no. 28 (2005): 7105–13.

40. Servan-Schreiber, D., *Healing Without Freud or Prozac — Stress, Anxiety and Depression Without Drugs or Talk Therapy* (Londres: Pan MacMillan, 2004).
41. Servan-Schreiber, D., *The Instinct to Heal: Curing Depression, Anxiety and Stress Without Drugs and Without Talk Therapy* (Nova York: Rodale, 2004).
42. Kabat-Zinn, J., *Coming to Our Senses* (Nova York: Hyperion, 2005).
43. Rinpoche, S., *O Livro Tibetano do Viver e do Morrer* (Palas Athena, 2010).
44. Dekker, J., E. Schouten, P. Klootwijk, et al., "Heart Rate Variability from Short-Term Electrocardiographic Recordings Predicts Mortality from All Causes in Middle-Aged and Elderly Men: The Zutphen Study", *American Journal of Epidemiology* 145, no. 10 (1997): 899–908.
45. Tsuji, H., F. Venditti, E. Manders, et al., "Reduced Heart Rate Variability and Mortality Risk in an Elderly Cohort: The Framingham Heart Study", *Circulation* 90, no. 2 (1994): 878–83.
46. Bernardi, L., P. Sleight, G. Bandinelli, et al., "Effect of Rosary Prayer and Yoga Mantras on Autonomic Cardiovascular Rhythms: Comparative Study", *British Medical Journal* 323 (2001): 1446–49.
47. Thayer, J. F., and E. Sternberg, "Beyond Heart Rate Variability: Vagal Regulation of Allostatic Systems", *Annals of the New York Academy of Sciences* 1008 (2006): 361–72.
48. Umetani, K., D. Singer, R. McCraty, et al., "Twenty-four Hour Time Domain Heart Rate Variability and Heart Rate: Relations to Age and Gender over Nine Decades", *Journal of the American College of Cardiology* 31, no. 3 (1999): 593–601.
49. Dekker, Schouten, Klootwijk, et al., "Heart Rate Variability from Short-Term Electrocardiographic Recordings..."
50. Bernardi, Sleight, Bandinelli, et al., "Effect of Rosary Prayer and Yoga Mantras on Autonomic Cardiovascular Rhythms".
51. Lutz, A., L. Greischar, N. Rawlings, et al., "Long-term Meditators Self-Induce High-Amplitude Gamma Synchrony During Mental Practice", *Proceedings of the National Academy of Sciences USA* 101 (2004): 16369–73.
52. Davidson, R. J., J. Kabat-Zinn, J. Schumacher, et al., "Alterations in Brain and Immune Function Produced by Mindfulness Meditation", *Psychosomatic Medicine* 65, no. 4 (2003): 564–70.
53. Rosenkranz, M. A., D. C. Jackson, K. M. Dalton, et al., "Affective Style and in Vivo Immune Response: Neurobehavioral Mechanisms", *Proceedings of the National Academy of Sciences* 100 (2003): 11148–52.
54. Gruzelier, J., A. Burgess, T. Baldewig, et al., "Prospective Associations Between Lateralized Brain Function and Immunte Status in HIV Infection: Analysis of EEG, Cognition and Mood over 30 Months", *International Journal of Psychophysiology* 23 (1996): 215–24.
55. Kiecolt-Glaser, J. K., R. Glaser, D. Williger, et al., "Psychosocial Enhancement of Immunocompetence in a Geriatric Population", *Health Psychology* 4, no. 1 (1985): 25–41.
56. Creswell, J. D., Myers, H. F., Cole, S. W., Irwin, M. R., "Mindfulness Meditation Training Effects on CD4+T Lymphocytes in HIV-1 Infected Adults: A Small Randomized Controlled Trial", *Brain Behav Immun* (2008).
57. Gawler, *You Can Conquer Cancer.*
58. Lillberg, K., P. K. Verkasalo, J. Kaprio, et al., "Stressful Life Events and Risk of Breast Cancer in 10,808 Women: A Cohort Study", *American Journal of Epidemiology* 157 (2003): 415–23.

59. Price, M. A., C. C. Tennant, P. N. Butow, et al., "The Role of Psychosocial Factors in the Development of Breast Carcinoma: Part II: Life Event Stressors, Social Support, Defense Style, and Emotional Control and Their Interactions", *Cancer* 91, no. 4 (2001): 686–97.
60. Bartrop, R. W., E. Luckhurst, L. Lazarus, et al., "Depressed Lymphocyte Function After Bereavement", *Lancet* 1, no. 8016 (1977): 834–36.
61. Ironson, G., C. Wynings, N. Schneiderman, et al., "Posttraumatic Stress Symptoms, Intrusive Thoughts, Loss, and Immune Function After Hurricane Andrew", *Psychosomatic Medicine* 59, no. 2 (1997): 128–41.
62. Irwin, M., M. Daniels, S. C. Risch, et al., "Plasma Cortisol and Natural Killer Cell Activity During Bereavement", *Biological Psychiatry* 24, no. 2 (1988): 173–78.
63. Weisberg, R. B., S. E. Bruce, J. T. Machan, et al., "Nonpsychiatric Illness Among Primary Care Patients with Trauma Histories and Posttraumatic Stress Disorder", *Psychiatric Services* 53, no. 7 (2002): 848–54.
64. Dong, M., W. H. Giles, V. J. Felitti, et al., "Insights into Causal Pathways for Ischemic Heart Disease: Adverse Childhood Experiences Study", *Circulation* 110, no. 13 (2004): 1761–66.
65. Dew, M., R. Kormos, L. Roth, et al., "Early Post-Transplant Medical Compliance and Mental Health Predict Physical Morbidity and Mortality 1–3 Years After Heart Transplantation", *Journal of Heart and Lung Transplantation* 18 (1999): 549–62.
66. Felitti, V., R. Anda, D. Nordenberg, et al., "Relationship of Childhood Abuse and Household Dysfunction to Many of the Leading Causes of Dealth in Adults", *American Journal of Preventive Medicine* 14 (1998): 245–58.
67. American Psychiatric Association, *Guidelines for the Psychiatric Treatment of Acute Stress Disorder and Posttraumatic Stress Disorder* (Washington: American Psychiatric Association, 2004).
68. Bradley, R., J. Greene, E. Russ, et al., "A Multidimensional Meta-Analysis of Psychotherapy for PTSD", *American Journal of Psychiatry* 162 (2005): 214–27.
69. Bisson, J. I., A. Ehlers, R. Matthews, et al., "Psychological Treatments for Chronic Post--Traumatic Stress Disorder: Systematic Review and Meta-Analysis", *British Journal of Psychiatry* 190 (2007): 97–104.
70. Antoni, Lutgendorf, Cole, et al., "The Influence of Bio-Behavioral Factors on Tumour Biology".
71. Reiche, E. M. V., S. O. V. Nunes, and H. K. Morimoto, "Stress, Depression, the Immune System, and Cancer", *Lancet Oncology* 5, no. 10 (2004): 617–25.
72. Petrie, K., R. Booth, J. Pennebaker, et al., "Disclosure of Trauma and Immune Response to Hepatitis B Vaccination Program", *Journal of Consulting & Clinical Psychology* 63 (1995): 787–92.
73. Zaslow, J., *The Girls from Ames: A Story of Women and Friendship* (Nova York: Penguin Group, 2009).
74. Parker-Pope, T., "What Are Friends For? A Longer Life", *New York Times*, 21 de abril, 2009.
75. Kroenke, C. H., et al., "Social Networks, Social Support, and Survival After Breast Cancer Diagnosis", *Journal of Clinical Oncology 24*, no. 7 (2006): 1105–11.
76. Orth-Gomer, K., A. Rosengren, and L. Wilhelmsen, "Lack of Social Support and Incidence of Coronary Heart Disease in Middle-Aged Swedish Men", *Psychosomatic Medicine 55*, no. 1 (1993): 37–43.

77. Lerner, *Choices in Healing*.
78. Solomon, S., E. T. Gerrity, and A. M. Muff, "Effi cacy of Treatments for Posttraumatic Stress Disorder", *JAMA* 268 (1992): 633–38.
79. Brady, K., T. Pearlstein, G. Asnis, et al., "Efficacy and Safety of Sertraline Treatment of Posttraumatic Stress Disorder", *JAMA* 283 (2000): 1837–44.
80. Davidson, J. R. T., B. O. Rothbaum, B. Van Der Kolk, et al., "Multicenter, Double-Blind Comparison of Sertraline and Placebo in the Treatment of Posttraumatic Stress Disorder", *Archives of General Psychiatry* 58 (2001): 485–92.
81. Asnis, G. M., S. R. Kohn, M. Henderson, et al., "SSRIs Versus Non-SSRIs in Post--Traumatic Stress Disorder: An Update with Recommendations", *Drugs* 64, no. 4 (2004): 383–404.
82. van Etten, M.L. and S. Taylor, "Comparative Efficacy of Treatments for Post-Traumatic Stress Disorder: A Meta-Analysis", *Clinical Psychology & Psychotherapy* 5 (1998): 126–144.
83. Maxfield, L., and L. A. Hyer, "The Relationship Between Efficacy and Methodology in Studies Investigating EMDR Treatment of PTSD", *Journal of Clinical Psychology* 58 (2002): 23–41.
84. Sack, M., W. Lempa, and F. Lamprecht, "Study Quality and Effect Sizes—a Meta-Analysis of EMDR Treatment for Posttraumatic Stress Disorder", *Psychotherapie, Psychosomatik, Medizinische Psychologie* 51, no. 9–10 (2001): 350–355.
85. Expertise Collective INSERM, et al., *Psychothérapie: Trois approches évaluées,* eds., INSERM Unité d' Evaluation et d' Expertise Collective, et al., Paris: 2004, Institut National de la Santé et de la Recherche Médicale, França, 2004.
86. Shapiro, F., *Eye-Movement Desensitization and Reprocessing: Basic Principles, Protocols and Procedures* (Nova York: Guilford, 2001).
87. Kübler-Ross, E. *Sobre a Morte e o Morrer* (WMF Martins Fontes, 2008).
88. Bisson, J. and M. Andrew, "Psychological Treatment of Post-Traumatic Stress Disorder (PTSD) (Review)", *Cochrane Database of Systematic Reviews,* no. 3 (2007): CD004046.
89. Shapiro, F., *Manuel d'EMDR (Intégration neuro-émotionnelle par les mouvements oculaires) — principes, protocoles, procédures* (Paris: Dunod, 2007).
90. Stickgold, R., "EMDR: A Putative Neurobiological Mechanism", *Journal of Clinical Psychology* 58 (2002): 61–75.
91. Anderson, B. L., et al., "Psychological, Behavioral, and Immune Changes After a Psychological Intervention: A Clinical Trial", *Journal of Clinical Oncology* 22, no. 17 (2004): 3570–80.
92. Anderson, B. L., et al., "Distress Reduction from a Psychological Intervention Contributes to Improved Health for Cancer Patients", *Brain, Behavior, & Immunity* 21, no. 7 (2007): 953–61.
93. Thornton, L. M., et al., "Individual Trajectories in Stress Covary with Immunity During Recovery from Cancer Diagnosis and Treatments", *Brain, Behavior, & Immunity* 21, no. 2 (2007): 185–94.

CAPÍTULO 10: DESARMAR O MEDO

1. Peck, M. S., *Further Along the Road Less Travelled: Going to Omaba — The Issue of Death and Meaning* (Nova York: Simon and Schuster Audio, 2004).

2. Nuland, S. B., *Mourir: Reflexions sur le Dernier Chapitre de la Vie* (Paris: Interéditions, 1994).
3. Johanson, G. A., *Physician's Handbook of Symptom Relief in Terminal Care* (Sonoma County, CA: Home Hospice of Sonoma County, 1994).
4. Frankl, V. E. *Um sentido para a vida* (Ideias e Letras, 2005).
5. Ring, K., *Heading Toward Omega: In Search of the Meaning of the Near-Death Experience* (Nova York: Morrow, 1985).
6. Van Lommel, P., R. van Wees, V. Meyers, et al., "Near-Death Experience in Survivors of Cardiac Arrest: A Prospective Study in the Netherlands", *Lancet* 358, no. 9298 (2001): 2039–45.
7. Rinpoche, S., *O Livro Tibetano do Viver e do Morrer* (Palas Athena, 2010).
8. Spiegel, D., "A 43-Year-Old Woman Coping with Cancer", *JAMA* 282, no. 4 (1999): 371–78.
9. House, J. S., K. R. Landis, and D. Umberson, "Social Relationships and Health", *Science* 241 (1988): 540–45.
10. House, J. S., C. Robbins, and H. L. Metzner, "The Association of Social Relationships and Activities with Mortality: Prospective Evidence from the Tecumseh Community Health Study", *American Journal of Epidemiology* 116, no. 1 (1982): 123–40.
11. Berkman, L. F., and S. L. Syme, "Social Networks, Host Resistance, and Mortality: A Nine-Year Follow-Up Study of Alameda County Residents", *American Journal of Epidemiology* 109, no. 2 (1979): 186–204.
12. Berkman, L. F., L. Leo-Summers, and R. I. Horwitz, "Emotional Support and Survival After Myocardial Infarction: A Prospective, Population-Based Study of the Elderly", *Annals of Internal Medicine* 117, no. 12 (1992): 1003–9.
13. Hoffman, J., "Doctors' Delicate Balance in Keeping Hope Alive", *New York Times*, 24 de dezembro, 2005.

CAPÍTULO 11: O CORPO ANTICÂNCER

1. Field, T., S. M. Schanberg, F. Scafi di, et al., "Tactile/Kinesthetic Stimulation Effects on Preterm Neonates", *Pediatrics* 77 (1986): 654–58.
2. Schanberg, S., "Genetic Basis for Touch Effects", in *Touch in Early Development*, ed. T. Field (Hillsdale, NJ: Erlbaum, 1994), 67–80.
3. Hernandez-Reif, M., T. Field, G. Ironson, et al., "Natural Killer Cells and Lymphocytes Increase in Women with Breast Cancer Following Massage Therapy", *International Journal of Neuroscience* 115, no. 4 (2005): 495–510.
4. Hernandez-Reif, M., G. Ironson, T. Field, et al., "Breast Cancer Patients Have Improved Immune and Neuroendocrine Functions Following Massage Therapy", *Journal of Psychosomatic Research* 57, no. 1 (2004): 45–52.
5. Field, T. M., "Massage Therapy Effects", *American Psychologist* 53 (1998): 1270–81.
6. Tehard, B., C. M. Friedenreich, J.-M. Oppert, et al., "Effect of Physical Activity on Women at Increased Risk of Breast Cancer: Results from the E3N Cohort Study", *Cancer Epidemiology, Biomarkers & Prevention* 15, no. 1 (2006): 57–64.
7. Meyerhardt, J. A., E. L. Giovannucci, M. D. Holmes, et al., "Physical Activity and Survival After Colorectal Cancer Diagnosis", *Journal of Clinical Oncology* 24, no. 22 (2006): 3527–34.

8. Meyerhardt, J. A., D. Heseltine, D. Niedzwiecki, et al., "Impact of Physical Activity on Cancer Recurrence and Survival in Patients with Stage III Colon Cancer: Findings from CALGB 89803", *Journal of Clinical Oncology* 24, no. 22 (2006): 3535–41.
9. Holmes, M. D., W. Y. Chen, D. Feskanich, et al., "Physical Activity and Survival After Breast Cancer Diagnosis", *JAMA* 293, no. 20 (2005): 2479–86.
10. Giovannucci, E., Y. L. Liu, M. F. Leitzmann, et al., "A Prospective Study of Physical Activity and Incident and Fatal Prostate Cancer", *Archives of Internal Medicine* 165 (2005): 1005–10.
11. Ornish, D., G. Weidner, W. R. Fair, et al., "Intensive Lifestyle Changes May Affect the Progression of Prostate Cancer", *Journal of Urology* 174, no. 3 (2005): 1065–69.
12. Patel, A. V., C. Rodriguez, E. J. Jacobs, et al., "Recreational Physical Activity and Risk of Prostate Cancer in a Large Cohort of U.S. Men", *Cancer Epidemiology, Biomarkers & Prevention* 14, no. 1 (2005): 275–79.
13. Nilsen, T. I. L., "Recreational Physical Activity and Risk of Prostate Cancer: A Prospective Population-Based Study in Norway (the HUNT Study)", *International Journal of Cancer*, 2006.
14. Bardia, A., L. C. Hartmann, C. M. Vachon, et al., "Recreational Physical Activity and Risk of Postmenopausal Breast Cancer Based on Hormone Receptor Status", *Archives of Internal Medicine* 166, no. 22 (2006): 2478–83.
15. Barnard, R. J., J. H. Gonzalez, M. E. Liva, et al., "Effects of a Low-Fat, High-Fiber Diet and Exercise Program on Breast Cancer Risk Factors in Vivo and Tumor Cell Growth and Apoptosis in Vitro", *Nutrition and Cancer* 55, no. 1 (2006): 28–34.
16. Irwin, M. L., "Randomized Controlled Trials of Physical Activity and Breast Cancer Prevention", *Exercise & Sport Sciences Reviews* 34, no. 4 (2006): 182–93.
17. Abrahamson, P. E., M. D. Gammon, M. J. Lund, et al., "Recreational Physical Activity and Survival Among Young Women with Breast Cancer", *Cancer* 107, no. 8 (2006): 1777–85.
18. Adams, S. A., C. E. Matthews, J. R. Hebert, et al., "Association of Physical Activity with Hormone Receptor Status: The Shanghai Breast Cancer Study", *Cancer Epidemiology, Biomarkers & Prevention* 15, no. 6 (2006): 1170–78.
19. Mutrie, N., A. M. Campbell, F. Whyte, et al., "Benefi ts of Supervised Group Exercise Programme for Women Being Treated for Early Stage Breast Cancer: Pragmatic Randomised Controlled Trial", *British Medical Journal* 334, no. 7592 (2007): 517.
20. Friedenreich, C. M., "Overview of the Association Between Physical Activity, Obesity and Cancer", *Eurocancer* (Paris: John Libbey Eurotex, 2005).
21. Friedenreich, C. M., and M. R. Orenstein, "Physical Activity and Cancer Prevention: Etiologic Evidence and Biological Mechanisms", *Journal of Nutrition* 132, no. 11, supp. (2002): 3456S–64S.
22. Barnard, Gonzalez, Liva, et al., "Effects of a Low-Fat, High-Fiber Diet and Exercise Program..."
23. Leung, P-S., W. J. Aronson, T. H. Ngo, et al., "Exercise Alters the IGF Axis in Vivo and Increases p53 Protein in Prostate Tumor Cells in Vitro", *Journal of Applied Physiology* 96, no. 2 (2004): 450–54.
24. Barnard, R. J., T. H. Ngo, P-S. Leung, et al., "A Low-Fat Diet and/or Strenuous Exercise Alters the IGF Axis in Vivo and Reduces Prostate Tumor Cell Growth in Vitro", *Prostate* 56, no. 3 (2003): 201–6.

25. Colbert, L. H., M. Visser, E. M. Simonsick, et al., "Physical Activity, Exercise, and Inflammatory Markers in Older Adults: Findings from the Health, Aging and Body Composition Study", *Journal of the American Geriatrics Society* 52, no. 7 (2004): 1098–104.
26. LaPerriere, A., M. H. Antoni, N. Schneiderman, et al., "Exercise Intervention Attenuates Emotional Distress and Natural Killer Cell Decrements Following Notification of Positive Serologic Status of HIV-1", *Biofeedback and Self-Regulation* 15 (1990): 229–42.
27. LaPerriere, A., A. Fletcher, M. Antoni, et al., *International Journal of Sports Medicine*, 12 supp., no. 1 (1991): S53–57.
28. Sood, A., and T. J. Moynihan, "Cancer-Related Fatigue: An Update", *Current Oncology Reports* 7, no. 4 (2005): 277–82.
29. National Cancer Institute, "Herceptin Combined with Chemotherapy Improves Disease--Free Survival for Patients with Early-Stage Breast Cancer", 2005 (acessado em http://www.cancer.gov/newscenter/ pressreleases/HerceptinCombination2005).
30. Bardia, Hartmann, Vachon, et al., "Recreational Physical Activity and Risk of Postmenopausal Breast Cancer Based on Hormone Receptor Status".
31. Adams, Matthews, Hebert, et al., "Association of Physical Activity with Hormone Receptor Status".
32. Meyerhardt, J. A., E. L. Giovannucci, M. D. Holmes, et al., "Physical Activity and Survival After Colorectal Cancer Diagnosis", *Journal of Clinical Oncology* 24, no. 22 (2006): 3527–34.
33. Meyerhardt, J. A., D. Heseltine, D. Niedzwiecki, et al., "Impact of Physical Activity on Cancer Recurrence and Survival in Patients with Stage III Colon Cancer: Findings from CALGB 89803", *Journal of Clinical Oncology* 24, no. 22 (2006): 3535–41.
34. Holmes, M. D., W. Y. Chen, D. Feskanich, et al., "Physical Activity and Survival After Breast Cancer Diagnosis", *JAMA* 293, no. 20 (2005): 2479–86.
35. Giovannucci, E., Y. L. Liu, M. F. Leitzmann, et al., "A Prospective Study of Physical Activity and Incident and Fatal Prostate Cancer", *Archives of Internal Medicine* 165 (2005): 1005–10.
36. Ornish, D., G. Weidner, W. R. Fair, et al., "Intensive Lifestyle Changes May Affect the Progression of Prostate Cancer", *Journal of Urology* 174, no. 3 (2005): 1065–69.
37. Patel, A. V., C. Rodriguez, E. J. Jacobs, et al., "Recreational Physical Activity and Risk of Prostate Cancer in a Large Cohort of U.S. Men", *Cancer Epidemiology, Biomarkers & Prevention* 14, no. 1 (2005): 275–79.
38. Nilsen, T. I. L., "Recreational Physical Activity and Risk of Prostate Cancer: A Prospective Population-Based Study in Norway (the HUNT Study)", *International Journal of Cancer* 2006.
39. Bardia, A., L. C. Hartmann, C. M. Vachon, et al., "Recreational Physical Activity and Risk of Postmenopausal Breast Cancer Based on Hormone Receptor Status", *Archives of Internal Medicine* 166, no. 22 (2006): 2478–83.
40. Barnard, R. J., J. H. Gonzalez, M. E. Liva, et al., "Effects of a Low-Fat, High-Fiber Diet and Exercise Program on Breast Cancer Risk Factors in Vivo and Tumor Cell Growth and Apoptosis in Vitro", *Nutrition and Cancer* 55, no. 1 (2006): 28–34.
41. Irwin, M. L., "Randomized Controlled Trials of Physical Activity and Breast Cancer Prevention", *Exercise & Sport Sciences Reviews* 34, no. 4 (2006): 182–93.
42. Abrahamson, P. E., M. D. Gammon, M.J. Lund, et al., "Recreational Physical Activity and Survival Among Young Women with Breast Cancer", *Cancer* 107, no. 8 (2006): 1777–85.

43. Adams, S. A., C. E. Matthews, J. R. Hebert, et al., "Association of Physical Activity with Hormone Receptor Status: The Shanghai Breast Cancer Study", *Cancer Epidemiology, Biomarkers & Prevention* 15, no. 6 (2006): 1170–78.
44. Mutrie, Campbell, Whyte, et al., "Benefits of Supervised Group Exercise Programme..."
45. Friedenreich, "Overview of the Association Between Physical Activity, Obesity and Cancer".
46. Beck, A., *Cognitive Therapy and the Emotional Disorders* (Nova York: International Universities Press, 1976).
47. National Institute for Clinical Excellence, *Depression: The Management of Depression in Primary and Secondary Care, NICE Guideline, Second draft consultation* (Londres, 2003).
48. Csikszentmihalyi, M., *Flow: The Psychology of Optimal Experience* (Nova York: Harper Perennial, 1991).
49. Kawano, R., "The Effect of Exercise on Body Awareness and Mood", *Dissertation Abstracts International: Section B — The Sciences and Engineering*, vol. 59 (7–8), Janeiro 1999: 3387.
50. Woolery, A., H. Myers, B. Sternlieb, et al., "A Yoga Intervention for Young Adults with Elevated Symptoms of Depression", *Alternative Therapies in Health & Medicine* 10, no. 2 (2004): 60–63.
51. Netz, Y., and R. Lidor, "Mood Alterations in Mindful Versus Aerobic Exercise Modes", *Journal of Psychology* 137, no. 5 (2003): 405–19.
52. Sandlund, E., and T. Norlander, "The Effects of Tai Chi Chuan Relaxation and Exercise on Stress Responses and Well-Being: An Overview of Research", *International Journal of Stress Management* 7 (2000): 139–49.
53. Li, F., P. Harmer, E. McAuley, et al., "An Evaluation of the Effects of Tai Chi Exercise on Physical Function Among Older Persons: A Randomized Contolled Trial", *Annals of Behavioral Medicine* 23, no. 2 (2001): 139–46.
54. Jin, P., "Changes in Heart Rate, Noradrenaline, Cortisol and Mood During Tai Chi", *Journal of Psychosomatic Research* 33, no. 2 (1989): 197–206.
55 Fletcher, G. F., G. J. Balady, E. A. Amsterdam, et al., "Exercise Standards for Testing and Training: A Statement for Healthcare Professionals from the American Heart Association", *Circulation* 104, no. 14 (2001): 1694–740.

CAPÍTULO 12: APRENDER A MUDAR

1. Groopman, J., "Dr. Fair's Tumor", *New Yorker*, 26 de outubro, 1998, 78.
2. "The War on Cancer Townsend Letter for Doctors and Patients", Abril de 2002. (Acessado em 29 de maio de 2007, em http://fi ndarticles.com/p/articles/mi_m0ISW/is_2002_April/ai_84211149/pg_1.)
3. Groopman, "Dr. Fair's Tumor".
4. Cunningham, A. J., C. V. Edmonds, C. Phillips, et al., "A Prospective, Longitudinal Study of the Relationship of Psychological Work to Duration of Survival in Patients with Metastatic Cancer", *Psycho-Oncology* 9, no. 4 (2000): 323–39.
5. Cunningham, A. J., and K. Watson, "How Psychological Therapy May Prolong Survival in Cancer Patients: New Evidence and a Simple Theory", *Integrative Cancer Therapies* 3, no. 3 (2004) 214–29.
6. Cunningham, Edmunds, Phillips, et al., "A Prospective, Longitudinal Study..."

7. Cunningham and Watson, "How Psychological Therapy May Prolong Survival...".
8. Aristotle, *Nicomachean Ethics* (Nova York: Penguin Classics, 2003).
9. Jung, C. G., ed., *O Desenvolvimento da Personalidade (Obras Completas de Carl Gustav Jung)*, vol. 17 (Vozes, 1998).
10. Maslow, A., *The Further Reaches of Human Nature* (Nova York: Viking, 1971).
11. Walsh, R., *Essential Spirituality: The Seven Central Practices to Awaken Heart and Mind* (Nova York: John Wiley & Sons, 1999).

CONCLUSÃO

1. Hambrecht, R., C. Walther, S. Mobius-Winkler, et al., "Percutaneous Coronary Angioplasty Compared with Exercise Training in Patients with Stable Coronary Artery Disease: A Randomized Trial", *Circulation* 109, no. 11 (2004): 1371–78.
2. Folkman, J., and R. Kalluri, "Cancer Without Disease", *Nature* 427, no. 6977 (2004): 787.
3. Faggiano, F., T. Partanen, M. Kogevinas, et al., "Socioeconomic Differences in Cancer Incidence and Mortality", *International Agency for Research on Cancer Scientific Publications* 138 (1997): 65–176.
4. Davis, D. L., *The Secret History of the War on Cancer* (Nova York: Basic Books, 2007).
5. Campbell, T. C., *The China Study* (Dallas, TX: BenBella Books, 2005).
6. Marshall, B., "The *Campylobacter pylori* Story", *Scandinavian Journal of Gastroenterology* 146 (supp.): 58–66.
7. Ornish, D., G. Weidner, W. R. Fair, et al., "Intensive Lifestyle Changes May Affect the Progression of Prostate Cancer", *Journal of Urology* 174, no. 3(2005): 1065–69; discussion 1069–70.
8. Andersen, B. L., et al., "Psychologic Intervention Improves Survival for Breast Cancer Patients: A Randomized Clinical Trial", *Cancer* 113 (2008): 3450–58.
9. Ballard-Barbash, R. and A. McTiernan, "Is the Whole Larger Than the Sum of the Parts? The Promise of Combining Physical Activity and Diet to Improve Cancer Outcomes", *Journal of Clinical Oncology* 25, no. 17 (2007): 2335–2337.
10. Pierce, J. P., et al., "Greater Survival After Breast Cancer in Physically Active Women with High Vegetable-Fruit Intake Regardless of Obesity", *Journal of Clinical Oncology* 25, no. 17 (2007): 2345–51.
11. World Cancer Research Fund, *Food, Nutrition and the Prevention of Cancer: A Global Perspective* (Londres: World Cancer Research Fund and American Institute for Research on Cancer, 2007), xxiii.

Índice